照腰镜
——腰痛的诊断与防治

主　编　王禹增　李春梅　侯岩珂　王春祯

副主编　刘　歆　李明明　韩　军　李　鹏
　　　　杨文霞　杨寿涛

编　委　耿金凤　肖　辉　张天彪　鲁风坡
　　　　姜金萍　崔金鹏　霍学军　陈　鹏

全国百佳图书出版单位
中国中医药出版社
·北 京·

图书在版编目（CIP）数据

照腰镜：腰痛的诊断与防治 / 王禹增等主编 . --
北京：中国中医药出版社，2024.2

ISBN 978-7-5132-8348-9

Ⅰ . ①照… Ⅱ . ①王… Ⅲ . ①腰腿痛—中医诊断学②
腰腿痛—中医治疗法 Ⅳ . ① R274.915

中国国家版本馆 CIP 数据核字 (2023) 第 159170 号

中国中医药出版社出版

北京经济技术开发区科创十三街 31 号院二区 8 号楼
邮政编码　100176
传真　010-64405721
保定市西城胶印有限公司印刷
各地新华书店经销

开本 880×1230　1/32　印张 12.25　字数 273 千字
2024 年 2 月第 1 版　2024 年 2 月第 1 次印刷
书号　ISBN 978 - 7 - 5132 - 8348 - 9

定价　68.00 元
网址　www.cptcm.com

服 务 热 线　010-64405510
购 书 热 线　010-89535836
维 权 打 假　010-64405753

微信服务号　zgzyycbs
微商城网址　https://kdt.im/LIdUGr
官 方 微 博　http://e.weibo.com/cptcm
天猫旗舰店网址　https://zgzyycbs.tmall.com

如有印装质量问题请与本社出版部联系（010-64405510）
版权专有　侵权必究

编写说明

在日常骨科门诊工作中，腰痛患者占门诊量的 20% ～ 30%。腰痛作为一个临床症状，不仅涉及骨科疾病，同时也存在于部分妇科、外科、内科疾病之中。临床上患者腰痛的部位不一，疼痛各有特点，伴随症状各不相同，使得年轻的专科医师常无从下手。本书就是依据腰痛这个症状，寻本溯源，通过分析鉴别，为读者开阔思路，提供更全面的信息，准确找到发病之所在，而不局限于某一个专科疾病。

时代在发展，医学在进步，腰痛的诊疗方法也在不断地更新和改进。本书在编写的过程中注意吸收了近几年学术前沿的一些新的知识，编写过程中得到了各科同事们的帮助和支持，在此表示衷心的感谢！本书的编写过程经历了新冠疫情，在这样异常艰难的环境下，犹如在战火中挤时间写下只言片语，致使有些篇章前后不连贯，过后虽进行多次修改补全，但书中难免有不妥之处，敬请各位老师、前辈、同仁和读者们给予指正和谅解！

编者

2023 年 4 月

目　录

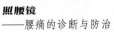

第一章　腰痛基础知识

第一节　腰椎解剖

脊椎腰段是人体脊柱中负重最大的节段，共由 5 个腰椎椎体组成，与其周围的稳定结构及各种连接方式共同维持脊柱腰段良好的稳定性和活动性。其生理性前凸的存在，对人体适应站、坐、卧三种姿势有重要作用。

一、腰椎的形态

腰椎共有 5 块，典型的腰椎分为椎体和椎弓两部分。椎体在前，是腰椎骨最大的部分，也是负重最多的部分；椎弓在后，与椎体后缘围成椎孔。腰椎排列呈前凸状。

（一）椎体

因负重关系在所有脊椎骨中，腰椎椎体体积最大，呈横肾形，上下扁平。

1. 上面　腰$_1$、腰$_2$椎体似横肾形，腰$_3$或腰$_4$过渡为椭圆形，腰$_5$椎体后缘中间比两侧稍隆起呈橄榄形。椎体的上、下面边缘部较椎体中央隆起称骺环，系腰椎间盘纤维环的附着处，骺环中部的骨面粗糙，为骺软骨板的附着处。

2. 侧面　腰椎椎体略呈楔形，腰$_1$、腰$_2$椎体呈前窄后宽，腰$_3$椎体前后宽度接近一致，腰$_4$、腰$_5$椎体前宽后窄，腰椎椎体前缘高度自腰$_1$～腰$_5$逐渐递增，而后缘高度自腰$_1$～腰$_5$逐渐递减，以适应腰段脊柱前凸。

3. 径线　腰椎椎体横径及矢径自腰$_1$～腰$_4$逐渐增大，与椎体负重自上向下逐渐增加相一致，当重力到达腰$_5$下部时，部分经腰骶椎间关节传至骶髂关节，腰$_5$椎体下部负重小于上部，所以腰$_5$下部横、矢径与腰$_4$椎体相应部位相比也变小。每个椎体的上、下横径及矢径均大于中横径、矢径。每个腰椎椎体的下横径（除女性腰$_4$外）均大于上横径，每个椎体的下矢径（除腰$_5$外）亦均大于上矢径。各椎体矢径均较横径为小，腰$_4$更小。

4. 内部结构及变化　主要由松质骨组成，外层为较薄的密质骨。椎体由纵向及横向略呈弧形的骨小梁构成，交织成网，以抵抗压应力及拉应力。随着年龄增长，骨质逐渐疏松，即单位体积骨量减少。横行骨小梁变细，甚至消失，而纵行骨小梁增粗，周围皮质变薄。椎体由于长期负荷，可逐渐压缩变扁，或呈楔形；髓核也可经软骨板突向椎体，形成施莫尔结节（Schmorl nodules）；椎间盘退变后，椎体边缘出现骨质增生。

（二）椎弓

腰椎椎体的后方为椎弓，椎弓由椎弓根、椎板、上下关节突、横突、棘突组成。

1. 椎弓根　短而厚，起于椎体上部，几乎与椎体呈垂直方向且向后突起。椎弓根的横断面呈卵圆形，厚度自上而下逐渐递增。椎弓根的外形呈弧形，并与椎体、关节突和椎板融合在一起，因而较难确切测定椎弓根的宽度。椎弓根上方有一较小的椎弓根上切迹，构成椎间孔的下壁，上切迹自腰$_1$向下宽度递减，腰$_5$椎弓根上切迹宽度最短，这样使腰骶角向前突出；下方有一较深的椎弓根下切迹，构成椎间孔的上壁。下切迹大小基本恒定。腰椎侧位 X 线像上，根据椎上切迹矢径的大小，可大致估计侧隐窝的宽窄。但其数值略大。

2. 椎板 续接于椎弓根。向后下方呈斜坡状，两侧椎板在中线处汇合，向后发出棘突。腰椎椎板较颈、胸椎略厚。但腰椎各椎板厚薄不同，腰$_2$～腰$_3$最厚，腰$_5$最薄，如椎板厚度超过 8mm，可视为增厚。当腰椎发生退行性改变时，椎板变得更厚，是造成腰椎管狭窄的原因之一；椎板构成腰椎椎孔后壁的顶部，由于椎板的垂直方向高度小于椎体的高度，因此两个椎板之间留有较大的空隙称椎板间隙。在此间隙内由黄韧带将椎板相连。

3. 关节突 每个椎体有 4 个关节突，左右、上下各一。关节突位于椎管的后外方，椎间孔的后方。上节突宽而厚，由椎弓根后上方发出，扩大呈圆形斜向后外，软骨面向后向内，与上位腰椎的下关节突相对。上关节突肥大向侧方隆突超过椎体两侧缘，称乳头状关节突。下关节突由椎板外下方发出，软骨面向前向外。上一椎体的下关节突和下一椎体的上关节突与关节囊共同构成椎间关节，且每个椎骨的下关节突皆被下一个椎骨的上关节突所抱拢。腰椎的关节面呈矢状位，上关节突居外，而下关节突居内，不易发生单纯脱位，若脱位时往往合并一侧关节突骨折。

椎间关节形成椎间孔的背侧。在关节的腹侧，黄韧带形成关节囊的纤维层，并直接与滑膜层相接。关节囊背侧纤维层较厚。在关节的上下端有含脂肪组织的关节隐窝。另外，由背侧和腹侧关节囊向关节内包绕形成软骨板，以增加关节的稳定性。关节囊内含椎窦神经纤维；腰 $_1$、腰 $_2$ 之间的椎间关节间隙几乎在矢状面上，利于腰椎的屈伸动作，但各椎体关节间隙的矢状位方向由上向下逐渐改变，椎间关节的关节间隙与矢状轴间的角度越接近尾端越大，至腰 $_5$ 几乎呈冠状位。亦存在个体差异，特别在腰 $_4$、腰 $_5$ 和腰 $_5$ 骶 $_1$ 更为显著。一般认为有 23% ～ 33% 两侧椎间关节为非对称性，这与疼痛的发生有密切关系。腰 $_5$ 上关节突的关节面多数呈凹面型，少数呈平面型；下关节突的关节面多数变化较大，以凸面型和平面型为主，其次为凹面型和波浪形（S 型）。平面型易于滑行，造成不稳。腰椎关节突的关节面倾斜度变化较大，两侧常不对称。若一个或多个关节突的一侧或两侧遭受损伤，会引起腰痛。关节突可以增大、内聚，在后外侧突向椎管，或向前倾而使侧隐窝狭窄。

上关节突内缘间距与椎弓根内缘间距的比值可反映关节突增生程度，正常腰 $_3$ 小于 65%、腰 $_4$ 小于 67%、腰 $_5$ 小于 74%；位于上下关节突之间的椎弓称峡部，其前外侧及后内侧皮质骨之间只有少量骨小梁，较坚固。身体前屈时发生剪力，作用于腰骶部的峡部，由于关节突的方向与作用力垂直，相邻两个关节突被挤压很紧。如关节突间部长期承受这种压力，有可能发生峡部断裂可导致脊柱失稳，椎体滑脱，是引起腰腿痛的原因之一。腰骶关节突可有先天异常，一侧为矢状位，另一侧为冠状位。

4. 横突 由肋骨残余遗迹与横突合成，亦称肋样突。横突由椎弓根与椎板汇合处向外突出，左右各一。横突前后位扁平呈带状外形，与腹后壁外形相适应，腰$_1$、腰$_2$横突逐渐增长，腰$_3$横突最长，有时可在体表摸到，腰$_4$、腰$_5$横突逐渐缩短，腰$_5$横突最短并且向上倾斜。腰$_3$横突弯度大，活动多，所受杠杆作用最大，受到的拉应力也最大，其上附着的筋膜、腱膜、韧带、肌肉承受的拉力较大，损伤机会也较多。附于腰$_3$横突上的肌肉如强烈收缩，可产生撕脱性骨折，合并广泛性肌肉、筋膜、腱膜撕脱伤，造成出血和浆液性渗出。急性损伤如处理不当或慢性劳损，可引起横突周围瘢痕粘连、筋膜增厚和肌腱挛缩，引起腰痛。穿过肌筋膜的血管神经束受到卡压也可引起腰、臀部疼痛，此即第三腰椎横突综合征。腰$_5$横突短粗，呈圆锥形，自椎体与椎弓根连接处发出，先伸向外方，后转向外上方，倾斜度较大。由于髂腰韧带附着于腰$_5$横突和髂骨，故腰$_5$横突较厚而大。腰$_5$横突常可一侧或两侧增大，与髂骨形成假关节。

腰椎横突有众多大小不等的肌肉附着，相邻横突之间有横突间肌，横突尖端与棘突之间有横突棘肌，横突前侧有腰大肌及腰方肌，腰$_2$横突前尚有膈肌，横突的背侧有竖脊肌，尚有腹内、外斜肌和腹横肌，借助腰背筋膜起于腰$_{1\sim4}$横突。腰神经后支自椎间孔发出后，其外侧支穿横突间韧带骨纤维孔后，沿横突的背面和上面走行，并穿过起于横突的肌肉至其背侧。如腰椎仅有一侧横突肥大与骶骨和髂骨形成融合，这种下腰部先天性结构异常可导致腰骶部软组织活动度不均衡，易引起慢性腰部劳损和腰痛。横突基底部的后下有一小结节，称为副突。在上关节突的后缘有一卵圆形隆起，称为乳突。腰椎乳突与副突之间可形成浅沟、切迹、孔或管，腰$_1$

全为副乳突间沟，腰$_4$以切迹多见，孔或管自腰$_3$以下逐渐增多，这可能由于人类长期负重及上半身体重向下传递之故。在下部腰椎变宽的同时，副乳突间的距离越来越接近，形成切迹或完全融合成孔或管，腰神经后内侧支由此骨孔或管穿行，骨质增生则压迫此神经。腰椎横突可因腰方肌剧烈收缩而产生撕脱骨折，撕脱的横突出血较重，常形成腹膜后血肿，刺激交感神经而产生腹胀。横突骨折还可牵拉刺激走行于其附近的腰神经后外侧支及走行于横突间的后内侧支，产生腰背痛及臀部痛。

5. 棘突 由两侧椎板在中线处汇合而成；腰椎的棘突呈长方形，骨板宽且呈垂直向后，棘突的下方如梨状，为多裂肌肌腱附着处，末端膨大，为棘上韧带附着处。50% 以上棘突有偏歪，棘突下缘常扭曲 $10° \sim 20°$。腰$_5$棘突有时未融合而成隐裂；在隐性骶裂，腰$_5$棘突也可与骶$_1$的浮游棘突融合，插入隐裂间，称杵臼棘突或铡刀样棘突。腰椎的棘突具有杠杆作用，众多肌肉、韧带附着其上，更增加了脊柱的稳定性。相邻棘突间空隙较大，适于穿刺进入椎管，腰$_{3\sim5}$棘突间是腰椎穿刺或麻醉的进针部位。

（三）腰椎的特点

1. 第 1 腰椎 位于胸、腰椎交界处，受力点较为集中，易发生压缩骨折。

2. 第 2 腰椎 脊髓圆锥在成年人位于其椎体上缘以上的部位，其棘突下缘是重要的穿刺标志。

3. 第 3 腰椎 其横突最长，是常见的劳损部位。

4. 第 4 腰椎 是腰椎不稳的多发部位。

5. 第 5 腰椎 与骶骨相连接，有时会发生腰椎骶化。

二、腰椎椎管及其内容物

腰椎椎管是由腰椎椎骨、腰椎间盘及其各种韧带组织所构成的骨纤维性管道，较宽阔，上连胸椎椎管，下续骶椎椎管，内容脊髓末端、硬膜囊、神经根、硬膜外脂肪和血管等组织。椎管由于所含内容多少不等，其形状及大小亦各不相同。

（一）腰椎椎管

腰椎椎管是各节段腰椎的椎孔通过附着在椎弓后外侧黄韧带、椎体后方及椎间盘构成，因此腰椎孔的形态决定了腰椎管横断面的形态及大小。其横断面积是整个椎管中最大的部分，以腰$_5$处最大（271.5mm^2），腰$_4$处最小（270.5mm^2），椎管可分为中央椎管和腰神经通道。

1. 中央椎管　指椎管的中央部分，为腰段硬脊膜囊所占据的部位，由腰椎各椎骨的椎孔叠加而围成。其前壁为椎体、椎间盘纤维环后面及后纵韧带，后壁为椎板、棘突基底及黄韧带，两侧壁为椎弓根及侧隐窝的内侧面，后外侧为关节突关节。

（1）椎孔　由椎体后方和椎弓围绕构成。其前壁为椎体，外侧壁及后壁为椎弓。

①形状：椎孔形状一般分为卵圆形、三角形和三叶形，其他尚可呈钟形或橄榄形。即使是同一椎体的不同平面，椎孔的形状也不一样。腰$_1$、腰$_2$多呈卵圆形，腰$_3$、腰$_4$多呈三角形，腰$_5$多呈三叶形，因退变或其他病变，椎孔形状还可有不同改变；因腰椎椎板略向下后倾斜，因此椎孔在下部比上部大，腰椎孔形状指数为椎孔矢径 / 横径 ×100。

②椎孔矢径（前后径）：自椎体后缘至两椎板联合最凸出处平均 17mm（14～20mm），正常最低值为 13～15mm，椎管矢径由腰$_{1～3}$逐渐减少，以腰$_3$最小，由腰$_{3～5}$又复增大，男女矢径间差别不大。

③椎孔横径（椎弓根间径）：两侧椎弓根内缘间最宽之距离。平均为 24mm（19～29mm），正常最低值为 18～20mm，椎孔横径由腰$_{1～5}$逐渐增大，腰$_{4～5}$间变化较大，不论男女均较恒定，男性椎管横径较女性大 1.12mm。腰椎椎孔横径的增减关系与椎体大致平行，但矢径基本相等。

椎孔两径中，以矢径最为重要，一般认为，如矢径小于13mm、横径小于 18mm，可定为椎管狭窄。有学者将矢径数值为10～12mm 定为相对狭窄，如小于 10mm 则为绝对狭窄。腰$_5$横径虽明显增大，但其矢径甚至比腰$_1$、腰$_2$还小，两径相差约 10mm，其矢径与横径之比为 0.62：1。因个体身材大小的差异，故脊椎指数，即椎孔矢径（C）及横径（D）的乘积与相应椎体矢径（A）及横径（B）的乘积的比例（CD：AB）较单纯测量椎孔矢径及横径更具有实际意义。正常 CD：AB 应为 1：（2.5～4），女性脊椎指数均较男性为小，腰$_{3～4}$较大。如脊椎指数超过 1：4.5，即疑有椎管狭窄。如连续两个椎骨比值均大于 1：4.5，临床意义更大，测量指数也显示自腰$_1$向下，各腰椎椎管容量顺序减少，以腰$_5$最低；与腰$_{3～4}$矢径最小有所不同，可能与腰$_5$侧隐窝较狭窄有关。测量各椎孔矢、横径，包括骨骼标本测量、尸体椎管测量及 X 线测量，对了解脊髓压迫症有一定意义。值得注意的是，在临床工作中，对椎管测量时不仅要注意其骨性管壁，也要考虑其软组织部分。各腰

椎中以腰 $_3$、腰 $_4$ 最易发生椎管狭窄，其主要原因为矢径较小；矢径与横径之比为（0.69 : 1）～（0.67 : 1），虽大于腰 $_5$，但小于腰 $_1$、腰 $_2$；脊椎指数最大；椎板较厚。

（2）**腰段椎管的分区** 根据椎管内容物的分布情况，可将椎管分为中区、后区和左右侧区，对临床诊断和治疗有一定意义。

①中区：为硬膜囊存在的部分，前方紧贴腰椎椎体及后纵韧带，两侧几乎达到上关节突或更靠外侧，后面随椎板的形态和硬膜囊的大小而改变，呈弧形。硬膜囊后面几乎与椎板和黄韧带相贴。硬膜囊较小，与椎板间有一定距离。

②侧区：为神经根在椎管内走行的部位，左右各一，位于侧隐窝的外侧。侧区的前界自后外缘，后界为上关节突及黄韧带，外侧界为椎弓根，内侧界为硬膜囊的外侧面。由于部分硬膜囊位于侧隐窝的内侧部，当侧隐窝狭窄时，除影响神经根外，且可影响硬膜囊的外侧部。

③后区：位于硬膜囊后方与两侧椎板和黄韧带之间，弧形或三角形，各段大小不一，有的个体由于硬膜囊小，而使后区和侧区连成较大的腔隙。后区内主要有脂肪组织和静脉丛。腰段后区大多数比较宽阔。

2. 腰神经根通道 腰神经根自离开硬膜囊后，直至从椎间孔外口穿出，经过一条较窄的骨纤维性管道，统称腰神经通道。此通道既有骨性管壁，又有软组织结构。通道的任何部分及其内容发生病变，均可产生腰腿痛。分为神经根管和椎间管两段：

（1）**神经根管** 腰神经根自硬膜囊穿出后，在椎管内斜向前下外，走行至相应的椎间管内口处的一段称为神经根管，以后分别从各自的椎间孔穿出。腰神经根离开硬膜囊后，前、后根共居一鞘，或各居于固有的根鞘内，自腰$_{1 \sim 5}$斜度逐渐增加。神经根管内宽外窄，前后略扁，如同外为小口的漏斗。腰$_5$神经的通道几乎为腰$_1$神经的 2 倍。腰$_{1 \sim 5}$神经根在神经根管与在椎间管内长度的比值，由 0.7 下降至 0.5。神经根管虽然不长，但神经根走行过程中，存在几个间隙，是神经根管狭窄部分，可使神经根遭受卡压。

①盘黄间隙（盘后部）：椎间盘与黄韧带之间的间隙。其前界平齐椎间盘，后界为上关节突前外侧部及黄韧带的外侧部。其测量数值：腰$_1$为 4.7mm，腰$_2$为 3.4mm，腰$_3$为 2.5mm，腰$_4$为 1.9mm，腰$_5$为 2.5mm。盘黄间隙在椎间管内口较小，在下位腰椎尤为显著，几乎将内口下部封闭。椎间盘有退变时，椎间盘自椎体后方向四周膨出，如同时有黄韧带增厚向前突出，将使盘黄间隙进一步狭窄。

②侧隐窝：又称椎弓根旁间隙，侧隐窝位于椎孔的外侧，为椎孔两侧向外凹陷的部分，向下外续于椎间孔。其前界为椎体后缘，后面为上关节突前面与椎板和椎弓根连接处，外面为椎弓根的内面，内侧入口相当于上关节突前缘平面。侧隐窝形状多为三角形或三叶形，使得腰椎椎孔亦呈三角形或三叶形。在儿童下腰椎孔为卵圆形，而成人下腰椎孔为三叶形。这是一种解剖形态类型，而非病理类型。在退变状态下，侧隐窝可进一步缩小。三叶形椎孔比同样横径和矢径的三角形椎孔横断面积小 7% ～ 16%。侧隐窝从上向下矢径逐渐减小，横径逐渐增大，表示越来越窄、越深，易引起侧隐窝狭窄。神经根从侧隐窝下部通过与上关节突的前缘较其前外侧面更为接近，侧隐窝后壁的关节突及峡部如有骨关节炎或峡部不连，

常易引起神经根的压迫。腰$_5$最易引起侧隐窝狭窄，原因是椎孔呈三叶形；侧隐窝明显，矢径可小至 2～3mm；上关节突增生变形较多。

③上关节突旁沟：腰神经向外经上关节突小面内缘所形成的沟。上关节突小面如呈球形增大，并有内聚，其与椎体后面之间的距离变窄，可使神经根遭受压迫。

④椎弓根下沟：椎间盘明显退变缩窄时，可使上一椎体连同椎弓根下降，后者与椎间盘侧方膨出形成一沟，可使通过的神经根发生扭曲，在椎间盘退变萎陷两侧不对称时更易发生。

（2）椎间管（椎间孔）　为腰神经根出椎管的通道，呈上宽下窄的耳状形，其上、下界为椎弓根，前界为椎体和椎间盘的后外侧面，后界为椎间关节囊，黄韧带外侧缘亦构成椎间孔后界。椎间管分内、外两口。内口多呈卵圆形，少数呈肾形、三角形或钥匙眼形；外口多呈钥匙眼形，少数呈三角形。腰神经通过椎间管，由内口斜向外口，越向下越倾斜，因此腰神经根在椎间管内的长度比椎间管要长。椎间孔自上而下逐渐变小。腰$_5$椎间孔平均面积为84mm^2，腰$_4$椎间孔的上下径约为 19mm，其上半与椎体相对处前后径为 5～7mm，下半与椎间盘相对处仅 1～2mm。腰$_5$椎间孔较此值略小。椎间管向前为椎体后面及椎间盘，后为黄韧带及椎间关节，上下分别为椎上、下切迹。上述结构发生病变，如椎间盘退变致使椎间隙变窄，椎间关节位置发生紊乱，以及黄韧带增厚，均可使椎间管发生狭窄。

椎间管也是供应椎管内软组织和骨结构血运及神经分支进出的门户。腰神经的前、后根在脊神经节远侧汇合，一般位于椎间孔水平。椎间管内不仅通过神经根，而且通过小动脉、静脉丛、淋巴管及窦椎神经。椎间管内常有纤维隔，连于椎间盘纤维环与椎间关节之间，将椎间管分为上、下两管，上管通过腰神经根、腰动脉椎管内支及椎间静脉上支，而下管通过椎间静脉下支。椎间管外口中上部另有一纤维隔，连于椎间盘纤维环及横突与横突间韧带，将外口分为上、下两孔。腰神经由下孔通过，在高位腰椎外口，纤维隔位置高且薄，但在低位腰椎，位置低而坚厚，呈膜状，将外口大部分封闭。纤维隔的作用是分隔脊神经和血管，对管壁较薄的椎间静脉起保护作用，又不至于压迫神经根。但如果有外侧型椎间盘突出、骨质增生或转移性肿瘤时，可因纤维隔的存在而加重神经根受压，故是神经根受压的潜在因素。

椎间管外口与神经根的面积相差悬殊，腰$_1$神经根只为同序数椎间管的 1/12，即使腰$_4$、腰$_5$神经根较粗，亦只为同序数椎间管的 1/5 ~ 1/4，似有较大活动空间。实际上椎间管内，外口下半只留有一缝隙，有效空间很小，特别在内口，盘黄间隙较窄者更是如此。另外，由于椎间管内存在有纤维隔，神经根被支持固定在一个比较窄小的孔道内，又因为同时有动脉、静脉通过，有效空间更为减少，易发生椎间管狭窄。

正常情况下，椎间孔要比通过它的所有结构宽大，剩余空隙被疏松的结缔组织和脂肪填充，以适应这些通过结构的轻度相对运动。引起椎管狭窄的原因很多，不仅骨性椎管由于发育障碍而狭窄，表现为横径和矢径变小、侧隐窝狭窄、椎板增厚、椎板间角度小等；后天最常见的原因为腰椎退行性脊柱炎，表现为椎间盘退行性变，向后膨出，椎体后缘，椎板上、下缘骨质增生，特别是关节突增大并靠近中线，从前方、后方及后外方突向椎管，引起三叶状椎管，有可能使腰神经根遭受压迫。与此同时，黄韧带及后纵韧带亦可增厚、钙化、发生皱褶，椎板间隙减小，使椎管容积进一步减少某些病理改变，如腰椎滑脱、外伤及椎板融合术后亦可引起椎管狭窄。发育性椎管狭窄时，脊髓造影显示椎管矢径平均为 10mm（5～14mm），而退行性椎管狭窄，其矢径平均 9.8mm（4～18mm）；此外，有人报道长期用激素，可引起过多脂肪组织充满椎管某一节段，致使脊髓或神经根受压。

椎管的大小与其内容物是适应的。正常椎管硬脊膜周围有相当空间允许其与神经鞘活动。而在椎管狭窄时，硬脊膜及其内含马尾神经根被紧紧包裹，一旦椎管容积稍有减少，腰椎从屈曲位至伸展位运动时即受到障碍，站立及行走时，腰椎前凸增加，更妨碍其移动，神经受到牵扯，必然影响微循环，延迟神经传导。临床上常出现间歇性跛行，行走稍多即疼痛难忍。坐位及蹲位时，腰椎转为轻度后凸，椎管容积稍有增加，血供增加而症状也有所缓解。

腰段脊柱从屈曲位至伸直位，椎管可发生下列改变：①腰椎椎管缩短 2.2mm，其内含神经组织也变短变粗；②黄韧带纤维变松变粗，致使黄韧带变厚；③椎间孔变窄；④在所有水平，椎间盘均向后轻度突出。

在探讨下部腰神经根可能遭受卡压致病因素时，应从两方面考虑。一方面，腰₄、腰₅神经根具有下述特点：①神经根较粗；②行程长，斜行；③脊神经节偏内侧，靠近椎间管内口；④神经根与椎间管的面积比值大。如不计算椎间管无效空间及血管所占空间，神经根实际活动余地甚小。另一方面，腰₄、腰₅神经通道也存在一些致病的潜在因素：①椎管矢、横径均较小，椎管容积也最小；②侧隐窝明显狭小，矢径最小；③腰 $_{4/5}$ 及腰 $_5$/骶 $_1$ 椎间盘最厚，正常即向后有一定程度膨出；④黄韧带较厚；⑤盘黄间隙减小；⑥椎间管较长，管内及外口的纤维隔均较薄，支持作用较弱，如神经根坠入椎间管下部，更易遭受卡压。

应当说明，一个神经根可在不同部位遭受卡压，相邻两个神经根遭受卡压的机制也可不同，了解某一神经根的确切受累部位，在治疗上可有针对性地进行减压。使椎板切除缩小至最小范围，避免不必要地切除关节突或打开椎间管，防止造成腰椎不稳。

（二）腰椎椎管的内容物

腰椎椎管的内容物包括脊髓圆锥、马尾神经、硬脊膜囊、硬膜外脂肪、疏松结缔组织和血管等组织。硬脊膜与脊髓间充有脑脊液。

1. 脊髓圆锥　即骶尾髓，是脊髓的最末段，长度为 $2\sim4cm$，占脊髓全长的 1%。其上端于胸 $_{12}$ 椎体下缘续接腰脊髓，下端平腰 $_1$ 椎体下缘或腰 $_2$ 椎体上缘，呈圆锥形逐渐变细又称脊髓圆锥，圆锥尖端移行为细的终丝。其中一部分走行在硬脊膜囊内，称为内终丝，长为 27mm，向下到达硬脊膜的下界（第 2 骶椎水平），为硬脊膜包裹。附着在骶 $_2$ 椎体后面，并与包绕软、硬脊膜的组织融合，形成尾骨韧带；另一部分穿出硬脊膜进入终丝鞘内，并在骶椎管中呈扇形分布，称为外终丝。其长为内终丝的一半；最终两者将脊髓固定于尾骨上。终丝主要由软膜构成，偶尔也可见正常的神经细胞和神经纤维，这可能是退化的脊髓尾部的残余。终丝表面有一条清楚的前静脉，借此可与脊神经根区别。骶尾髓共发出 5 对骶神经和 1 对尾神经。与腰髓发出的腰骶干（腰 $_4$、腰 $_5$）构成骶丛；每个骶、尾神经都有前、后 2 根，后根均较前根粗大，而尾神经的后根特别细小或缺如。骶尾神经的每一个后根与前根会合前，在椎管内的椎间孔附近有 1 个椭圆形膨大的脊神经节，而尾神经后根的神经节大多数情况下不存在。前后根汇合后共同组成骶、尾神经。

2. 马尾　在腰 $_1$ 椎体以下的蛛网膜下腔内，由垂直下降的腰 $_{2\sim5}$ 脊神经、骶 $_{1\sim5}$ 脊神经及尾 $_1$ 脊神经围绕终丝所组成的神经根纤维束的总称，由于其整体分布形似马尾故得名。一般每一脊神经根由 3 条（2～4 条）后根神经纤维束和 1 条前根纤维束组成，故马尾中的 10 对脊神经共有 80 条神经纤维束（马尾神经）。其中后根神经纤维有 31000～47000 根，前根神经纤维有 11000～17000 根，这些神经纤维均为有髓鞘神经纤维。在腰椎管内、马尾神经并非均匀地排列在硬脊膜内，而是松散地、有规律地各自排列在自己的一侧。各马尾神经与终丝平行下降，至相应椎间孔附近时，组成每条神经根的 4 条神经纤维逐渐靠拢并向下外方斜行，位于后外侧的 3 条后根神经纤维束汇合为一粗的后根，随即与位于前内侧的前根汇合，发出一条神经根出椎间孔。同样，其对侧相应的位置发出另一条神经根出椎间孔。其中后外侧的 3 束感觉根，前内侧的一束是运动根，两侧对称。这些神经纤维在出硬膜之前长 4～5cm，被蛛网膜包绕在一起形成根袖并附着于硬膜侧缘的内侧面；一般情况下每 4 条神经纤维束经同一孔道共同穿出硬膜囊。每发出一对神经根，马尾中就减少 8 条马尾神经（神经纤维束），至腰 $_5$～骶 $_1$ 椎间盘水平时，只剩下 5 对骶神经、1 对马尾神经和 1 条终丝。故越向下，硬膜囊内的神经纤维越少。由于腰椎生理性前凸，故自后面观，马尾神经整体分布在硬膜囊内的后外侧部，其正中部则充满脑脊液，故腰椎的中央型椎间盘突出一般并不造成马尾神经卡压，只有多平面、巨大的中央型椎间盘突出才可引起马尾神经受压的症状和体征。自横断面观，自外侧依次向里排列为骶$_1$、骶$_2$、骶$_3$的马尾神经，后正中线排列的是骶$_4$、骶$_5$的马尾神经，故当腰$_{4/5}$椎间盘向侧后方突出时，既可压迫硬膜囊外的腰$_4$神经根，又可压迫硬膜囊内的骶$_1$、腰$_5$神经根，还可能压迫蛛网膜腔内的骶$_2$马尾神经，出现不同的症状。此外，在腰椎间盘或腰椎管手术引起的硬脊膜损伤时，尤其是硬脊膜正中部位的损伤，极易合并骶$_3$、骶$_4$、骶$_5$神经根或马尾神经的损伤而引起二便失禁等马尾神经功能受损的症状和体征。

三、腰骶神经根的组成与脊柱节段的关系

（一）腰骶神经根的组成

腰骶神经根是由腰、骶节段脊髓的前根和后根在椎管内汇合而成的混合神经，它包括感觉和运动两种神经纤维。其后根均较前根为大。前根或运动根自灰质的前角细胞发出，后根或感觉根依次在脊髓的后外侧进入脊髓。脊神经的每一个后根与前根会合前，在椎管内相应的椎间孔附近有1个椭圆形膨大的脊神经节，每个后根都有1个脊神经节，腰神经节位于椎间管内，而骶马尾神经节位于椎管内。5对腰神经、5对骶神经和1对马尾神经在离开相应的脊髓节段后，在椎管内向下行走一段较长的距离，在第2腰椎以下形成马尾神经，随后在相应的腰、骶椎体下方的椎间孔穿出椎管，在椎旁形成腰丛（胸$_{12}$、腰$_{1\sim3}$）和骶丛（腰$_4$、腰$_5$、骶$_{1\sim4}$），然后分

别形成股神经及坐骨神经干。

　　神经根至神经干，均有伴行血管，有自主神经供应，调节血管的舒缩功能。每个脊神经根在硬脊膜外隙都包以由硬脊膜形成的神经根鞘，后者至椎间孔外侧延续为神经根的外膜。

　　脊神经根和椎间孔的关系与年龄及孔的节段有关。胚胎时，脊神经根呈水平位。在儿童时，斜行向下，随年龄增长斜度增大，腰骶神经根须在椎管内走行一段距离后，才能从相应椎间孔穿出；下腰部的椎间孔较上腰部为小，但神经根相对较粗，腰$_5$尤为明显。在不同椎间盘水平，腰脊神经根在椎间孔的位置与腰段脊柱的前凸角度有关，在下腰部，这个角度最大，上关节突前倾，而在上腰部则几乎垂直。下腰部的椎间孔，特别在腰$_{4/5}$及腰$_5$/骶$_1$，神经根紧位于椎间盘之上，在上一椎骨椎弓根之下，并在椎体后外侧面形成的槽内。腰部椎间孔的大小在屈曲时增加，伸展时缩小。极少数情况下，一个椎间孔内通过 2 个神经根，这种畸形如果发生在比较窄小的腰$_5$/骶$_1$间的椎间孔，神经根受压的可能性就更大。临床上常表现为坐骨神经痛，与椎间盘突出不易鉴别。

　　在硬脊膜外隙内，骶神经根最长（成人骶$_2$长 36mm），几近垂直下行，神经节在骶管内；腰神经根次之（腰$_3$长 24mm），斜向下外，神经节在椎间管；向上则神经根长度逐渐变短，由斜位逐渐变为水平位，神经节仍在椎间管；胸上部及颈部神经根最短，水平伸向椎间管，神经节亦移至椎间管偏外处。当脊柱由完全伸直位至完全屈曲位，椎管长度改变约 7mm，当脊柱屈曲至 60°～80°时，腰$_1$、腰$_2$神经根移动范围最大，有 2～5mm，有的甚至可达 7mm。当直腿抬高至 30°，在腰$_5$水平，坐骨神经受到明显牵拉，神经根向远侧移动至椎间孔。屈曲颈部，可使直腿抬高程度降低，是因为屈颈可使马尾神经张力增加。

（二）腰骶神经根与脊柱节段的关系

胚胎 3 个月以前，脊髓与脊柱等长，各神经根均从各自相对应的椎间孔平行穿出。胚胎 4 个月以后，脊柱发育较脊髓快，脊髓头端连于脑部呈固定状态，因而头端以下脊髓部分在发育过程中，出现了与脊柱不一致的关系，椎骨及其相对应的脊髓节段不在同一平面上，各神经根仍从原来相对应椎体的椎间孔斜行穿出。脊髓末端——脊髓圆锥在新生儿平腰$_3$椎体，在成人则止于腰$_1$椎体下缘或腰$_{1/2}$椎间盘水平。因此由脊髓节段发出的脊神经的走行越往下越倾斜。当脊髓在腰$_1$椎体平面终了时，腰骶神经根仍须在椎管内行走一段距离，才能从相应的椎间孔穿出。因此，在此平面以下，腰、骶、尾的神经根在未出相应的椎间孔以前，在椎管内下行一段距离，它们围绕终丝形成马尾。了解脊髓节段、神经根与椎骨棘突或椎体的对应关系，可便于临床中确定脊髓病变部位。

四、腰椎的韧带

腰椎的韧带是腰椎椎骨间的一种连接形式，是属于不动关节的纤维连接，主要包括以下韧带。

（一）前纵韧带

前纵韧带位于椎体和椎间盘前方，宽而坚韧，上方起自枕骨的咽结节，向下经寰椎前结节及每个椎体的前面，止于第 1 或第 2 骶椎椎体的前面。前纵韧带的宽窄与厚薄各部位不同，于颈、腰两部和椎间盘前面的部分均较宽而略薄，于胸椎各椎体前面的部分则相反。前纵韧带由 3 层并列的纵行纤维构成，浅层纤维可跨越 3 ～ 4 个椎体；中层的跨越 2 ～ 3 个椎体；而深层纤维仅连接相邻的 2 个椎体。前纵韧带与椎间盘前面及椎体的上、下缘紧密相连，但与椎体前面之间则连接疏松，仅为 1 层较阔且薄纤维带，较后纵韧带为弱。此韧带有限制脊柱过度后伸的作用，这在腰部特别重要，它能帮助防止因体重作用而增加腰部弯曲的趋势。前纵韧带还能防止椎间盘向前突出。前纵韧带是人体最长的韧带，非常坚韧，尸体上试验，在 300kg 的拉力下，也不致断裂。临床中，当脊柱过伸性损伤或脊柱骨折脱位时，此韧带也可受累，前纵韧带完整与否对于选择脊柱内固定术式有一定意义。当前纵韧带完整，后路撑开时，可借助完整的前纵韧带使骨折块复位。如前纵韧带断裂，行后路撑开可能导致脊椎连续性破坏而加重脊髓损伤，此时应选择后路加压，以获得脊柱的稳定性。

（二）后纵韧带

后纵韧带细长而坚韧，位于椎体后面、椎管的前壁，起自枢椎，并与覆盖枢椎椎体的覆膜相继，向下沿各椎体的后面至骶管，与尾椎后纵韧带相移行。后纵韧带的宽窄与厚薄各部位也不同，腰椎、下胸椎的部分较窄，尤其在腰椎椎体的中部几乎成为一细索，但在腰椎椎间盘附着处较宽且与椎间盘纤维环紧密相连；而颈椎、上部胸椎及其椎间盘的部分则较宽。增宽的后纵韧带中部较厚而向两侧延展部较薄，故椎间盘向后外突出者较多。后纵韧带含浅、深 2 层纤维，其浅层纤维可跨越 3 ～ 4 个椎体，而深层纤维只连接相邻 2 个椎体之间。它与椎体的上、下缘和椎间盘纤维环之间附着紧密，甚至与椎间盘纤维环外层不能区分，与椎体则连接较松，之间有椎体的静脉通过。后纵韧带有限制脊柱过度前屈的作用，是脊柱稳定的重要结构。若后纵韧带肥厚、骨化可向后压迫脊髓。腰椎间盘突出多发生于后纵韧带外，亦可向后突破后纵韧带进入椎管，成为游离型椎间盘突出。由于后纵韧带在腰部椎间盘附着处较薄弱，而且在此处髓核又居中央偏后位，所以髓核常向后外侧突出。

（三）黄韧带

黄韧带又名弓间韧带，呈膜状，主要由黄色弹性纤维构成，位于相邻的两个椎板之间。其上极附着于上一椎板下缘的前面，向外至同一椎骨的下关节突的根部，直至横突根部，其下附着于下一椎板上缘后面及上关节突前上缘的关节囊，犹如屋瓦互相叠盖。黄韧带的前面凹陷，正中部有裂隙，有连接椎骨后静脉丛与椎管内静脉丛的小静脉通过，并有少许脂肪填充。在外侧与椎间关节的关节囊相融合，并参与椎间关节囊的前壁构成，它的侧缘构成椎间孔的软性后壁。因此，除椎间孔和后方正中线小裂隙外，黄韧带几乎充满整个椎弓间隙。其厚薄与宽窄各部不同，于颈椎椎部薄而较宽，胸椎部的窄而略厚，以腰椎部的最厚。腰部黄韧带的厚度从上向下逐渐增大，至腰$_4$、腰$_5$最厚，中线处为 4mm，侧方为 2mm。外侧部较内侧部稍薄。腰$_3$、腰$_4$内、外侧部两者相等，腰$_5$、骶$_1$内侧部较厚。当身体前屈时，黄韧带紧张，变薄，产生较高的张应力，以限制脊柱的过度前屈；后伸时，黄韧带松弛，弹性回缩变厚。同时黄韧带也有维持身体直立姿势的作用。当脊柱处于最大屈曲位时，黄韧带可比中立位延长 35%～45%，最大伸展位时则缩短 10% 并增厚，由此可引起椎管容积的显著变化。由于外伤和其他原因，黄韧带可失去正常柔软并能折叠的特性，变为坚厚而无弹性的纤维组织，有的甚至可厚达 8 ～ 16mm。腰椎的退行性变，常伴有黄韧带肥厚，连续的外伤是引起黄韧带肥厚的主要原因。这种过度肥厚可引起椎管狭窄及神经根的压迫症状，通常易发生在腰$_4$、腰$_5$椎板之间。同时毗邻的椎板亦增厚。肥厚的黄韧带向前突入椎管，压迫硬膜囊、神经根或马尾神经，可产生症状。这在腰伸直时明显，前屈时减轻。腰 5 椎间孔较小而通过的神经根较粗大，当黄韧带过度增厚时，该神经根极易受到压迫。黄韧带亦可发生骨化，且多发于下胸椎。骨化的黄韧带压迫脊髓和（或）神经根，引起典型的胸椎管狭窄。

（四）棘上韧带

棘上韧带细长而坚韧，上起自颈$_7$棘突并移行于项韧带，向下沿各椎骨的棘突尖部，止于骶中嵴。外侧与背部的腱膜相延续；前方与棘间韧带愈合。各部的宽窄与厚薄不同，腰椎的棘上韧带较发达，于中线相接而附着于棘突末端的后方及两侧，能限制该部脊柱过度前屈；胸$_{3～5}$的较为薄弱。韧带的浅层纤维可跨越 3 ～ 4 个椎骨的棘突；中层跨越 2 ～ 3 个；而深层纤维只连接相邻的 2 个棘突之间。在腰部起于棘突的竖脊肌腱性起点，易被误认为棘上韧带。构成竖脊肌腱性起点的腱束密切相接，借坚强的横行纤维束相连，靠近棘突的纤维弹性发育良好。在靠近棘突的起始处，弹性纤维并不连接相邻棘突，而是连接 2 个相邻腱束，或者连接 1 个腱束及 1 个棘突。

棘上韧带随着年龄发生变化：在青年为腱性，随着年龄增长，可出现纤维软骨化并有部分脂肪浸润，40 岁以上可变性出现囊性变。在腰骶交界处，此韧带较薄，有时甚至缺如，致使此处在解剖上较薄弱。棘上韧带损伤多见于上胸部，是引起胸背痛的原因之一。

当脊柱屈曲时，棘上韧带即被拉紧，特别是长年低头屈背工作的人，其附着点部位受到牵拉，逐渐使某些韧带纤维断裂，或自骨质上掀起，久之即发生剥离或断裂，引起腰背痛或胸背痛。在脊柱后路手术时，寻找棘上韧带并在其正中纵向切开，向两侧剥离椎旁肌，既减少出血，又容易闭合伤口。

（五）棘间韧带

棘间韧带较薄，不如棘上韧带坚韧，主要由致密排列的胶原纤维构成，杂以少量弹性纤维，沿棘突根部至尖部连接相邻 2 个棘突，前方与黄韧带愈合，后方移行于棘上韧带。棘间韧带的纤维分3 层排列，两侧浅层纤维由上一棘突下缘斜后向下，附着于下一棘突上缘和黄韧带，中层纤维由后上向前下。这种交叉结构虽可以防止腰屈曲时椎骨前移和腰伸直时椎骨后移，但本身却要受到挤压和牵连。棘间和棘上韧带均有限制脊柱过度前屈的作用。脊柱前屈超过 90 度时，竖脊肌松弛，仅由韧带维持脊柱姿势。由于棘上韧带在腰骶部多缺如，因极度弯腰时，该部位所受压力更大，当膝关节在伸直位弯腰时，骨盆被紧张的股后肌群固定在旋后位，棘间韧带受到高度牵拉。腰 $_5$、骶 $_1$ 之间的棘间韧带损伤占全部棘间韧带病变的 92.6%。腰部旋转时，棘间和棘上韧带离旋转轴最远，受到的应力也大。如竖脊肌和多裂肌软弱或萎缩，则这些韧带承受的应力特别在腰骶部将更大，容易损伤变性。棘间韧带的厚度由下胸部至下腰部逐渐增加，在腰部发育最好，其纤维方向可与直立时肌肉过度收缩相对抗，在下腰部，棘间韧带有稳定腰椎的作用。从造影片上测得肌腱韧带的厚度：腰$_1$、腰$_2$为 6mm（5～7mm），腰$_2$、腰$_3$为 8mm（6～11mm），腰$_3$、腰$_4$为 10mm（4～15mm），腰$_4$、腰$_5$为 11.7mm（4～18mm）。这些数值较实际厚度（2～3mm）要大得多。腰棘间韧带造影显示正常棘间韧带边缘整齐锐利，损伤后可表现为松弛、破裂，或发生囊腔、穿孔，以腰$_4$、腰$_5$和腰$_5$、骶$_1$最多。20 岁以后，棘间韧带的腱性组织发生不同程度的退变或出现空腔，有 21% 的棘间韧带出现破裂，绝大部分发生于最下面的间隙，此处亦是最易发生椎间盘突出的位置。正常情况下，如髓核完整，腰部两个相邻椎骨以髓核为轴心的屈伸运动，受到纤维环、棘间韧带及黄韧带的约束，而棘间韧带及纤维环的纤维层能防止上一个椎骨向后脱位。如果棘间韧带缺如或松弛，脊柱后伸时，由于坚强的背伸肌群牵引可使脊椎骨向后滑脱。

（六）横突间韧带

横突间韧带连接相邻的两个横突之间，颈椎部常缺如，胸椎部呈细索状，腰椎部发育较好，该韧带分内、外两部。在上腰椎横突间隙，外侧部发育不良，仅为薄的筋膜层，在下 2 个腰椎横突间隙，参与构成髂腰韧带，内侧部做腱弓排列，保护脊神经后支及血管，其厚度由上向下逐渐增厚，在腰$_5$与骶$_1$之间，横突间韧带即髂腰韧带的腰骶部。

五、腰椎的血供

（一）腰椎动脉系统

腰椎的动脉血供主要来自腰动脉，由腰段腹主动脉的后壁发出，沿腰椎椎体侧方的中部向后外侧走行，沿途发出一些小支进入椎体前方，以营养椎体。腰动脉至椎间孔前缘分为前支、后支及中间支。前支又分为升支、降支，其分支与相邻上下形成纵行弓形网，吻合支的尖部与对侧相交通。由此发出至少1支骨滋养动脉，与由椎体前面进入的正中前动脉吻合，形成纵轴动脉。后支在硬脊膜囊后外方供应硬脊膜及硬脊膜外间隙组织，其分支尚供应椎弓根、椎板、横突、关节突和棘突，中间支供应神经根。上述3分支分别称为脊前支、横突前支及背侧支，三者共同形成椎管内、外血管网。

1. 椎管外血管网　以横突为界又分为椎管外血管网前组和椎管外血管网后组。①椎管外血管网前组：由横突前支（横突前动脉）形成。此支比较粗大，沿途在横突前方尚发出许多肌支，还有许多交通支与相邻横突前动脉吻合。此动脉位置较深，破裂可产生巨大腹膜后血肿，随后可发生顽固性肠麻痹。②椎管外血管网后组：由背侧支的关节间动脉及上、下关节动脉组成。关节间动脉绕过椎弓根峡部向后方延伸，走行于椎板与肌筋膜之间，然后向中线行走，沿途发出许多肌支，最后分布于椎板间韧带及棘突。

2. 椎管内血管网　包括脊前支和脊后支（椎间孔前、后动脉）。脊前支先分出1个小支供应神经根，然后经椎间孔的前缘进入椎管内，随即分为升支、降支，由升支再分出横支，在中线汇合，经椎体后面的静脉窦孔进入椎体，相邻节段脊前支的升、降支彼此吻合，形成纵行的血管网。动脉分支、神经支与椎管内窦神经沿脊椎上下伴行。脊后支较前支细，呈网状分布于椎板和黄韧带内侧，然后入椎板，以微细小支在硬脊膜外脂肪中走行，与硬脊膜动脉丛相连。腰椎椎体的滋养动脉，中央支数目较少而恒定，由椎体前外侧面进入的有 1～3 支；由背侧面进入的有 1～2 支，为椎体的主要滋养动脉。中央支位于椎体中 1/3 平面，主干向心直行，分支小，末端在椎体中心部形成螺旋状弯曲，以后呈树枝样分支，分别伸向椎体上、下端。周围支数目较多，但不恒定。周围支短而分支早，向椎体上、下端分布于椎体周围骨质。椎弓的滋养动脉数量较少，管径较细。椎骨滋养动脉的终动脉只存在于骨化期的软骨区内。利用血管造影和解剖方法研究成年和新生儿尸体的椎体动脉，发现由肋间后动脉发出的脊支又发出多数前支，此乃椎体的主要动脉，前支从每侧发出升支和降支，与相邻椎骨的相应支在椎管前面吻合。此外，尚形成横吻合，从此吻合发出椎骨中央动脉和骶上及骶下动脉。由主动脉发出的胸、腰节段支沿着椎管全长，在后纵韧带的深面形成动脉丛，该丛发支由椎体的后面进入发育中的椎体内，作为主要血管来源。在椎管前部椎体的背正中面有一个主要的动脉进入，在两侧，还有小的左、右前外侧动脉，在节段动脉发出不远处进入椎体侧面，这 3 个动脉最后均终止于发育中的椎体松质骨中心，形成不规则的血管管道，有极小的血管穿入软骨板，另有纤细的毛细管进入纤维环。脊椎后部大都是骨密质，仅中央有少量的骨松质，血液循环不良，同时负重较小，感染率远较椎体少。在脊椎后部，横突基部因富于骨松质，结核发病率较高。

（二）腰椎静脉系统

腰椎静脉系统由 3 个互相交通的无瓣膜的静脉网构成。

1. 椎骨（内）静脉 椎体周围静脉注入椎体中央静脉，然后在后纵韧带及骨膜的深面经椎体后部滋养孔汇入静脉窦内，与椎管内静脉相交通。

2. 椎（管）内静脉 可分为三组。①椎管内后静脉：离椎间盘较远。②椎管内前静脉：在椎管横突冠状线之前，沿椎管前面有两个纵行静脉系统。此静脉在椎弓根部弯行向内，在椎间盘部弯行向外。在椎弓根内侧，这个静脉在滋养孔与椎骨内静脉相交通。椎管内前静脉紧贴椎间盘后面，位于硬脊膜及马尾神经之前。③根静脉：为节段静脉，对每一个腰椎为成对静脉，分别在两侧椎弓根的上下，下一对静脉与神经根密切相关。根静脉经椎间孔穿出。

3. 椎（管）外静脉 主要为两侧的腰升静脉，在椎体、横突及椎弓根交界处形成的沟内纵行向上。在远侧，此静脉与髂总静脉相交通；在近侧，左腰升静脉注入半奇静脉，右侧的一般较小，在腰$_{4/5}$椎间隙终为一个根静脉，向上与其他根静脉重新汇合，最后汇入奇静脉。在骶骨，骶管内前静脉不明显，代之以根静脉，与相当的骶神经根平行，经骶孔向前与髂内静脉相交通。骶$_1$根静脉也称骶升静脉。脊椎的静脉亦无瓣膜，血流呈双向性，一般注入下腔静脉。但硬脊膜外静脉丛位于疏松网状脂肪组织内，由于腹腔压力增高，血流可向相反方向流动，使硬脊膜外静脉压增高，再加某些诱因，如咳嗽、翻身、弯腰等，静脉压可急剧增加，如静脉壁发育异常，即可导致静脉壁破裂，引起硬脊膜外血肿。

腰椎的静脉又可分为四组：前组、后组、椎管内静脉丛和椎间孔—神经根管静脉丛。

前组：以腰静脉为主，在腰动脉上方，接受椎体小静脉，最后流入髂总静脉及下腔静脉。

后组：以关节间静脉和上关节静脉为主，与同名动脉伴行，接受后方附件的回流，汇入椎间孔静脉丛。

椎管内静脉丛：接受椎体后半部的回流，在椎体后面的静脉窦孔处形成粗大的薄壁静脉，横行向神经管内延伸，在椎管侧方形成纵行的椎管内前静脉丛，串珠状，从椎管内前静脉丛发出椎间静脉，进入神经根管静脉丛。

椎间孔—神经根管静脉丛：以椎间静脉（神经根静脉）和腰升静脉为主。每一腰椎有两对椎间静脉，与神经根伴行，直接接受椎弓根、上下关节突和横突浅静脉的回流。椎间静脉注入腰升静脉，下端与髂总静脉相通，上端注入奇静脉或半奇静脉。

了解腰椎血管的解剖特点，在进行腰部手术时，可以防止大量出血，如进行腰部软组织手术，不宜扩大至横突前方。做全椎板切除时，为了充分减压，特别对神经根管进行减压时，因为神经根管为骨性管道，上下各有椎间静脉通过，其前内侧有椎管内前静脉丛，外侧有腰升静脉，出口处为椎间孔，充满网状的静脉丛，只有后方为安全区。因腰椎静脉系无瓣膜，俯卧位可使腔静脉压力升高，手术时宜架空患者腹部，防止静脉血逆流至椎管内。椎静脉网一般位于椎板内面，但也有小支至黄韧带间隙，还有少数的横行、纵行或斜行的吻合支跨越黄韧带的内面。在硬脊膜外腔进行穿刺时，这些静脉网很容易受损，高位（颈$_3$～胸$_4$）穿刺者出血率最低，中胸部（胸$_{5\sim10}$）出血率最高，胸$_{10}$以下出血率介于两者之间。

附：椎静脉系

椎静脉系是一个独立静脉系统，是人体除了腔静脉系、肺静脉系和门静脉系以外的第4静脉系统。此系统由椎管内静脉丛、位于脊柱外的椎管外静脉丛，以及位于两者之间的椎骨内静脉两部分组成。椎管内静脉丛尤为发达，呈纵行排列，通过一些节段性侧支和胸、腹腔内静脉有广泛的吻合。整个系统无瓣膜存在，其容量为100～200mL。椎静脉系的静脉壁很薄，组织学上难以分出3层，但仍有较薄的平滑肌组织，并有少量弹性纤维和大量胶原纤维。血管口径可有一定程度改变，但不可能过度扩张。椎静脉系可调节和平衡身体不同静脉系的压力差，当其他静脉发生梗阻时，可起代偿循环通道作用。心力衰竭或门静脉高压时，椎静脉系可因血量增加而引起慢性充血，造成对神经系统的损害。恶性肿瘤的瘤栓、气栓或菌栓均可由此途径蔓延，一些盆腔的癌瘤或化脓感染容易引起椎骨转移或发生化脓性脊柱炎，均可由这种解剖基础得到解释。

六、腰部筋膜与肌肉

（一）腰部筋膜

1. 浅筋膜　同相邻区域的浅筋膜层连续，有许多结缔组织纤维束与深筋膜相连，其结缔组织纤维分隔形成的小房含大量脂肪。浅筋膜层中有皮神经和皮血管，它们都是小支，发自深层的神经和血管。

2. 深筋膜　骶尾区的深筋膜薄弱，与骶骨背面骨膜相结合。腰区的深筋膜分浅、深两层。

（1）深筋膜浅层　很薄弱，是一层薄的纤维膜，上续胸廓背面的深筋膜浅层，侧方连于腹前外侧壁的深筋膜，向下附着于髂嵴，并和臀筋膜相延续，内侧于人体正中平面附着到各腰椎棘突、骶中棘及连接各棘突游离端的棘上韧带上。

（2）深筋膜深层　比较发达，其较厚的纤维膜与背部的深层筋膜相连，呈腱膜状性质，两者合称为腰背筋膜或胸腰筋膜。腰背筋膜在胸背部较为薄弱，覆于竖脊肌表面，向上贯项筋膜，内侧附于腰椎棘突和棘上韧带，外侧附于肋角和肋间筋膜，向下至腰部增厚，并分为前、中、后三层。

①后层：覆于竖脊肌表面，与背阔肌和下后锯肌腱膜愈合，向下附着于髂嵴和骶外侧嵴，内侧附于腰椎棘突、棘上韧带和骶正中嵴，外侧在竖脊肌外侧缘与中层愈合，形成竖脊肌鞘，后层与中层联合成一筋膜板续向外侧方，至腰方肌外侧缘前层也加入，共同形成腹横肌及腹内斜肌的腱膜性肌肉起始。腰背筋膜后面在髂后上棘连线以上与竖脊肌总腱间隔以少量疏松结缔组织及脂肪，形成腰背筋膜下间隙，腰神经后外侧皮质穿行其中。

②中层：位于竖脊肌与腰方肌之间，内侧附着于腰椎横突尖和横突之间的韧带，外侧在腰方肌外侧缘与前层愈合，形成腰方肌鞘，向上附着于第 12 肋下缘，向下附于髂嵴。此层上部附于第 12 肋和腰$_1$横突之间的部分增厚，形成腰肋韧带。韧带的锐利边缘是胸膜下方反折线的标志。

③前层：又称腰方肌筋膜，附于腰方肌前面，内侧附于腰椎横突尖，向下附于髂腰韧带和髂嵴后份，上部增厚形成内、外侧弓状韧带。前层在腰方肌外侧缘处同腰背筋膜中、后层愈合，形成筋膜板，由此向外侧方，是腹横肌的起始腱膜。由于腰部活动度大，在剧烈活动中腰背筋膜可被扭伤，尤以腰部的损伤更为多见，是引起腰腿痛原因之一。

腰骶部骨筋膜室是根据腰背筋膜的解剖特点及其临床意义提出的。腰部骨筋膜室前壁为腰背筋膜中层、横突及横突间韧带、椎板及黄韧带、椎间关节，后壁为腰背筋膜后层，内侧壁为棘突、棘间及棘上韧带，外侧壁为腰背筋膜中、后层在骶棘肌外缘相愈合处。骶部骨筋膜室前、内、外侧壁为骶骨后面、骶正中嵴及髂嵴后部、骶髂韧带等，后壁为腰背筋膜后层和竖脊肌总腱。两侧的骨筋膜室互不相通，骶部与腰部相比，骨筋膜室的四壁更为坚韧，缺乏弹性，无缓冲余地，当腰部外伤、过度劳累等病理状态下，竖脊肌痉挛、肿胀，可导致室内压增高。如不能及时治疗则有可能形成腰骶部骨筋膜室综合征，其结局为竖脊肌变性、坏死及纤维化。

（二）腰骶（尾）部肌肉

分布于腰骶（尾）部的肌肉有背阔肌、下后锯肌、竖脊肌、横突棘肌、腰方肌、腰大肌、腰小肌等。此外，盆壁的肛提肌、尾骨肌也在该部描述。

1. 竖脊肌　又称骶棘肌，为上起于枕骨，下达骶骨的长肌，填充于棘突与肋角之间的深沟内，以一总的肌腱及肌束起自骶骨背面、髂嵴后部、腰椎棘突及腰背筋膜。肌束向上，在腰部开始分为 3 个纵行肌柱，外侧者叫髂肋肌，中间者叫最长肌，内侧者称为棘肌，每一部分自下而上又分为 3 部。

（1）髂肋肌　位于最外侧，自下而上分为 3 部，为腰髂肋肌、胸髂肋肌和颈髂肋肌，这 3 部肌肉互相重叠。腰髂肋肌起自竖脊肌的总腱，肌纤维向上，借许多肌束止于下 6 个肋骨肋角的下缘。胸髂肋肌起于腰髂肋肌在下 6 个肋角的止点的内侧，向上分别止于上 6 个肋角的下缘。颈髂肋肌起自胸髂肋肌在上 6 个肋骨止点的内侧，止于颈 $_{4\sim6}$ 横突的后结节。全肌虽然分为 3 部，但纤维互相重叠，外形上是一块肌肉。此肌通过肋骨作用于脊柱，一侧收缩

时，使躯干向同侧屈；两侧收缩时，则竖直躯干。髂肋肌受脊神经
（颈$_8$～腰$_1$）后支支配。

（2）最长肌　在髂肋肌的内侧，自下而上分为3部，即胸最
长肌、颈最长肌和头最长肌。除起于总腱外，还起自全部胸椎和
颈$_{5～7}$横突，止于全部胸椎横突和附近的肋骨、上部颈椎横突和颞
骨乳突。一侧收缩时，使脊柱向同侧屈曲；两侧收缩，能竖直躯
干。胸和颈的最长肌受脊神经（颈$_4$～腰$_5$）后支支配，头的最长
肌受脊神经（颈$_1$～腰$_4$）支配。

（3）棘肌　在最长肌的内侧。紧贴棘突的两侧，较上述二肌薄
弱，又为胸棘肌、颈棘肌和头棘肌，胸棘肌位于胸背面中部，起自
总腱和下部胸椎棘突，肌束一般越过 1～2 个棘突，抵止于上部胸
椎棘突，颈棘肌较胸棘肌弱小，位于项部。胸棘肌伸脊柱胸段；颈
棘肌伸脊柱颈段。头棘肌多与头半棘肌合并，止于枕骨下项线。棘
肌受脊神经（胸$_2$～腰$_1$）支支配。

用肌电图研究竖脊肌运动：在舒适站立位时，竖脊肌不出现电
位活动；立正时，则出现连续高幅度的电位活动；站立位脊柱前屈
时，电位活动更明显增加；当躯干屈曲到临界点（手将触地）时，
电位活动即行消失。在恢复直立过程中，至"临界点"时，又重新
出现电位活动，说明竖脊肌有维持直立的作用；身体侧屈时，对
侧竖脊肌的电位活动比同侧者明显，手持重物时电位活动更明显增
加；躯干旋转时，两侧竖脊肌都出现电位活动，坐位向后仰卧及
由仰卧坐起过程中，竖脊肌均无电位活动。这些事实说明，中立位
时，身体重量全部传至椎体及椎间盘，竖脊肌处于相对松弛状态，
当运动至极限时（临界点），重量部分落于节制韧带，肌肉重新松

弛，只在活动过程中承受一部分重量。因此肌肉具有双重作用，一方面诱导管制运动，另一方面任何位置除在直立或运动极限情况下均承受重力。如韧带损伤、竖脊肌必须继续收缩来协助韧带，肌肉容易疲劳。前屈时间过久，起立时常感腰痛及发僵。此外，咳嗽时竖脊肌处于紧张状态。腰部扭伤后，竖脊肌起保护作用而痉挛。

2. 横突棘肌 由多数斜行的肌束组成，被竖脊肌所覆盖。其肌纤维起自下位椎骨横突，斜向内上方止于上位椎骨的棘突。由浅入深又分为3层，即半棘肌、多裂肌、回旋肌。

（1）半棘肌 按其止点和分布位置，分为胸半棘肌、颈半棘肌和头半棘肌，颈、头半棘肌详见颈部解剖。胸半棘肌起于下位数个胸椎棘突尖，跨过4～6节脊椎骨，止于上位数个胸椎和下位数个颈椎棘突尖，为脊椎骨的旋转肌，受脊神经（胸$_{1\sim11}$）后支支配。

（2）多裂肌 位于半棘肌的深面，为多数小的肌性腱性束，形状类似半棘肌，但较短，分布于颈$_4$～骶$_2$之间。在骶部，起自骶骨后面、髂后上棘及骶髂后韧带；在腰部，起自乳突；在胸部起自横突；在颈部，起自下位4个颈椎的关节突。跨过1～4个椎骨，止于上位数个棘突的下缘。肌束长短不一，浅层者最长，止于上3～4个棘突，中层者止于上2～3个棘突，深层者止于上一个棘突。多裂肌是脊椎的背伸肌，可以加大腰椎前凸，在颈、胸部，尚可以防止脊椎向前滑脱。多裂肌受脊神经（颈$_3$～骶$_5$）后支支配。

（3）回旋肌 位于多裂肌的深面，连接上、下两个椎骨之间或越过一个椎骨，分颈回旋肌、胸回旋肌及腰回旋肌。为节段性小方形肌，起自各椎骨横突上后部，止于上一椎骨椎板下缘及外侧面，直至棘突根部；回旋肌在胸段比较发达，每侧有11个，但数目可有变化。回旋肌受脊神经（胸$_{1\sim11}$）后支支配。横突棘肌两侧同时收缩，使脊柱伸直，单侧收缩时，使脊柱转向对侧。

3. 腰方肌 位于腹腔后壁脊柱的两侧，为长方形的扁肌。起自髂嵴后部的内唇、髂腰韧带及下方 3～4 个腰椎横突，肌纤维斜向内上方，止于第 12 肋骨内侧半下缘、上方 4 个腰椎横突及胸$_{12}$椎体。此肌可增强腹后壁，若两侧收缩时则降第 12 肋，还可能协助伸脊柱腰段，一侧收缩时使脊柱侧屈。腰方肌受腰丛（胸$_{12}\sim$腰$_3$）支配。腰方肌位于腰背筋膜中层、深层所构成的筋膜隔室中，后邻竖脊肌，前方借腰背筋膜前层与腹横筋膜相隔，再向前方为肾、结肠、腰大肌、腰小肌和膈；在腰背筋膜前层的表面有肋下神经、髂腹下神经和髂腹股沟神经。

4. 腰大肌 居于腰段椎体与横突之间的深沟内，呈纺锤状。起自胸$_{12}$椎体、上 4 个腰椎体和椎间盘的侧面，以及全部腰椎横突。肌束向下逐渐集中，联合髂肌的内侧部，形成一个肌腱，穿过腹股沟韧带与髋关节囊之间（肌腔隙），贴于髂耻隆起的前面及髋关节囊的前内侧面下行，止于股骨小转子。此肌在髂耻隆起和髋关节囊之间，有一大的滑液囊，称为髂耻囊。此囊常与髋关节囊相交通，故髋关节囊感染时其脓液可蔓延到此囊。此肌收缩时，可屈大腿并旋外，当大腿被固定时，则屈脊柱腰段而使躯干前屈。

腰大肌受腰丛的肌支（胸$_{12}$、腰$_{1\sim4}$）支配。腰大肌起始处有一系列腱弓，腱弓与上位腰椎之间的裂隙为腰动脉、静脉和腰交感干的交通支所通过。腰大肌的上端位于膈肌后方的后纵隔内，同胸膜囊后面直接毗邻，腰大肌腹部的前外侧面覆有腹内筋膜，并关联腹膜后组织、后腹膜壁层、肾及肾血管、输尿管、睾丸（卵巢）血管、生殖股神经和腰小肌；右腰大肌的前面为下腔静脉和回肠末段越过。左侧者为乙状结肠越过。腰大肌的后面邻接腰椎横突和腰方肌内侧份，内侧方毗邻腰椎体和腰动脉、静脉。前内侧缘挨着腰交感干、主动脉淋巴结和髂外动脉。右腰大肌内侧缘为下腔静脉所覆，左侧者居腹主动脉的后外侧方。腰大肌实质的后份内有腰丛。腰大肌在肾与脊柱之间起缓冲作用，它将输尿管同腰椎横突尖隔开。包被腰大肌的筋膜是髂筋膜，它是腹内筋膜的一部分。外侧方与覆盖腰方肌前面的腰背筋膜前层融合。髂筋膜内侧附于腰椎体、椎间盘和骶骨上部，由此构成腰大肌鞘。腰大肌鞘甚坚实，胸、腰椎结核的脓液向下进入鞘内以后，可顺此流向股部。髂筋膜在腰大肌上份表面增厚形成腰肋内侧弓（内侧弓状韧带），其内侧方续膈脚，并附至腰$_1$、腰$_2$椎体侧面，外侧方连于腰$_1$横突前面，有膈肌纤维自弓的全长起始。腰大肌和腰方肌之间存在着沟状间隙，称为腰大肌间沟或腰大肌肌沟。间隙的前壁是腰大肌及其筋膜，后壁是腰方肌、腰椎横突及横突间韧带，内侧壁系腰椎椎体、椎弓根和椎间孔。间隙内有腰丛和骶丛的神经通行，自上而下是髂腹下神经、髂腹股沟神经、生殖股神经、股外侧皮神经、股神经、闭孔神经和腰骶干，后者与骶$_2$、骶$_3$神经结合组成坐骨神经。在腰$_4$椎体平面的间隙内，外侧是股外侧皮神经，前方为股神经、闭孔神经及生殖股神经，内侧系腰丛和坐骨神经，后方则有骶丛所发的分支。这样，就在腰$_4$、腰$_5$横突平面存在着一组支配下肢的神经，由外向内先后为股外侧皮神经、股神经、生殖股神经、闭孔神经和腰骶干。

当大腿过伸时易造成腰大肌的牵拉性损伤，导致肌肉痉挛和肿胀，嵌压其邻近神经，尤其是腰大肌外侧缘穿出的髂腹下神经、髂腹股沟神经、股外侧皮神经，以及从肌前面穿出的生殖股神经。由于这些神经较细小，抗压能力弱，在肌肉内的走行较长，故容易受压迫，这些神经的受压可导致其分布范围的放射性疼痛。如压迫髂腹下神经可引起腹部胀痛、隐痛或牵涉痛；压迫髂腹股沟神经和生殖股神经可引起腹股沟、会阴部的坠胀痛，压迫交感干则可出现胃肠道症状；自腹后壁皮肤至腰大肌间沟的深度，一般在 5 ～ 7cm 之间。进针至腰大肌间沟内，注入局麻药液，可阻滞上述神经。穿刺点在腰 $_{3/4}$ 棘突间向下 3cm，旁开 5cm 处，或腰 $_5$ 棘突上缘旁开 3.5 ～ 4cm 处。

5. 腰小肌 此肌在低等哺乳动物较为发达，在人类出现率为 1/2 左右，经常在两侧出现，肌腹很小，呈梭形，肌腱较长，位于腰大肌的前面，上端起自胸 $_{12}$ 椎体及腰 $_1$ 椎体的侧面，下端止于髂耻隆起，并以腱移行于髂筋膜和耻骨梳韧带。此肌收缩时，使脊柱腰段屈向同侧（与腰大肌共同作用），并紧张髂筋膜。腰小肌受腰丛的肌支（腰 $_{1～2}$）支配。

6. 肛提肌 位于骨盆底的成对扁肌，向下向内左右连合成漏斗状，封闭骨盆下口的大部分，由肛神经及阴部神经（骶 $_{2～4}$）支配。肛提肌或其神经的损伤、可能导致大便失禁、直肠脱垂或女性生殖道脱垂、会阴疝等。

7. 尾骨肌 位于肛提肌后方，紧贴骶棘韧带的上面，起自坐骨棘盆面，向后呈扇形分开，止于尾骨及骶骨下部的侧缘。尾骨肌参与构成盆底，承托盆腔脏器，并对骶骨和尾骨有固定作用。单侧收缩时，可使尾骨向前外侧运动；两侧同时收缩，则可使尾骨向前移动。由于骶尾关节在中年以后常常骨化成不动关节，故尾骨肌也因而失去运动关节的作用。由骶神经前支（骶$_{4\sim5}$）支配。尾骨痛多由于附着于骶、尾骨外侧缘的肌肉痉挛性收缩所致。

（侯岩珂）

第二节　腰椎的正常 X 线表现

一、正常腰椎 X 线解剖概述

成年人的椎体大致为长方形，大小及形状与邻近的椎体相似。表面为一薄层骨皮质，内部有大量骨松质。在正位片上椎体与附件互相重叠，不如侧位片显示清楚。附件由椎弓根、椎板、关节突、横突及棘突组成。在正位片上，附件和椎体影像重叠，酷似面部的"五官"。在椎体两侧有一对卵圆形环影似眼睛，为椎弓根的断面。两侧椎弓根内缘间的距离为椎弓根间距离。由椎弓根向两侧横行并超出椎体的骨突似耳朵，为横突。在椎体中线偏下方有一梭形影似鼻子，为棘突的断面。棘突的两旁为椎板。椎弓根的上下各有关节突，下关节突状似牙齿。相邻脊椎的上、下关节突构成椎弓关节。在侧位片上，附件左右重合，椎弓根在椎体后方，并向后分别为上、下关节突和棘突。横突因重叠而显示不清。椎间盘包括髓核、纤维环及上下软骨板。整个椎间在 X 线片上显示为一透光间隙，称为椎间隙。相邻椎间隙的宽度大致相似。腰椎间隙大于胸椎间隙。（图 1–1）

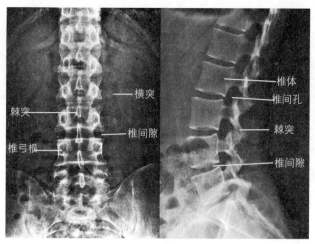

图 1-1 正常腰椎正侧位 X 线片

二、常见腰痛疾病的 X 线表现

有关资料显示，高达 80% 的成人在一生中会经历腰痛。有些即使没有临床症状而在 X 线或其他影像学检查中也能发现病变。因而，腰痛的影像学尤其是 X 线必须与病变、体格检查等临床资料结合，以期确定影像学改变与临床症状之间的关系。

对于大部分患者，腰椎的正位（前后位）、侧位 X 线片已足够用于临床诊断。笔者比较倾向于国外文献的做法，即尽可能采取站立位投照，便于观察腰椎自然状态下的真实情况。因为由于与脊椎不稳或畸形有关的异常，在平卧位片上可能复位，不便于准确诊断。若需显示小关节面和椎弓，应摄斜位片。

（一）腰椎间盘突出症

腰椎间盘突出症目前最常用的检查方法是 CT 和 MRI 检查，它除了可帮助诊断，还特别有助于与其他疾患的鉴别诊断。例如，腰椎结核、肿瘤、强直性脊柱炎、腰椎退变性骨关节病等，均可与腰椎间盘突出症大致区分。因为椎间盘纤维环及髓核均属软组织，在 X 线片上是不显像的，看不出髓核是否突出，所以有的医生认为腰椎间盘拍 X 线片主要用于排除腰椎肿瘤、结核、畸形等。其实不然，虽然纤维环、髓核不显像，但由于椎间盘突出，引起腰椎部位许多改变。根据这些表现，通过 X 线片，再结合查体，可以帮助推断是否有椎间盘突出，常见的改变是：

1.序列的改变　最常见的是腰椎侧弯畸形，有时 X 线片表现生理弯曲消失而无侧弯。

2.椎间隙的改变　随着腰椎侧弯的出现，椎间隙也出现不等宽，凹侧窄、凸侧宽，前方窄、后方宽。突出的椎间盘不一定是椎间隙变化最明显的部位，而常是在变化最明显间隙的下一个间隙是突出间隙。椎间隙绝对变窄是椎间盘退化所引起的，病史较长的椎间盘突出症，可有此变化，但结核也可使椎间隙变窄，且结核的椎间隙变窄更为多见。

3.椎体后翘和骨质增生唇样变　这种征象对诊断有重要意义，后翘与唇样变不同，它是椎体后缘稍稍突出而无骨质增生硬化。唇样变是椎间盘退行性变或突出后引起椎体缘软骨增生和韧带附着处骨化而形成骨性突起。

4."游离"骨块　椎体后缘游离骨块比较少见，骨块向后突出或游离在椎管内。

5.脊柱不稳　在侧位片上若发现椎体后缘的序列在两个椎体间有轻微的前后移位时，应高度怀疑腰椎不稳，椎间盘突出时有时发生椎体不稳。X 线检查是最老的影像检查法，目前仍是一种不能取代的方法。

(二) 腰椎滑脱

腰椎滑脱的诊断主要靠 X 线检查，可拍摄正侧位片及双斜位片，有时动力性 X 线片是必要的。侧位片可了解是否有滑脱及滑脱的程度，斜位片清晰显示峡部病变，动力性拍片即腰部过伸过屈位拍片，可判断出腰椎不稳定的程度。

腰椎滑脱是指由于腰椎椎弓峡部骨不连或由于脊椎或椎间盘退行性变或其他原因，使后关节突关节关系发生改变所引起腰椎椎体向前的移位。在腰椎椎弓峡部骨不连的基础上，患椎连同以上腰椎向前滑移，发生的腰椎滑脱叫真性腰椎滑脱。最常见于 30 ～ 40 岁的成年人，男女发病大致相等。多发生于第 5 腰椎，第 4 腰椎次之，个别亦有多发者。如无腰椎椎弓峡部骨不连，仅由于脊椎或椎间盘退行性变或其他原因使腰椎后关节突关节关系发生改变所引起腰椎滑脱叫假性腰椎滑脱。假性腰椎滑脱多见于 60 岁左右的女性，且多发生在第 4 至第 5 腰椎间。

正位片一般不易显示病变区。侧位片上显示大部分病例为椎体向前滑动 1 ～ 2mm，甚至可达 20mm。真性腰椎滑脱可见到椎弓根后下方有一由后上方伸向前下方的透明裂隙，假性腰椎滑脱则见不到椎弓根后下方有裂隙。另外，真性腰椎滑脱因其仅有椎体前移，而患椎棘突与其下部椎骨关系保持不变，故脊椎的前后径增加；假性腰椎滑脱因其患椎椎体与棘突同时前移，故脊椎的前后径不变。斜位片为鉴别真、假性腰椎滑脱的最好位置，也是显示椎弓峡部的最好位置。正常椎弓投影在斜位片上形似猎狗的前半身，"狗嘴"代表同侧横突；"狗耳"代表上关节突；"狗前足"代表下关节突；

"狗颈"代表椎弓峡部。如峡部不连则于狗颈部可见一带状裂隙
（图 1-2）。如有滑脱，则上关节突及横突随椎体前移，状如砍下之
狗头颈，此为真性腰椎滑脱之影像（图 1-3），而假性腰椎滑脱则
无此影像。

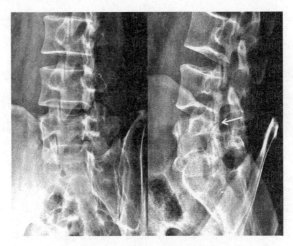

图 1-2　腰椎双斜位 X 片示：左图狗颈完整，右图狗颈断裂（箭头所示）

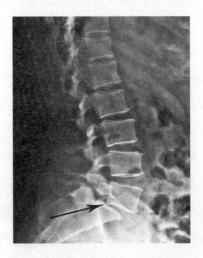

图 1-3　腰 $_5$ 椎体滑脱（箭头所示）

（三）腰椎管狭窄

腰椎管狭窄即腰椎椎管腔隙狭窄、中央或侧方狭窄，如椎间孔狭窄，导致神经根受压。腰椎管狭窄是与获得性病理改变相关的最常见的疾病。包括腰椎退变，椎体前移和创伤后改变。先天性椎管狭窄少见，有症状者一般为年轻人。有症状的患者，最常见的是下腰痛、神经性跛行及神经根病。

常规腰椎 X 线平片可以排除腰椎肿瘤、炎症及结核，而对腰椎管狭窄仅有参考及提示价值，在 X 线平片上，可能显示腰椎管骨质增生、椎间隙变窄、退行性滑脱、小关节肥大、小关节不对称及椎间孔狭窄等，有时仅表现为腰椎退行性改变，骨质疏松或骨质硬化样改变。这些改变虽然不足以肯定椎管狭窄，但常提示椎管狭窄的存在。脊髓造影对诊断中央型腰椎管狭窄价值较大，可显示椎管横径及前后径变小，造影剂通过缓慢，有时出现分滴通过现象，应用水溶性造影剂正位摄影可见神经根轴缺失，或侧方充盈缺损，有时可见单侧或双侧呈齿状缺损；侧位可见造影剂在背侧缺损。另外，脊髓造影可以排除腰部椎内肿瘤。

（四）腰椎退行性骨关节病

腰椎正侧位 X 线片，可显示椎体边缘变锐和大小不等的骨唇形成（图1-4），椎体后缘发生骨唇较少见。有时骨唇较长，但极少在间隙平面相互连接。此与强直性脊椎炎骨唇连接形成竹节状不同，晚期椎间盘退变，软骨变薄后可见椎间隙变窄，椎体边缘硬化及骨唇形成。老年人可有脊椎普遍性骨质疏松，或椎体上下面中间凹陷似鱼尾状改变。在椎间隙变窄过程中可能发生节段不稳定情况时，可做脊柱过伸和屈曲位 X 线片检查。正常时椎体间是没有移位的。认真观察腰椎板上缘、横突上缘及上腰椎的下关节突尖部，正常排列在一条水平线上，如发现任何移位，即表示椎间隙不稳定。

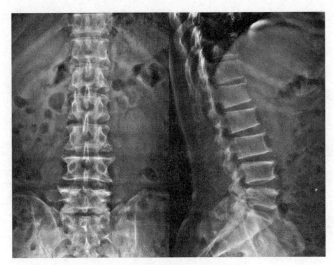

图 1-4　腰椎退行性骨关节病

（五）腰椎结核

脊柱结核大约占骨骼系统结核的 60%，患者多发生于 30 岁以前，下胸椎及上腰椎为多发部位，又以第一腰椎最为常见。腰椎结核的 X 表现可分为以下三种：

1. 椎体的破坏变形　由于椎体负重的原因，椎体多被压缩变形，可楔形变或大部破坏甚至消失，椎体可相互嵌入。

2. 椎间隙狭窄　椎体边缘模糊与椎间隙轻度狭窄是腰椎结核的早期 X 线征象。有时仅表现为椎间隙略有狭窄而椎体改变不明显。

3. 椎旁脓肿形成　椎旁冷脓肿是脊柱结核的特点，长期的脓肿可发生钙化和机化。

（六）强直性脊柱炎

病变多自骶髂关节开始，早期显示关节边缘模糊，继而出现虫蚀样骨质破坏。当关节软骨与软骨下骨质破坏明显时，关节间隙可稍增宽。以后破坏区出现骨质增生硬化最后可骨性融合。病变向上蔓延渐次侵及腰、胸椎。早期表现为普遍性骨质疏松，方形椎改变。当椎间盘纤维环连同椎旁韧带广泛钙化时，使脊柱成为竹节状，形成本病的特征X线征象——竹节椎。（图1-5）

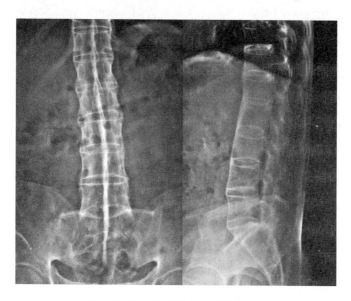

图1-5　强直性脊柱炎竹节椎样改变

（七）腰椎化脓性骨髓炎

急性期X线检查往往无阳性表现，一般在发病后2～4周才能有X线表现。病变可发生在椎体和椎弓。椎体的病变往往易侵犯椎体的边缘部位，中心部位病变较少见。早期X线表现为椎体上下缘出现边缘模糊的骨质破坏区，椎间隙迅速变窄或消失。病变可侵犯相邻 2 个或 3 ~ 4 个椎体。发病二至三个月后，病变逐渐进入慢性期，此时破坏区边缘清楚，周围出现骨质硬化，并扩展至椎体的大部或全部，椎体间出现骨桥。如果椎间盘破坏严重，椎间隙已完全消失，则相邻两椎体可形成骨性联合，此时椎体仍保持其原来的高度。

发生于椎体中央的病变，首先在椎体中央部位出现密度减低区，继而形成骨质破坏区，椎体可被压扁或呈楔形变。进入慢性期，椎体骨质出现硬化。病变未侵及椎间盘则椎间隙可不变窄。

发生于椎弓及附件的病变往往局限于椎弓及附件，并不向椎体蔓延。早期表现为椎弓和附件骨质疏松和破坏，晚期出现骨质硬化，也可导致椎间关节骨性融合。腰椎骨髓炎引起腰大肌脓肿较少见。

（八）腰椎转移瘤

溶骨性转移瘤早期可仅表现为一个或数个椎体的局限性或普遍性骨质疏松，然后可引起不同程度的椎体破坏和塌陷，但椎间隙多保持正常。溶骨性破坏常累及附件，并形成椎旁软组织肿块。

成骨性转移可显示椎体内的斑点状或棉球状密度增高，有时呈象牙质样改变，混合型则兼有两种表现。

（九）小关节面综合征

小关节面综合征指各种原因引起的椎间小关节退行性变，导致下背部和下肢疼痛、活动障碍，常常伴发腰椎序列异常和椎间盘变性。X 线显示椎间关节面增生、硬化、关节间隙变窄，关节边缘部骨赘形成及关节面下囊变，以斜位片显示较佳。

（张天彪）

第三节 腰椎的正常 CT 表现

CT（Computed Tomography），即电子计算机断层扫描。腰椎 CT 检查临床较常用，CT 能较好显示腰椎及附近软组织解剖关系，熟悉腰椎正常解剖对解释该部位 CT 所见很重要。

一、骨性结构

1. 椎体 腰椎椎体由外部骨密质和内部骨松质组成（图 1-6），以骨松质为主。良好骨窗图像可清楚显示椎体边缘致密骨密质及椎体内骨小梁结构，椎基静脉位于椎体中线后部中 1/2，椎体因负重关系，在所有脊椎骨中体积最大。椎体横径大于前后径，椎体呈肾形，上下扁平或稍凹，前缘凸。

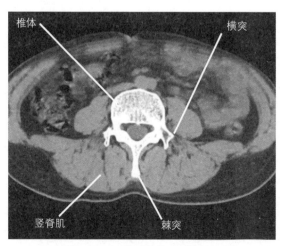

图 1-6 正常腰椎体 CT 横断面

2. 椎弓 为椎体后方半环形骨板，它与椎体共同围成椎孔，整个脊椎椎孔连续起来为椎管，椎弓与椎板相连比较狭细处为椎弓根。它起于椎体两侧上部的后外方，椎弓根构成椎间孔的上下缘及椎管的侧壁。椎弓根主要由骨密质组成，上部较下部宽。CT 横断面可清楚显示每个椎弓根的 7 个附属突起，即 1 个棘突，2 个横突和 4 个关节突。

3. 椎板 为较扁平的骨结构，两侧与椎弓根相连，后部延伸至棘突底部。因椎板向后下方有一倾斜角度，椎板上部较下部偏前，故 CT 横断位图像未完全通过椎弓根平面时，椎管呈不完全环形。椎弓根层面可完整显示椎管环形结构，此层面显示棘突全貌。腰椎椎板相互不重叠，下腰椎相邻椎板之间间隙较上腰椎宽，下腰椎椎板可呈弓形，凹面向椎孔方向。

4. 棘突 由椎弓向后稍向下走形，位于正中线，腰椎棘突呈板状，中部薄后缘较厚，棘突末端膨大，含少量骨松质。

5. 横突 由椎弓根与椎板联合处向外并稍向后延伸，外形似烛芯状，横突骨松质多。

6. 关节突及关节突关节 每一椎骨上下各有一对，上下关节突由关节柱发出，关节柱是椎板与椎弓根联合处的骨质，下关节突凸面正好与下一椎体上关节突凹面相吻合形成关节，在椎间孔下部，上关节突与下面椎弓根相连形成侧隐窝后缘，关节间隙正常为 2～4mm，黄韧带重叠于小关节前部，CT 上两者不易区分。

7. 椎间孔 由相邻的上下椎弓根围成。上界为上位椎弓根下缘，下界为下位椎弓根上缘，前界为上下位椎体后缘和椎间盘后外侧缘，后界为关节突关节。该孔内含有短而薄的一段黄韧带、硬膜外脂肪、根静脉、脊神经及背侧神经节，脊神经位于椎间孔的上区，故椎间孔下半部狭窄并不压迫脊神经。

8. 椎孔　形态自上而下由卵圆形逐渐变为三角形，上部椎孔腰 $_1$、腰 $_2$ 多呈卵圆形，横径大于前后径，中下部腰 $_3$、腰 $_4$ 呈三角形，尖向后，基底部在前，横径大于前后径。腰 $_5$ 椎孔呈三角形，各椎间孔相连成椎管，前界为椎体，椎间盘纤维环后缘及后纵韧带，后界为椎板，棘突基底部及黄韧带，两侧为椎弓根，后外侧为关节突。CT 可直接测量椎管前后径，自椎体后缘中点至棘突基底部中线部位，即椎管前后缘最大距离，正常 15 ~ 25mm，横径为两侧椎弓根内缘之间最大距离，正常 20 ~ 30mm，腰 $_4$、腰 $_5$ 两径线较腰 $_1$、腰 $_2$、腰 $_3$ 大。

9. 椎管侧隐窝　椎弓根与椎体后缘间夹角为侧隐窝，呈漏斗状或矩形。腰 $_4$ ~ 骶 $_1$ 侧隐窝较长，外壁为椎弓根内方，后壁上关节突前面，椎体后外缘及邻近椎间盘形成侧隐窝前壁。侧隐窝两侧对称，是椎管最狭窄部分，前后径（椎体后缘到上关节突前缘距离）正常大于 5mm。侧隐窝为神经根通道，内含离开硬膜囊后穿出椎间孔的一段神经根（脊神经根水平段）和脂肪。

二、椎管内结构

高分辨率 CT 可清楚显示椎管内结构。

1. 硬膜外间隙　位于硬脊膜与骨性椎管间，内填充丰富硬膜外脂肪、神经、韧带血管，腰段脂肪较多，位于硬膜囊前外方，中后部脂肪位于两侧椎板韧带之间，硬膜外脂肪含量由上到下渐增，硬膜外脂肪 CT 图像上呈低密度，低于 60HU，硬膜囊 CT 值 30HU，椎间盘 70 ～ 130HU，神经根 30HU。神经根位于硬膜囊前外侧，呈圆形，直径 2 ～ 3mm，两侧对称，出硬膜囊进入椎间孔，每一根神经根通过同一椎体椎弓根之下的椎间孔，背侧神经根节位于椎间孔平面，两侧各一，呈卵圆形或圆形，长 4 ～ 6mm。联合神经根系先天发育变异，约占 1%，最常见于腰$_5$/骶$_1$。它表现为两个神经根同时出于同一层面的硬膜囊，走形于同一椎间孔内。椎管内占位，椎间盘膨出和椎体骨质增生可使硬膜外间隙变形，不对称，密度增高，致该间隙内神经根移位。

2. 鞘膜 由硬膜和蛛网膜构成的腔，脊髓表面包着三层薄膜，从外到内依次为硬膜、蛛网膜和软膜，正常硬膜囊为圆形，对称，边缘光整，囊内有脊髓圆锥、马尾和终丝。硬膜主要是密集的纤维结缔组织，上端附着于枕大孔边缘骨膜，下端终止于第二骶椎水平，在第二骶椎层面以下硬膜与终丝融合，止于尾骨，硬膜与蛛网膜形成神经鞘，出硬膜走形于椎间孔。硬膜与蛛网膜之间的腔隙为硬膜下腔，正常时硬膜下腔为一潜在间隙，硬膜下占位可使该间隙增宽。

3. 蛛网膜下腔 位于蛛网膜与软膜之间隙，鞘内注射水溶性造影剂为一边缘光滑锐利高密度环形影。脊髓位于蛛网膜下腔内，正常圆锥 CT 特征：圆锥末端多位于腰$_{1～2}$平面，圆锥平面发出的腰骶神经根（马尾），前后四根，呈蜘蛛足样，正常脊髓圆锥密度均匀，造影显示清楚，前后径 5 ～ 8mm，横径 7 ～ 11mm，圆锥以下马尾神经根表现以层面不同而异，神经根由粗变细，马尾神经根位于硬膜囊后部，沿盲囊弯曲可呈新月形、V 字形及不规则形，腰$_4$水平马尾神经根可均匀分布于蛛网膜下腔，呈多个点状充盈缺损，腰骶部终丝及马尾较细，分布稀少，脊髓圆锥及神经根位置不随体位而变。

4.椎间盘 由纤维环、髓核及透明软骨板构成，纤维环为完整环形结构，它起着髓核包膜作用，能抵御放射状张力及扭转和弯曲时的压力，纤维环是椎间盘维持负重的组织，与上下软骨板和脊椎前后韧带紧密相连，紧密附着在软骨板上以保持脊椎稳定性。软骨终板为椎体的上下软骨面，形成髓核的上下界，髓核位于椎间盘的中部偏后，并不绝对在中心。髓核是一种富有弹韧性、半液体的胶样物质，随年龄增长而逐渐纤维化。髓核占椎间盘切面的50%～60%，随外界的压力而改变其位置和形状，正常诸椎间盘形状相似，与邻近椎体形状相一致。横断面呈肾形，年轻人后缘略凹陷（图1-7），这与后纵韧带走形有关，随年龄增长，椎间盘后缘

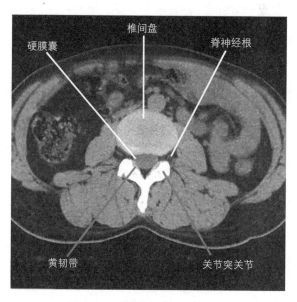

硬膜囊　椎间盘　脊神经根

黄韧带　关节突关节

图1-7　正常椎间盘CT横断面

由凹变平，反映了年龄增长所造成的椎间盘轻度退行性变。退变的椎间盘后缘可平直或轻度膨出，如不压迫邻近硬膜外脂肪、硬膜囊及神经根，则无临床意义，正常腰$_5$骶$_1$间盘后缘平直并可稍隆起。CT 图像椎间盘边缘密度较中央高，这是纤维环与邻近椎体的软骨板相连的部分容积效应所致，减薄扫描可完整显示纤维环所固有的相对较高密度，椎间盘 CT 值 50～110HU。

5. 韧带　与 CT 有关的韧带主要有黄韧带、后纵韧带和前纵韧带。黄韧带为衬在椎板间隙前面的弹性韧带，上起自上一椎板下缘前面，外至同一椎骨的下关节突根部，直至横突根部，向下附着于下一椎板上缘后面及上关节突前上缘的关节囊。在正中线，两侧黄韧带之间有许多脂肪，在外侧与椎间关节的关节囊相融合，并参与椎间关节囊前部的构成，它的侧缘作为椎间孔的软性后壁。黄韧带厚度 3～5mm，止于骶$_1$椎板背面。黄韧带 CT 值与肌肉相似。后纵韧带位于椎管内椎体后面，由枢椎延伸至骶椎。后纵韧带较前纵韧带窄，宽窄不齐，与每个椎间盘的纤维环紧相连，使椎间盘后部得到加强，但不能完全遮盖椎体的后外部和椎间盘，且两侧部分较中部薄，故该结构可解释椎间盘向后外方突出的原因。前纵韧带位于椎体前面及前外侧面，由枕骨延伸至骶$_1$，除非前、后纵韧带骨化，否则 CT 上很难区别两者与椎体、椎间盘的分界。

6. 脊椎静脉　包括椎基静脉、椎内静脉、椎横静脉和椎后静脉丛等。它们之间互相连接，椎基静脉由椎体内放射状静脉湖汇集而成。它们与前内椎静脉在中线相连，这些静脉湖结构在 CT 上为透亮影呈低密度，不要误认为骨折或溶骨性破坏。椎基静脉在 CT 横断位上位于椎体后缘正中，呈一条状低密度影或在椎体松质骨上呈 Y 形低密度影（图1-8），在它上或下方可见一小骨性突起称为"骨帽"，突向椎管，勿误认为骨折片、骨赘或后纵韧带骨化。前内静脉位于硬膜囊前外侧，神经根鞘的内侧，静脉增强扫描易显示。静脉一般较神经根小，密度与硬膜囊近似，偶尔在神经孔内可见椎横静脉。它较神经根更偏外侧，走形更趋向于水平。

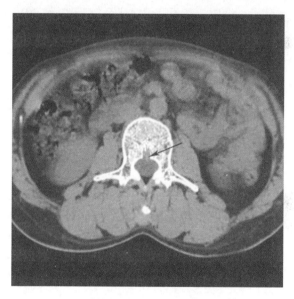

图 1-8　椎基静脉管 CT 横断面（箭头示）

（张天彪）

第四节　腰椎的正常 MRI 表现

MRI 即磁共振成像，是利用射频电磁波对置于磁场中的含有自旋不为零的原子核的物质进行激发产生核磁共振现象，用感应线圈采集磁共振信号，按一定数学方法计算而建立的成像方法。

MRI 的临床应用是医学影像学中的一场革命，是继 X 线、CT、超声等影像检查手段后又一新的断层成像方法。与 X 线及 CT 相比，MRI 具有高软组织分辨力、空间分辨力和无骨性伪影、无电离辐射损伤等优点。同时，在不使用对比剂的条件下，MRI 可测量血管和心脏的血流变化，广泛应用于临床。

一、MRI 原理

MRI 原理较为复杂，大部分医学生、临床医生，甚至专门从事磁共振临床工作的专业人员也感觉晦涩难懂。此处做一简单介绍。

人体中许多原子的原子核，如 1H、19F 和 31P 等进行自旋运动。原子核内含有带正电质子，质子自旋可产生磁矩。通常情况下，原子核自旋轴的排列是无规律的，所产生磁矩相互抵消，宏观磁化矢量为零，不表现磁性。但将其置于外加磁场中时，核自旋从无序向有序过渡，磁化矢量由零逐渐增长，当达到平衡时，产生一个稳定的与外加磁场 B0 方向一致的宏观磁化矢量 M0。如果此时施加一定频率的射频激发原子核即可引起共振效应。在射频脉冲停止后，已激化的原子核，不能维持这种状态，将恢复到磁场中原来的排列状态，同时原子核从激发状态回复到平衡状态的过程叫弛豫过程，它所需的时间叫弛豫时间。弛豫时间有两种即 T1 和 T2，T1 为纵向弛豫时间，T2 为横向弛豫时间。

简而言之，原子核内含有带正电质子，质子自旋可产生磁矩。

人体中许多原子的原子核，如 1H、19F 和 31P 等进行自旋运动。通常情况下，原子核自旋轴的排列是无规律的，所产生磁矩相互抵消，宏观磁化矢量为零，不表现磁性。在人体置于外加的一个静磁场中会产生一个稳定的与静磁场方向一致的宏观磁化矢量 M0，当 M0 受到射频脉冲激发后会发生偏转、产生一个与静磁场方向不一致的有一定角度的不稳定的磁化矢量 Mxy，这就是磁共振现象；当射频脉冲消失后，Mxy 向 M0 恢复，这个过程称弛豫，可分为纵向（T1）、横向（T2）弛豫，在弛豫过程中，释放出微弱的能量，成为射电信号，把这种信号放大、检出、处理，就得到人体受检组织 MRI 图像。不同组织、病变与正常组织、不同生理阶段同一组织 T1、T2 不同。反映组织 T1、T2 特点的图像分别称为 T1WI、T2WI。

T1 加权像：显示形态学结构为主。T2 加权像：显示部分病理变化为主。

脂肪抑制序列：降低脂肪信号，鉴别脂肪与非脂肪病变和组织。磁共振最常用的核是氢原子核质子（1H），因为它的信号最强，在人体组织内也广泛存在。影响磁共振影像因素包括质子的密度、弛豫时间长短、血液和脑脊液的流动、顺磁性物质、蛋白质。磁共振影像灰阶特点是：磁共振信号越强，则亮度越大；磁共振的信号弱，则亮度也小，从白色、灰色到黑色。各种组织磁共振影像灰阶特点如下：脂肪组织，松质骨呈白色；脑脊髓、骨髓呈白灰色；内脏、肌肉呈灰白色；液体，正常速度流动血液呈黑色；骨皮质、气体、含气肺呈黑色。

磁共振的另一特点是流动液体不产生信号，称为流动效应或流动空白效应。因此血管是灰白色管状结构，而血液为无信号的黑色。这样使血管很容易与其他软组织分开。正常脊髓周围有脑脊液包围，脑脊液为黑色的，并有白色的硬膜及脂肪所衬托，使脊髓显示为白色的强信号结构。磁共振已应用于全身各系统的成像诊断，效果最佳的是颅脑，以及脊髓、心脏大血管、关节骨骼、软组织及盆腔等。对于心血管疾病，磁共振不但可以观察各腔室、大血管及瓣膜的解剖变化，而且可作心室分析，进行定性及半定量的诊断，可作多个切面图，空间分辨率高，显示心脏病变全貌及其与周围结构的关系，优于其他 X 线成像、二维超声、核素及 CT 检查。在对脑脊髓病变诊断时，可做冠状、矢状及横断面像。

二、MRI 与 CT 的区别

MRI 与 CT 是两种截然不同的检查方法。MRI 是把人体放置在一个强大的磁场中，通过射频脉冲激发人体内氢质子，发生磁共振，然后接受质子发出的磁共振信号，经过梯度场三个方向的定位，再经过计算机的运算，构成各方位的图像。CT 由于 X 线球管和探测器是环绕人体某一部位旋转，所以只能做人体横断面的扫描成像，而 MR1 可做横断、矢状、冠状和任意切面的成像。MRI 由不同的扫描序列可形成各种图像，如 T1 加权像、T2 加权像、质子密度像等，还有水成像、水抑制成像、脂肪抑制、弥散成像、波谱成像、功能成像等。CT 只能辨别有密度差的组织，对软组织分辨力不高。而 MRI 对软组织有较好的分辨力，如肌肉、脂肪、软骨、筋膜等信号不同。所以 CT 与 MRI 是截然不同的检查方法，MRI 与 CT 比较，其主要优点是：

1.离子化放射对脑组织无放射性损害，也无生物学损害。

2.可以直接做出横断面、矢状面、冠状面和各种斜面的体层图像。

3.没有 CT 图像中那种射线硬化等伪影。

4.不受骨像干扰，对后颅凹底和脑干等处的小病变能满意显示，对颅骨顶部和矢状窦旁、外侧裂结构和广泛转移的肿瘤有很高的诊断价值。

5.显示疾病的病理过程较 CT 更广泛，结构更清楚。能发现 CT 显示完全正常的等密度病灶，特别能发现脱髓鞘性疾病、脑炎、感染性脱髓鞘、缺血性病变及低级别胶质瘤。

三、正常脊柱 MRI

1. 椎体 MRI 多数椎体在矢或冠状位上呈方形或长方形，颈椎最小，胸椎由上至下逐渐增大。椎体的 MRI 信号主要由骨髓中的水、脂肪质子，以及部分缓慢流动的血液产生，强度与脂肪含量有关。脂肪 T1WI 呈高信号，T2WI 可显示骨小梁呈低信号，椎体边缘的骨皮质 T1WI、T2WI 均呈低信号，骨松质呈均匀中等信号，椎基静脉形成椎体后方中部可见水平走向条状凹陷，T1WI 低信号，T2WI 高信号，不同年龄椎体信号表现不同（图 1-9、图 1-10）。

2. 椎体附件与椎管 MRI 椎管是由前方的椎体和椎间盘、外侧椎弓根、后方棘突和椎板组成。椎弓根由椎体上方向后突出至关节柱，关节柱是椎板和椎弓根汇合处骨质，由此发出上下关节突。椎板自关节柱走向内后，两侧相结合延伸到棘突基底部，棘突从椎弓向后突，椎体附件与椎体信号类似。

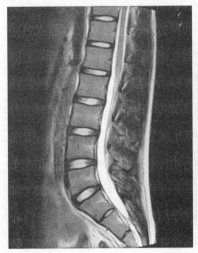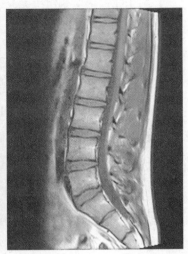

图 1-9　正常腰椎 T2WI、T1WI 矢状位

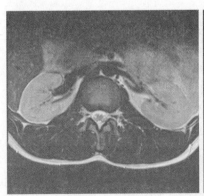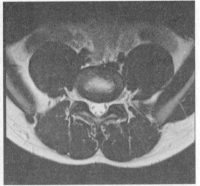

图 1-10　正常腰椎 T2WI 横断位

3. 椎间孔 MRI　椎间孔由上下椎体椎弓根的上、下缘围绕而成，内含神经根和血管，以及填充的脂肪组织。在脂肪的衬托下，神经根与血管显示清楚。

4. 侧隐窝 MRI　前部：椎体或椎间盘后缘；后部：上关节突前面；外侧：椎弓根内面。

5. 椎间盘 MRI　椎间盘由髓核和纤维环构成。纤维环分内纤维环和外纤维环，T1WI 呈较低信号，分不清髓核与纤维环，T2WI 髓核及内纤维环呈高信号（含水量高），外纤维环周边的 sharpey 纤维呈低信号。成人椎间盘中央可见一横行低信号带，椎间盘上下缘的终板 T1、T2 均为低信号（图 1-10）。

6. 黄韧带 MRI　接相邻椎板的节段性弹性结缔组织膜，覆于椎板的椎管面，厚 0.2 ～ 0.3cm，T1WI 和 T2WI 呈低信号。

7. 前纵韧带 MRI　起自颅底终于第一骶椎，覆盖各椎体和椎间盘前缘，呈低信号（图 1-10）。

8. 后纵韧带 MRI　起自寰椎终于第一骶椎，覆盖各椎体和椎间盘后缘，椎体与后纵韧带之间有 1 ～ 2mm 空间，内含脂肪与静脉丛，呈低信号（图 1-10）。

9. 硬脊膜 MRI　硬脊膜为致密纤维组织，位于椎管内，上部延续自硬脑膜，出椎间孔后变薄，延续为神经外膜。硬脊膜与内侧的蛛网膜难以分辨统称鞘膜。包绕前、后根的鞘膜称为前、后根鞘，前、后根合为脊神经后包绕脊神经根则为神经根鞘。T1WI 不易显示，T2WI 呈中等信号，增强后可被强化。

10. 蛛网膜下腔 MRI　蛛网膜与软脊膜之间的腔隙，其内含有流动的脑脊液。MRI 示 T1WI 呈均匀一致信号，T2WI 呈高信号（图 1-10）。

11. 脊髓 MRI　脊髓位于蛛网膜下腔内，呈柱状。脊髓圆锥位于 $T_{11～12}$ 椎体水平，末端终止于 $L_{1～2}$ 椎体水平，马尾神经与终丝位于 L$_2$ 椎体水平以下，终丝含脂肪成分，T1WI 和 T2WI 均呈中等信号，T1WI 与脑脊液相比为软组织样较高信号，T2WI 为较低信号，直接反映了白质和灰质的含水量。中央灰质呈 H 形高信号区，周围为低信号的白质束所环绕。脊髓中央管一般难以显示（图1-11）。

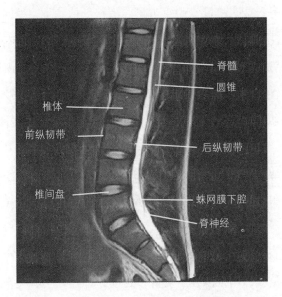

图 1-11　腰椎矢状位 MRI 显示腰椎解剖结构名称

（姜金萍　霍学军）

第五节　腰痛的诊断思路

腰痛疾病种类繁多，诊断的难度较大。但实际上，只要能全面地掌握局部的生理解剖特点，在全面收集病史、症状和体征所见的前提下，加以综合分析判断，对绝大多数病不难做出正确诊断。在此基础上，治疗问题也易于解决。对某些临床诊断有困难者，可借助于其他检查手段，其中以 MRI 为佳，诊断符合率高，对腰痛疾病尤为适用，可优先选择。对 MRI 使用有禁忌证的患者，可考虑CT、脊髓造影等。常规 X 线正侧位片无论是阳性或阴性，对诊断、鉴别诊断及伤病分型都是十分必要的，必要时可酌情增加腰椎动力性拍片。

对每例腰痛疾病患者，均应按常规详细了解其病史，并予以仔细的体格检查。病史包括现病史、外伤史、既往史、家族史及其他相关的病史等；体格检查除一般的常规检查外，尚应包括与脊髓、脊神经根等有关的神经系统检查及各种特殊实验等。

一、病史

（一）一般病史

一般病史指患者的年龄、性别、职业及籍贯等一般概况，其与各种伤病的诊断具有一定的关系。

1. 年龄 不同年龄组，其相似的症状，病因常完全不同。小儿或青少年如主诉胸背部疼痛及活动受限，则应首先考虑到腰椎结核。青壮年伴有下肢放射痛及抬腿困难，多系腰椎间盘突出症，而伴有间歇性跛行及腰部后伸障碍者，则多因发育性腰椎管狭窄所致。中年患者如主诉晨起腰痛、活动后减轻，则多系腰肌劳损所致。

2. 性别 对各种疾患的诊断亦有重要关系，尤其是女性患者与某些疾病关系密切。例如中青年妇女胸背部疼痛者，多系胸背深筋膜炎所致。产后的女性主诉腰骶部酸痛时，多因分娩所致的骶髂关节致密性骨炎。老年及更年期的女性则易因骨质疏松而引起。

3. 职业 亦与许多疾病关系密切，例如低头及伏案工作者易患颈椎病，举重物者易引起腰椎椎弓根崩裂及腰椎滑脱，体育工作者的腰椎间盘突出症及腰肌扭伤患病率很高。

（二）现病史

不同的现病史意味着不同的病理特点，其与诊断直接相关。例如，以疼痛为主者除外伤者外，多系占位病变对邻近神经的刺激与压迫所致，且多呈持续性，可有发作性加剧。以腰椎畸形为主者除椎管内致压物波及脊神经根者所引起的姿势不正外，腰椎持续性畸形大部分因先天性发育性椎节变异、特发性腰椎侧弯及强直性脊柱炎所致。以高热伴腰椎节段性疼痛为主者一般多系急性化脓性腰椎间感染所致，尤以儿童病例在急性扁桃体炎以后出现者。低热伴腰椎节段性疼痛为主者多为腰椎结核及其他慢性化脓性感染性疾病所引起。同时或先后出现四肢神经症状者多系颈椎病及椎管狭窄症所致，前者以运动障碍为主，后者大多感觉障碍较重。

另外，疼痛是腰椎疾病最多的临床表现，且不同的病种亦表现出不同的疼痛特点。疼痛明显，尤以夜间更剧、非用止痛药无法缓解，此系肿瘤，尤其是恶性肿瘤的特点。下腰部或腰骶部疼痛，轻叩后有舒适感，多见于肥大性腰椎炎及女性盆腔慢性疾病所引起。胸腰部疼痛、伴拾物实验阳性应考虑是否腰椎结核所致，需作进一步检查。腰痛卧床后缓解或消失多因腰椎不稳及椎间盘突出早期所致。腰腿痛、咳嗽时加剧表明病变位于椎管内，以腰椎间盘突出症为多见。腰腿痛腰椎过伸时加重，以腰椎管狭窄为多见，其中尤多发于黄韧带肥厚及小关节畸形者。腰腿痛腰椎过屈时加重，则以腰椎间盘突出最为多见。

（三）外伤史

对因外伤后出现腰椎症状及体征者，尤应注意外伤时的详细情况，包括在多年前发生的急性及慢性外伤，并注意以下情况。

1.外伤机制包括外伤发生的场所，机体的状态和姿势，外力的方向、速度和作用点，外力作用于机体后的演变过程及机体的位置改变等均应详细了解。

2.外伤后的早期改变指伤后即出现的症状，其不仅对诊断，而且对治疗方法的选择及预后判定亦有密切关系。

3.伤后的处理包括现场急救、输送途中的医疗监护和腰椎的体位，运送过程中有无不符合要求的搬动及其他不当的措施等。

4.伤后的治疗及症状改变，应详细了解所采用的各种治疗措施及其疗效和并发症等。

（四）病程的演变

外伤及急性病例易了解，对病程长亦应全面加以询问、了解该患者伤病的全貌，以便于做出正确的诊断及选择合理的治疗措施。

二、常规体格检查

因腰椎伤患与脊髓及脊神经根关系密切，易同时受累，因此在体检时应将其包括在内。由于本书篇幅所限，对一般性检查略之，主要阐述与腰椎伤患直接相关的内容。

（一）视诊

1. 站姿　此与各种腰痛疾患的诊断具有一定关系，例如腰椎结核者，腰椎始终保持微曲伸直状态；腰骶部根性受累或坐骨神经受刺激者亦有特有的体位。

2. 步态　是判断神经系统及肌肉功能的重要方法之一，有助于对腰椎疾病的诊断与鉴别诊断。临床上有鉴别意义的步态主要有：

（1）痉挛步态　主要是因痉挛性瘫痪所致。单侧轻瘫者，患肢可因挛缩而显得较长，且伴屈曲困难，故步行时需要将骨盆提起，下肢向外做半圆形旋转动作。双下肢痉挛者，除上述情况外，尚有股内收肌收缩而呈交叉样，形成剪刀步态。此主要见于脊髓受压之早期病例。

（2）共济失调步态　患者步行时两腿呈分开状，严重者似醉汉，易于判定。主要见于小脑病变者。

（3）肌营养不良步态　除行走时有明显之腰椎前凸外，因臀中肌、臀小肌软弱致使骨盆过度摇摆，俗称摇摆步态。

（4）保护性跛行　患侧足刚一点地则健侧足就赶快起步前移，健足触地时间长，患足点地时间短；患腿迈步小，健腿跨步大；患腿负重小，健腿负重大。这种保护性患足点地跛行，多见下肢受伤者。

（5）拖腿性跛行　走路时，健腿在前面患腿拖后，患肢前足着地，足跟提起表现为拖腿蹭地跛行。可见于儿童急性髋关节扭伤、早期髋关节结核或髋关节滑膜炎等。

（6）间歇性跛行　开始走路时步态正常，但走不了多远（严重者不到百米）患者就因小腿后外侧及足底胀麻疼痛而被迫停步，需蹲下休息片刻，待症状缓解后再重新起步。走走歇歇，因此称为间歇性跛行。常见于腰椎管狭窄症、坐骨神经受累以及血栓闭塞性脉管炎局部供血不足患者。

（7）摇摆步态　走路时，患者靠躯干两侧摇摆，使对侧骨盆抬高，来带动下肢提足前进。所以每前走一步，躯干要向对侧摆动一下，看上去好像鸭子行走，所以又称"鸭行步"。常见于小儿先天性髋关节双侧脱位、进行性肌营养不良、严重的"O"型腿，以及臀上神经损害患者。

（8）高抬腿步态　走路时，患腿高抬，而患足下垂，小跨步跛行，如跨越门槛之状，所以又称"跨越步态"。主要是由于小腿伸肌瘫痪，足不能背伸而呈下垂状态，为避免走路时足尖蹭地而有意识将腿抬高。常见于坐骨神经、腓总神经麻痹或外伤等。

（9）划圈步态　走路时表现为患腿膝僵直，足轻度内旋及下垂，足趾下勾。起步时，先向健侧转身，将患侧骨盆抬高以提起患肢，再以患侧髋关节为轴心，直腿蹭地并向外侧划一半圆前走一步。由于多见于下肢痉挛性偏瘫患者，所以又称"仿瘫步态"。

此外，还有慌乱步态，多见于脑动脉硬化、脑肿瘤、头部陈旧性外伤等；醉汉步态，主要见于小脑或前庭疾患；踏地步态，常见于多发性神经炎、髓型颈椎病，以及脊髓痨等；交叉步态，多见于大脑瘫、截瘫等。

3. 腰椎与腰部姿势　应脱衣检查。让患者处立正位，自头颈至骶尾部及双下肢全面进行检查，以便发现异常情况。

（1）圆背畸形　多系强直性脊柱炎或老年性驼背等。

（2）短腰畸形　以腰椎椎弓根崩裂合并椎体滑脱及腰椎胸椎化

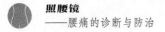

畸形者多见。

（3）板状腰　多见于急性颈腰部扭伤或椎管内根性刺激者。

（4）侧弯畸形　除多见于特发性脊柱侧弯者外，尚可见于先天性半椎体畸形者。

4.局部状态　除一般观察外，尚应注意以下情况：

（1）有无割痕　即于腰部皮肤上有多条纵向条状瘢痕，长3～5cm。此系传统医学割治疗法，多在无麻下进行，所以此表现表明患者局部疼痛多较剧，以至于愿意忍受此种疗法。

（2）有无其他瘢痕　包括手术切口、针灸遗迹等。

（3）腰椎走行处有无隆起　多见于各型腰椎裂、畸胎瘤及脊索瘤者。

（4）有无丛毛或色素沉着　腰骶部有此征者，多见于隐性腰椎裂者。

（5）有无窦道及隆起　主因各种炎症所致，尤以腰椎结核及腹膜后脓肿者多见。

5.卧姿与坐姿　对疼痛剧烈或病情严重无法站立者，应注意观察其卧姿与坐姿，某些患者有其特有之卧、坐姿。例如腰椎损伤者多呈保护性体位，喜平卧于硬板床上；而骶尾部损伤者，则一侧臀部依椅而坐；腰椎有急性炎症者，亦采用与前者相似的保护性体位，不敢翻身活动；强直性脊柱炎者，一般取侧卧，以避开难以仰卧的弓状畸形；坐骨神经出口狭窄症者，喜侧卧位，以降低出口局部的压力。

（二）触诊

1.确定棘突连线及定位　触诊的第一步，检查者应立于患者后方正中，用右手拇指自上而下触及棘突以判断其有无偏移、后突，同时确定其顺序数，一般是可根据双侧肩胛骨下角连线及髂后上棘连线等判定。

2. 触摸双侧骶棘肌状态 注意有无痉挛、触痛及敏感区，从而有助于对伤患的性质、程度及位置进行推断。

3. 寻找压痛点 对腰痛患者诊断与鉴别诊断具有重要意义。临床上常见的压痛点如下：

（1）棘间隙压痛点 即在上下棘突之间凹陷处有压痛，主要见于椎间盘突出及棘间韧带损伤等。

（2）棘突压痛点 即在棘突处压痛，在扭伤情况下，多系棘上韧带损伤。跌伤或撞击伤时，尚可见于棘突骨折。

（3）棘突旁压痛点 即在棘突两侧旁开 1～1.5cm 处压痛，此系脊神经根背侧支受累之故，主要见于椎管内疾病，如椎间盘突出、肿瘤等。

（4）背部压痛点 胸背部纤维织炎时，压痛点多位于胸第 7～9 棘突处，胸椎结核时一般在病节棘突处。

（5）腰肌压痛点 以下方髂嵴之腰肌附着点处为多见，或见于棘突两侧，并伴有侧向肌张力试验阳性（即向肌张力增加的一侧活动时疼痛加剧，而放松时减轻）。

（6）第三腰椎横突压痛 主因腰椎第三横突肥大以至于侧方绕行之神经根（或后支）受压所致。

（7）坐骨神经出口压痛点 位于髂后上棘和坐骨结节连线的中点外侧 2～3cm 处，如坐骨神经盆腔出口处有粘连、狭窄等病变时，此处可出现明显压痛及沿坐骨神经放射痛。

（8）骶髂关节压痛点　可双侧或单侧表现压痛，前者多见于产后致密性骶髂关节炎，后者以骶髂关节结核及外伤者多见。

（9）臀上神经出口压痛点　位于髂后上棘外侧 6～7cm 处，或髂嵴中点下 3～4cm 处，按压此点有向臀部和大转子部放射痛，多见于局部纤维织炎者。

（10）梨状肌压痛点　介于坐骨神经出口及臀上神经之间的横条状压痛点，主因梨状肌纤维组织炎或外伤所致，并伴有坐骨神经放射痛。

（三）叩诊

1. 直接叩诊　先沿棘突、再对棘突旁及双侧骶髂关节处依次进行叩击，以判定较为深部的伤病。此主要用于对胸腰椎伤病的检查。

2. 间接叩诊　检查者将左手掌置于患者头顶，右手握掌叩击手背而产生向下传导的疼痛。其意义同前，多用于对腰椎骨折、结核及肿瘤患者的检查，对伴有脊髓损伤者禁用。

3. 骶髂关节叩诊　用于对骶髂关节损伤、结核及肿瘤的诊断。

三、功能活动及测量

腰椎活动范围检查主要包括以下 4 个方向：

1. 前屈　患者取直立位，自然向前弯腰，双手自然下垂，指尖朝向足面方向，正常情况下，腰椎呈弧线，一般为 90°。

2. 仰伸　让患者向后自然后仰，正常范围为 30°。

3. 侧屈　让患者自然弯向侧方，左右分别测量记录，正常范围为左右各 30°。

4. 旋转 检查者将患者骨盆两侧固定，之后嘱患者分别向左、右旋转，并测量双肩连线与骨盆横径所呈的角度，一般为30°。

四、特殊检查

用于与腰椎伤病有关的特殊检查较多，这里主要介绍与腰椎疾病有关的检查。

1. 屈颈试验 仰卧位，双膝伸直，检查者用手托于患者后枕部使其逐渐抬起，颈椎前屈，如患者主诉腰骶部疼痛即为阳性。多见于腰椎管内有致压物使脊神经根或马尾神经受压。当屈颈时通过牵拉硬膜囊而加剧症状，以腰椎间盘突出症及椎管内肿瘤为多见。有严重颈椎病者不宜做此检查。

2. 儿童腰部伸展试验 让患儿俯卧，检查者将患儿双小腿提起，正常儿童腰部较柔软，且活动自如；如患腰椎结核等病时，则腰部呈僵硬状，并随臀部抬离床面，并伴有疼痛。

3. 腰部伸展加压试验 取俯卧位，双膝呈伸直状，检查者用一侧前臂将患者双下肢抬离床面。另一手对腰骶部向下加压，有疼痛者为阳性。见于下腰部椎弓根崩裂，尤其以外伤性及劳损性者多见。

4. 拾物试验 患者拾取地上物件时，仅屈膝屈髋，而腰部无法弯曲者，即为阳性，多见于腰椎结核。主要由于椎旁肌防卫性紧张、制动所致，但应注意除外腰椎运动障碍者。

5. 床边试验 患者仰卧靠床边，一侧髋与膝完全屈曲，另一侧下肢悬于床边外，当该侧髋关节过伸时，引起同侧骶髂关节部疼痛为阳性，主要用于检查骶髂关节疾患。

6. "4"字试验　仰卧位，检查侧髋膝关节呈屈曲位，并使髋关节外展外旋，小腿内收内旋状，将足外踝置于对侧膝上部，使双下肢呈"4"字或反"4"字状。此时检查者一手固定骨盆，另一手在屈曲之膝关节内侧向下加压，使其放平，如诱发骶髂关节疼痛，则为阳性。操作过程中，如膝部不可放平，则表示髋关节有疾患。

7. 骨盆挤压分离试验　患者仰卧，检查时将两手按压患者骨盆髂前上棘处，向内挤压或向外分离。如引起骨盆部或骶髂关节部疼痛者，为阳性，主要用于检查骨盆骨折与骶髂关节疾患。

8. 直腿抬高试验　患者仰卧，双下肢呈伸直状，检查者一手扶压膝上以保持膝关节伸直，另一手握住踝部将患肢逐渐抬高，在未达到70°以前引起腰部及坐骨神经径路疼痛者为阳性，记录引起疼痛的角度。此检查依据椎管内神经根及坐骨神经所受刺激及压迫的程度与具体情况可将其分为单纯直腿抬高试验、直腿抬高伴有踝关节的背屈试验（加强试验）、对侧直腿抬高试验，在临床上酌情选用。

9. 髋关节过伸试验　患者仰卧，检查者一手压住患侧之骶髂关节，另一手握住患肢踝部，使膝关节屈曲90°状向上提起，如诱发骶髂关节疼痛，则为阳性。

10. 下肢内旋试验　患者站立位，双足分开40cm，令患者将双足及下肢向内旋转。阳性者，则坐骨神经盆腔出口处有疼痛及放射痛，见于坐骨神经盆腔出口狭窄症者。

11. 下肢外旋试验　与前者相似，嘱患者双足及下肢向外旋转，见于因梨状肌痉挛等病变所致的坐骨神经受压者。

12. Thomas征　患者仰卧，先让患侧下肢放平，则其腰部前凸增加；再将健侧髋膝关节尽力屈曲，以致腰部平贴于检查台上。此时患侧肢体则不能伸直平放于床面上即为阳性，用于检查髂腰肌病变等因素所致的髋关节屈曲畸形。

五、神经系统检查

（一）感觉障碍

应自上而下地按顺序进行，包括头颈、上肢、躯干和双下肢，根据病变的部位不同，在检查中应有所侧重。

1. 准确定位 是区分根性受损、干性受损、丛性受损的主要依据。

2. 准确判断 检查者可用针尖在正常与异常感觉交界处反复划动，以使患者分辨出正常、感觉迟钝、过敏与消失等。

3. 左右对比 对躯干及上下肢的感觉障碍除应准确判断其性质与分界线外，还应左右加以对比，以判断脊髓受累两侧平面是否一致及程度有无差异。

其他感觉除痛觉外，尚应酌情检查其温觉、触觉及深感觉等。

（二）运动障碍

酌情对全身或部分肌肉的肌张力、肌力、步态、姿势、肢体运动及有无肌萎缩等有步骤地进行检查。

1. 肌张力 即当肌肉松弛时在被动运动中所遇到的阻力。一般应在温暖的房间中进行，并嘱患者切勿紧张，肌肉尽量放松。

2. 肌力 即患者在主动动作时所表现的肌肉收缩力，临床上常用的是 0～5 级的 6 级肌力分级法。其判断标准如下：0 级，肌肉无收缩；1 级，仅可触及肌肉轻微收缩，但不能带动关节活动；2 级，肌肉有收缩，可带动关节活动，但不能对抗肢体重力；3 级，能在与地引力相反方向动作，但不能对抗阻力；4 级，能对抗部分阻力，但力量较弱；5 级，肌力正常。

（三）反射检查

反射是神经系统活动的基本形式。外界刺激感受器后传入中枢神经，再由中枢神经外传至运动器官，产生动作，这个过程称为反射。根据感受器的深浅不同，临床上将其分为深反射和浅反射。感受器在人体皮肤、黏膜、角膜等表浅组织的称浅反射。感受器在比较深部的肌腱和骨膜等组织的称深反射。浅、深反射在正常人体均可引出，疾病可使之亢进、减弱或消失。还有一些反射不出现于正常人体，仅在某些疾病的患者身上出现，称为病理反射。检查神经反射时，应使被检查者体位适当，肌肉放松，避免精神紧张。检查者叩击位置要准确，用力均匀，并注意两侧对比。

1. 生理反射

（1）浅反射　是刺激体表感受器所引起的反射，临床上常用的浅反射及其相应的神经节段为：

①腹壁反射：患者仰卧、双下肢屈曲、放松腹部肌肉，医生用棉签由外向内轻划腹壁两侧上（肋下缘）、中（与脐平行）、下（腹股沟上方）部，两侧对比，正常时可引出该部肌肉收缩。引起上腹壁收缩的是腹横肌，由肋间神经支配，脊髓节段定位为 $T_{7\sim9}$；引起中腹壁收缩的是腹内、外斜肌，由肋间神经支配，脊髓节段定位为 $T_{9\sim10}$；引起下腹壁收缩的是腹直肌，由肋间神经支配，脊髓节段定位 $T_{11\sim12}$。一侧腹壁反射消失见于椎体束损害，某一节段腹壁反射消失见于相应的周围神经损害或脊髓损害。应注意的是老年

人、肥胖者，以及腹壁松弛的经产妇会出现腹壁反射减弱或消失，这需要与病理性的变化相鉴别。

②提睾反射：用棉棒轻划男性患者大腿内侧皮肤，由下向上，正常时可引起同侧提睾肌收缩，睾丸上提，然后再检查另一侧，两侧对比。提睾肌由生殖股神经支配，脊髓节段定位为 $L_{1\sim2}$。提睾反射消失见于椎体束损害，或相应的周围神经或脊髓损害。在老年人及有阴囊水肿、睾丸炎、斜疝或精索静脉曲张的患者，也可影响该侧反射的出现。正常人的提睾反射，两侧可不对称。女性与提睾肌相似的肌肉残迹仍在腹股沟，故刺激女性股内侧皮肤，腹股沟处可有收缩运动。

③肛门反射：用钝器轻划肛门旁的皮肤，正常时可引起肛门收缩，肛门括约肌由肛门神经支配，脊髓节段定位为 $S_{4\sim5}$。

④跖反射：患者仰卧位，髋及膝关节伸直，医生以手持患者踝部，用钝尖物由后向前划足底外侧至小趾跖趾关节处再转向拇趾侧，正常时引起屈趾肌等收缩、足趾及足向腹侧屈曲。屈趾肌等由坐骨神经支配，脊髓节段定位为 $S_{1\sim2}$。

当反射弧中断或受抑制，或上运动神经元损害时，均可引起浅反射减弱或消失。

（2）深反射　是刺激肌肉、肌腱、关节内的本体感受器所产生的反射。临床上常用的深反射及其相应的神经节段为：

①膝腱反射：检查时患者处于床沿，下肢自然下垂，或仰卧位，双膝半屈曲，医师以手托住腘窝，放松股四头肌，用叩诊锤轻叩髌骨下缘与胫骨粗隆之间的髌韧带，正常时可引起股四头肌的收缩，伸膝关节。股四头肌由股神经支配，脊髓节段定位为 $L_{2\sim4}$。

②跟腱反射：检查时患者仰卧，髋膝关节半屈曲状，小腿外旋位，医生握住其前半足，使踝关节轻度背伸，用叩诊锤轻叩跟腱，正常时可引起腓肠肌收缩，踝关节屈曲。腓肠肌由胫神经支配，脊髓节段定位为 $S_{1\sim2}$。

当反射弧中断或受抑制时，可见深反射减弱或消失。在上运动神经损伤时，脊髓反射弧的抑制释放，使深反射亢进。但也可由于超限抑制使深反射消失。当深反射高度亢进时，由于腱反射亢进与对抗肌的不平衡，即可出现阵挛，意义与深反射亢进相同。临床以膝、踝阵挛最常见。

2. 病理反射　正常人引不出病理反射，仅在中枢神经损害时才出现，其主要原因是椎体束病变时失去对脑干及脊髓的抑制作用。

（1）巴宾斯基（Babinski）征　即划跖试验，检查时患者仰卧，双下肢伸直，医生用钝尖物由后向前划足掌外缘，到小趾侧跖趾关节处，再转向拇趾侧，正常出现足趾向跖面屈曲，称巴宾斯基征阴性。如出现拇趾背伸，其他四趾呈扇形散开，即为阳性，可见于椎体束损害。

有椎体束损害时，可用不同方法引出与巴宾斯基征相同的病理反射，如以钝尖物沿足背外缘划过引出者，称夏道克（Chaddock）征；以拇、示指沿胫骨前缘向下推出而引起者，称欧本汉姆（Oppen-heim）征；用力挤压腓肠肌引出者，称戈登（Gordon）征；将手置于足外侧两趾背面，然后向跖面挤压数秒后突然松开而引出者，称贡达（Goda）征。

以上几种测试，方法显然不同，但阳性结果都表现一致，临床意义相同。一般情况下，在椎体束疾病时较易引起巴宾斯基征，但在表现可疑时，应测试其余几种，以协助诊断。

（2）踝阵挛 检查时患者仰卧，医师一手托住腘窝，稍屈膝关节，一手握足，用力使踝关节突然背屈，然后放松，并保持一定推力，若出现踝关节连续的伸屈运动为阳性。

（3）髌阵挛 检查时患者仰卧位，伸直下肢，股四头肌放松，医师以一手的拇、示指抵住髌骨上缘，用力向下快速推动数次，然后放松，并保持一定推力，若出现髌骨连续交替的上下移动为阳性。

踝阵挛与髌阵挛的临床意义与深反射相同，但短暂的阵挛，且为两侧性时可能属于正常。癔病患者偶尔亦出现踝阵挛，但为两侧性且不持久。

病理反射见于椎体束病变，但在 2 岁以下的小儿由于椎体发育不完善，也可引起上述反射，属正常现象，不能作为病态。

六、腰痛相关病史与诊断思路

（一）疼痛特点

1. 夜间疼痛更剧、非用强力止痛药无法入眠者多提示腰椎肿瘤，主要由于白天注意力分散而痛轻，而晚上夜深人静注意力集中到局部，以至于疼痛增加之故。

2. 休息后疼痛减轻者，多表明属于与外伤及劳损有关的疾患，腰椎间盘突出症由于平卧后椎间隙内压力降低而使症状缓解。

3. 黎明前腰痛复现或加重者多系增生性腰椎炎，其原因尚待明确。

4. 无任何原因突然腰痛应注意除外转移性肿瘤的可能，尤其是

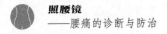

老年及疼痛剧烈者。

（二）工种、工作环境

1. 在空调环境下长期工作者，多由于通风不良及湿度过大而易出现风寒性腰背筋膜炎。

2. 长期重体力劳动者，除易引起腰肌扭伤、腰椎增生、肥大及劳损外，亦易引起腰椎椎弓崩裂。

3. 长期坐位工作者，易出现腰肌劳损，尤其是频繁变动体位或长期被迫体位者（如汽车司机、售票员等）。

4. 在潮湿、寒冷地区工作者易患风寒性腰背肌纤维炎。

（三）行走步态异常病史

难以步行者多属于病情较重，更应注意查体。有间歇性跛行者以腰椎管狭窄多见，但应除外下肢闭塞性脉管炎。步态不稳及蹒跚者应除外颅内及脊髓病变。

（四）全身发热病史

高热后腰痛明显者，应考虑到化脓性感染；咽喉部炎症后伴有腰痛者，多系因溶血性链球菌感染后变态反应所致的风湿性疾病；长期低热伴腰痛及活动障碍者，应注意除外腰椎结核，尤以青少年为多见；某些转移性肿瘤者亦可先从全身发热开始发病。

（五）受寒湿影响病史

风湿性腰痛多在气温较低、湿度增加的情况下发病。增生性腰椎炎与潮湿关系密切，而秋高气爽的天气常使一般性腰痛患者症状减轻。

（六）其他病史

因盆腔内疾患（以女性附件炎为多见）所致的腰部（酸）痛多

与月经周期有关，产后性腰痛以致密性骶髂关节炎为多见，更年期女性慢性腰痛与全身骨质疏松性改变有密切关系。

除现病史外，酌情了解既往其他病史，包括家族史、婚姻史、月经史、分娩史等，以便于发现与现病史有关的其他情况。

（七）受伤机制

除严重的外伤引起明显的骨折、脱位或软组织撕裂伤而易于早期诊断外，平日里常可遇到某些强度较轻的外伤。例如急刹车时由于惯性作用致使腰部突然前屈、后伸或扭转，高处跳下时对腰部的震动与扭转等，在受伤当时易被忽视。此外，在各种体育训练及练功活动中的轻微外伤易于被遗忘。因此，在询问时应注意，并促使患者更多地回忆，对反复损伤者更应该详细了解，这与伤患的诊断与治疗有密切关系。

七、腰椎疾病疼痛解析

腰椎系统疾病的常见临床表现为疼痛（包括压痛点和传导痛）、腰椎的活动功能障碍和一些相关征象（即腰椎相关疾病的病症）。

（一）疼痛

疼痛是大多数疾病共有的症状，是人类共有而个体差异很大的一种不愉快感觉。它提供躯体受到威胁的报警信号，是不可缺少的一种生命保护功能。腰椎疾患的最常见临床症状也是疼痛。痛觉的变异性很大，不同的人在不同时候、不同的地点，对疼痛的感受都不一样，因此很难给痛觉下一个令人满意的定义。2020 年 7 月 16 日，国际疼痛学会（The International Association for the Study of Pain，IASP）在线发布了 IASP 特别专家组对"疼痛"定义的修改。新版疼痛定义为 Pain，An unpleasant sensory and emotional experience associated with，or resembling that associated with，actual or potential tissue damage。中文定义译为"疼痛是一种与实际或潜在的组织损伤相关的不愉快的感觉和情绪情感体验，或与此相似的经历"。

新定义同时给出了六条附加说明：①疼痛始终是一种主观体验，同时又不同程度地受到生物学、心理学及社会环境等多方面因素的影响；②疼痛与伤害性感受不同，纯粹生物学意义上的感觉神经元和神经通路的活动并不代表疼痛；③人们可以通过生活经验和体验学习、感知疼痛并认识疼痛的实际意义；④个体对自身疼痛的主诉应该予以接受并尊重；⑤疼痛通常是一种适应性和保护性感受，但疼痛同时也可对身体功能、心理健康和社会功能产生不利影响；⑥语言描述仅仅是表达疼痛的方式之一，语言交流障碍并不代表一个人或动物不存在疼痛感受。

所以说痛觉是一种令人讨厌的包含性质和程度各不相同的复合感觉，并往往与自主神经活动、运动反射、心理和情绪反应交织在一起。它不是简单地与躯体的某一部分的变化有关，也不是由神经系统某个单一的传导束、神经核团和神经递质进行传递。与其他躯体感觉最大的不同是，痛觉不能或很难产生适应，而且痛觉包含感觉和情感两个成分。"感觉成分"具有共性特点：有特殊的感受器、感受器的激活需适宜的刺激、感受器能（或大致）定位病灶和对刺激强度进行鉴别等。痛觉的"情感成分"与逃避的驱动密切相关，其变异性极大，很容易受过去经验的影响，是临床的难题。

1.疼痛的分类 按疼痛的部位、性质、起因和时间，可将其分为两大类：生理性痛和病理性痛，也可称为"急性痛"和"慢性痛"。

（1）生理性痛　浅表痛定位明确，由强刺激皮肤引起；深部痛定位模糊，源于肌肉、肌腱、骨膜和关节，内脏痛具有深部痛的特征。浅表痛又分为由外周神经细胞有髓鞘纤维介导的刺痛和外周神经无髓鞘纤维介导的灼痛。"刺痛"，又称"锐痛""快痛"或"第一痛"，定位明确，只在刺激时存在，刺激停止后疼痛消失。"灼痛"也称"钝痛""慢痛"或"第二痛"，是定位模糊的持续性疼痛，具有烧灼和跳动感，刺激停止后疼痛依然存在。

（2）病理性痛　按其起因可分为炎性痛和神经病理性痛，它们在躯体和内脏组织均可产生。①由创伤、细菌或病毒感染，以及外科手术等引起的外周组织损伤导致的炎症，表现为局部红肿、灼热感和功能障碍。由此产生对伤害性刺激敏感性增强和反应阈值降低的"痛觉过敏"和非痛刺激引起的"触诱发痛"。此外，在损伤区域有"自发痛"，这种类型的痛觉过敏可谓之"炎症性痛觉过敏"，包括损伤区的原发痛和损伤区周围的继发痛。②另一类痛觉过敏谓之"神经病理性痛觉过敏"，由创伤、感染或代谢疾病损伤神经引起，也伴有自发痛。实验性神经损伤，如慢性压迫坐骨神经或神经根所产生的自发痛、灼热痛觉过敏和触诱发痛，这些与临床的某些神经病理痛相似。炎症性痛和神经损伤性痛的临床表现颇为相似，但它们的产生机制有本质的区别。

2. 压痛点与激痛点

（1）压痛点　是原发病灶在接受物理或化学因素刺激后产生的疼痛信号，即当病灶受到外力压迫时，使原来的刺激量增加而产生更为显著的定位疼痛感知。它常与较表浅的筋膜炎或深部的损伤部位相符合，压痛较集中、固定和明显。在椎周软组织受损害时的特定部位，不论头颈背肩部还是腰骶臀髋部，必有高度敏感的压痛点的存在。在其上滑动按压时会立即引出局限性剧烈的压痛，与局部的主诉痛相符合。目前已经知晓，特定部位的压痛点在人体某个疼痛部位的出现，常不是孤立的一个压痛点，而是由具有规律的一群压痛点。它们由点成"线"、由线成"面"、由面成"体"，在人体某个疼痛部位构成一个立体致痛区域，即所谓软组织损害性病变区（简称软组织病变区域或疼痛病变区）。例如，腰骶部软组织损害时，其中的骶棘肌、多裂肌等骨骼附着处的压痛点群构成一腰骶部软组织病变区。这些压痛点的解剖特点是在软组织（特别是骨骼肌、筋腱）骨骼附着处；病理特点是存在无菌性炎症病变。这些压痛点有别于中医学的"穴位"，也有别于西医学的"激痛点"或"激痛区"，主要是后两者的病变部位在神经肌肉的运动点上，而不是肌肉筋膜等起点或止点的骨骼附着处。

临床实践表明，人体疼痛部位出现的压痛点应有原发与继发之区分。由软组织病变区的原发性痛点散发出来的疼痛会波及病变区周围的正常软组织，形成一疼痛反应区，出现与主诉痛不相上下的早期反应痛。例如，腰骶部软组织损害时，其中的腰$_3$～骶$_4$部位的骶棘肌、多裂肌和旋椎肌在棘突、椎板、背面、后关节、横突尖，以及髂后上棘内上缘等附处的原发性疼痛，会波及软组织病变区周围的正常软组织，形成一包括上腰部、肛门会阴区和臀部的疼痛反应区。上述两个疼痛反应区中的反应痛虽明显，但其下受累的软组织尚未继发无菌性炎症病变，则局部只会出现反应性压痛点；

晚期上述软组织继发了无菌性炎症病变，则局部就形成继发性压痛点。两者的治疗原理均应该在这两个不同部位的软组织病变区中正确选择特定的原发性压痛点进行治疗。早期治疗，不但可使疼痛病变区的原发性疼痛完全解除，而且还可使疼痛反应区的反应痛和反应性压痛点不治而自愈。如果人们在治疗上不区分原发性还是继发性压痛点，错误地把疼痛反应区作为主治目标而忽视了软组织病变区，这样的本末倒置的治疗方法，必然遭遇治疗的失败。

（2）激痛点　是指来自肌筋膜痛的敏感压痛点，可诱发整块肌肉痛，并可扩散到周围或远端部位引起激惹感应痛。其临床特点是：①激痛点可为钝痛或锐痛，突然痛者多为外伤引起，渐渐发作者多为劳损引起。内脏疾病、病毒感染、精神创伤等也可诱发；②每块肌肉都有不同形式的感应痛点，用指压或针刺激痛点都可引起，激痛点越灵敏，感应痛越重，持续时间越长；③激痛点可诱发自主神经症状，如血管收缩、局部肿胀、流涎、流泪、头晕、耳鸣等；④激痛点也可使肌肉紧张发硬，但肌营养不受影响，因而无肌萎缩，此点与根性神经痛不同，后者虽然也有压痛，但多有肌萎缩。

3. 传导痛　从人体腰椎某一原发性疼痛病灶发出的向躯干另一部位或下肢某处循行的疼痛，临床上各有不同的命名。最早出现的是放射痛和反射痛，然后是牵涉痛，最后是根性痛、丛性痛和干性痛三大类。

（1）放射痛和反射痛　传统概念在腰腿痛中指的是腰骶神经根于椎管内或外部遭受炎症的刺激引起典型的坐骨神经痛，可以涉及下肢麻木及神经功能受累，多见于小腿与足部，称为"放射性坐骨神经痛"。因脊神经后支或硬脊膜返支分布区域的组织遭受炎症刺激传入中枢造成不典型坐骨神经痛，仅局限于大腿外侧而无小腿麻木及神经功能受累的体征，称为"反射性坐骨神经痛"。

（2）牵涉痛　主要是指内脏某一脏器有病变时，常在特定体表发生疼痛，此称为牵涉痛。腰 $_{4\sim5}$、骶椎关节突病变时，除在局部有压痛外，还有大腿后侧牵涉痛。

（3）根性痛、丛性痛和干性痛　是按照发病的神经解剖部位划分。

①根性痛：指根性坐骨神经痛。从它们的发病部位（局限于椎管和侧隐窝范围）、发病原因（神经根受刺激致痛）和临床表现（典型的"坐骨神经痛"）来看，属于传统的"放射性坐骨神经痛"。所以"根性痛"与"放射痛"一样，只是命名上不同而已。

②丛性痛：指丛性坐骨神经痛，发病部位在骶神经丛，发病原因属椎管外软组织损害致痛，多种病因可引起，以髂腰肌和梨状肌损伤或炎症为多见。临床表现是以骶部疼痛为主的典型坐骨神经痛。

③干性痛：指干性坐骨神经痛，发病部位在坐骨神经干，发病原因常为其周围组织损伤或炎症。其中梨状肌损伤多为使之受累的因素，实际上这也是椎管外软组织损害引起坐骨神经干继发的反应性炎症的病种。临床表现是以臀痛为主的典型坐骨神经痛。

"放射痛或反射痛""牵涉痛"和"根性、丛性或干性痛"，它们不具有鉴别椎管内外软组织损害的诊断意义，仅作为疼痛循行方向和疼痛部位的描述；准确鉴别椎周软组织损害诊断的可靠手段，只有结合其他的腰椎功能活动检查，并借助现代化的影像检查等，这样才有较高的准确性，可显著提高诊断质量。另外，软组织病变区的原发性痛点引出的原发性疼痛可在躯干或肢体某远离原发性压痛点的一个或几个部位形成疼痛传导区。与原发性疼痛反应区情况不同的是，早期其下受累的软组织骨骼附着处无继发无菌性炎症病变，则局部只会出现传导性压痛点；晚期上述软组织继发了无菌性炎症病变，则局部就会形成继发性压痛点，这也会加重原发疼痛。阻断这一传导便具有了治疗意义，这也成为近代使用针刀等手段治疗此类疾病的理论基础。

（二）临床常见疼痛及其特征

1. 急性痛　这类有明确的病因，常为疾病或创伤等所产生的唯一或伴随的急性症状，精神及情绪上有兴奋、焦虑等防御反应，表现为锐痛，一般持续时间较短。临床上常见于急性炎症、创伤手术等，严重者常伴发休克、虚脱、发热等全身症状。

2. 慢性痛　病因可以有多种明确的原因或不明，具有复杂的精神情绪心理变化，常表现为抑制状态，精神忧郁和逃避行为，严重久病者出现消极悲观厌世情绪。疼痛程度一般以轻中度居多，常为慢痛钝痛，一般持续时间较长。临床上常见于慢性腰腿痛等疾病，病情长者会伴有自主神经功能紊乱症状，如食欲不振、脉缓、低血压等。慢性痛是临床上疼痛治疗的主要对象。

3. 表浅痛　位于体表皮肤黏膜，由于穿刺、切割、挤、捻挫、冷热和酸碱等伤害性刺激引起疼痛，性质多为锐痛、快痛，比较局限，定位准确，分辨清楚。

4. 深部痛　为肌腱、关节、韧带、骨膜及血管的疼痛，以骨膜和动脉最敏感，肌肉较差。性质多为钝痛，疼痛部位比较弥散，范围不够明确，疼痛多为痉挛、缺血、炎性物质所引起，可伴有呕吐、出汗、脉缓等症状。

5. 内脏痛　为分布在内脏壁层上的内脏感受器与血管壁的游离神经末梢所感受到的疼痛。感受器在内脏的分布较稀疏，故对强烈刺激如切割、挤压等锐性刺激反应不敏感，定位不明确，范围弥散而广泛。刺激方式和强度与疼痛反应不成正比，由于脏器实质的血管壁化学感受敏感，对缺血、缺氧可产生剧痛。内脏痛常在躯体同时出现疼痛的感觉区称为内脏牵涉痛。

6. 中枢性疼痛　来自脊髓以上的中枢部位，其疼痛往往投射到远端肢体或躯干，易与周围性疼痛相混淆，行局部神经阻滞治疗无效。脊髓病变、创伤均可以引发疼痛，中枢脑区的损伤，特别是在丘脑及其周围，也会产生顽固性疼痛。中枢性疼痛伴有某种运动或感觉功能障碍的多少，取决于其损伤的部位。

7. 心理源性疼痛　这种疼痛属于心理性疾病。患者表现为心烦意乱，或郁郁寡欢，或急躁易怒，虽主诉为腰痛、腿痛等症状，主观感觉很强，但临床检查常常没有明确的异常体征。这类患者采用一般的疼痛治疗方法效果不理想，需要进行心理治疗。

（王禹增　杨文霞）

第二章　腰痛相关骨科疾病

第一节　急性腰扭伤

急性腰扭伤是指腰部肌肉、筋膜和韧带等软组织因外力作用发生突然的过度牵拉，引起急性撕裂伤导致腰部疼痛。常发生于搬抬重物、弯腰起立时姿势不正确、用力过猛及外力碰撞时。

【病因病理】

腰部肌肉在脊柱诸节段中最为强大，除侧方的肌群外，骶棘肌最易急性扭伤。本病多发于骶棘肌的附着点，占 50%；其次为棘突旁或横突上的腱膜附着处。搬运重物，腰部急剧旋转，突然失足踏空，甚至咳嗽、打喷嚏等都可为腰部急性扭伤的病因。扭伤使腰部肌肉附着点、骨膜、筋膜和韧带等组织撕裂，引起上述各组织发生充血、水肿、渗出，且多伴有小血管的撕裂，以致在损伤处出现小的出血点或血肿，造成局部组织缺血缺氧，代谢产物堆积，局部出现急性炎症反应，刺激和压迫神经末梢而导致腰痛。为减少病变部位的活动和张力，腰部肌肉呈痉挛状态。

【临床表现】

1. 外伤史 多数患者有明确的外伤史，常因弯腰搬抬重物，负重时或弯腰工作时，外力突然迫使腰部在前屈等情况下扭伤。本病多发于青壮年体力劳动者、运动员。少数患者只有轻微外伤史，如床上翻转时用力不当、起立时用力过猛，取物时姿势不当等，易被忽视或遗忘。

2. 疼痛 多突然发生，局部疼痛剧烈，并随局部活动、振动而加剧，平卧后减轻。严重者多卧床不起，肢体呈现向患侧屈曲位。轻者尚可坚持工作，但休息后或次日腰痛加重，甚至不能起床。痛点固定，压痛明显、局限，亦可有向大腿后部放射，放射疼痛不超过膝关节，并随腹压增加而加剧。压痛多位于髂后上棘，也可位于椎旁或横突处。压痛点局封后疼痛可缓解。

3. 活动受限 腰部活动明显受限，尤其是向健侧侧弯、旋转及前屈时疼痛加重。

4. 肌肉痉挛 患侧腰部肌肉痉挛，用手可触及条索感。检查时可见患者腰部僵硬，腰椎前凸消失，脊柱侧弯，骶棘肌痉挛。脊柱一侧或两侧骶棘肌压痛，但范围较广。腰部各方向的活动均受限。双下肢感觉运动和反射多无改变。但有的患者行直腿抬高试验时，可发生臀部和大腿后方痛，这是由于腰部肌肉和韧带受牵拉所致。

【腰痛的特点】

疼痛剧烈，腰部活动加重，卧床后减轻。痛点固定局限，压痛多位于髂后上棘，也可位于椎旁或横突处。部分患者可有下肢放射感，一般不超过膝部，压痛点局封后疼痛可缓解。

【诊断】

1. 有明确外伤史。

2. 腰部疼痛多发生于弯腰直起时，疼痛剧烈，严重时不能仰卧；痛点固定，可放射至臀部和大腿，但放射痛不超过膝关节。

3. 压痛点局限，腰肌扭伤时一侧肌压痛，髂后上棘压痛，可触摸到腰肌紧张。棘上韧带和棘间韧带损伤时，受损的棘突和棘突间隙压痛；腰骶关节损伤疼痛位于腰骶部，并有叩击痛。

4. 腰椎活动受限。

5. 部分患者直腿抬高试验阳性，但加强试验阴性。

6. 腰椎 X 线检查可显示腰椎侧弯及腰椎生理前凸减小或消失，一般不伴有其他改变。拍摄 X 线片有助于排除骨的病变，如结核、肿瘤等。

【治疗】

1. 腰部制动 是最基本而有效的方法。腰部疼痛剧烈的患者应卧床休息 3～4 周，而后坚持腰背肌肉功能锻炼。轻度扭伤者，一般卧床休息 2～3 天，即可系简易腰围起床活动，后期也要加强腰背肌肉功能锻炼。

2. 药物治疗 口服非甾体类消炎止痛药，以减轻炎症物质的刺激，缓解肌肉痉挛止痛。

3. 封闭疗法 对疼痛剧烈、肌肉痉挛显著者，可行痛点封闭。

4. 理疗 能促进局部血液循环和消除创伤代谢产物的聚积。急性期不适用热疗，伤后 1 周，疼痛缓解后行热疗，有助于改善血液循环，促进炎症消退。电刺激和针灸能缓解肌肉痉挛，均具有一定疗效，也可应用中药热敷。

5. 按摩　可缓解肌肉痉挛，改善血液循环和防止粘连。以轻手法为宜，重手法可加重损伤，不宜应用。对于合并腰椎小关节紊乱者可给予手法复位。

6. 功能锻炼　早期可在静止状态下，行肌肉自主收缩活动。伤后 2～3 周，疼痛减轻后或痊愈后，开始腰背肌功能锻炼。

（李春梅）

第二节　腰肌劳损

腰肌劳损是指外力经常、反复、持续作用，使腰部肌肉、韧带、筋膜和关节囊等软组织遭受到细微的积累性损伤。此与长期搬抬重物、久坐和坐姿不良有关，多见于中年人，近年来青壮年发病比例在增多。腰肌劳损是腰痛的最常见原因之一。

【病因病理】

1. 积累性损伤　腰骶部是躯干和下肢的桥梁，负重最大，活动多，因而腰骶部的软组织易遭受慢性损伤。受力大而频繁的组织会出现小的纤维断裂、充血、水肿、渗出、纤维组织增生和粘连。这些受累组织，不但功能失调，而且易牵拉、压迫内在神经纤维而产生腰痛。

2. 急性腰扭伤后遗症　急性腰扭伤经正规治疗后，95% 的患者可痊愈。但 5% 左右的患者可因在急性期治疗不彻底，致受损的肌肉、筋膜及韧带修复不良，产生较多的瘢痕和粘连，而引起慢性腰痛。

3. 其他　先天性脊柱畸形，下肢功能性或结构性缺陷，均可导致腰背软组织劳损，引起腰痛。妊娠后期腰部负重增加容易产生劳损。长期处于气温过低或潮湿环境工作和生活，内分泌紊乱及严重外伤后等均易诱发本病。

【临床表现】

1. 外伤史　慢性发病，多无明确的急性外伤史，但既往可有重体力劳累，剧烈运动、长期弯腰工作或久坐姿势不良史等。

2. 疼痛　时轻时重，休息后好转，劳累后加重。久坐、久站加重，经常变换体位。喜欢叩打腰部，按压腰部酸疼感并感到舒适。

3. 体征　临床查体时腰部多无畸形。脊柱活动一般不受限，但有些患者可有轻度腰肌痉挛和运动受限。压痛点常不局限，有些患者在骶棘肌棘突间、髂后上棘，骶髂关节或腰椎横突处存在轻重不同的压痛，有些患者无明确压痛点。用 0.5% 利多卡因作痛点封闭后症状可消失。双下肢神经功能多无异常改变。

【腰痛的特点】

疼痛时轻时重，休息后好转，劳累后加重。腰部喜按喜叩，按压有酸疼感。压痛点常不局限，痛点封闭有效。

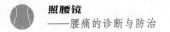

【诊断】

1. 无明确急性外伤史。

2. 腰部疼痛时轻时重，伴酸胀感，喜按喜叩；久坐、劳累后加重，休息后减轻。

3. 腰部压痛点较广泛，两侧腰肌、髂后上棘均可有压痛。按压痛点一般无下肢神经放射痛。

4. 腰椎活动无明显受限。

5. 患者直腿抬高试验阴性。

6. 辅助检查常无改变，血沉及抗"O"均为正常。X线平片多无异常发现，但有的可见先天性畸形，如隐裂、腰椎骶化和小关节不对称等。

【治疗】

1. 去除病因 如劳损与劳动姿势和劳动条件有关，应针对原因改变劳动姿势和改善劳动条件。如坐姿要正确，调整座椅高度，选择较符合腰部生物力学的体位，经常更换姿势，避免久坐，每隔1～2小时进行腰部活动等。以上各点对本病的防治很有意义。

2. 腰背肌锻炼 可通过增强腰背肌的肌力来代偿病变组织的功能，有利于患者早日康复。

3. 药物治疗 口服非甾体类消炎止痛药，如芬必得、双氯芬酸钠缓释剂、尼美舒利缓释片等。

4. 封闭疗法 压痛点明确者，可行痛点封闭。

5. 其他 包括按摩、牵引、针灸、针刀、理疗，中草药外敷等方法，均具有一定的疗效。

（李春梅）

第三节　腰背筋膜纤维织炎

因某种原因（寒冷、潮湿、急性及慢性劳损等）致腰背筋膜及肌肉组织出现水肿、渗出及纤维性变，并伴有一系列临床症状者称之为腰背筋膜纤维织炎。

【病因病理】

寒冷潮湿是本病常见原因，患者多有感受寒冷史，由于寒冷潮湿易导致腰背部血液循环改变，包括血管收缩、缺血、瘀血及水肿等，局部纤维渗出形成纤维织炎。各种慢性劳损易引起腰背部软组织的高张力状态，久则出现微小的撕裂伤，局部充血水肿渗出，纤维组织增生使局部毛细血管和神经末梢受挤压而出现症状。其他原因如某些病毒感染、风湿病及痛风病易伴发本病。

【临床表现】

本病除具有一般腰痛的共性症状外，主要临床表现有：

1.弥漫性疼痛，患者多主诉腰背部弥漫性疼痛，以两侧腰部及髂嵴上方为明显。其特点是晨起时疼痛剧，活动数分钟后或半小时后即缓解，但到傍晚时，疼痛又出现，休息后缓解。

89

2.多有诱发因素，其中以受凉、受潮及过度劳累为多见。

3.点状压痛及皮下结节，患者多能用手明确指出其痛点（一点或多点），压之局部疼痛，可沿该痛点深部所分布的神经纤维末梢向上传导，反射出现该处邻近部位痛感。皮肤薄弱者，尚可在痛点深部触及结节样硬块，有时亦可触及直径 1cm 左右的"脂肪瘤"样结节（多伴有放射痛）。

【腰痛的特点】

腰背部弥漫性疼痛，以两侧腰部及髂嵴上方为明显。晨起时疼痛剧，活动数分钟后或半小时后即缓解，但到傍晚时，疼痛又出现，休息后缓解。局部压痛，部分患者痛点可触及结节样硬块，多伴有放射痛。

【诊断】

1.病史多有风寒、潮湿或慢性损伤史。

2.临床表现为弥漫性疼痛、点状压痛和皮下结节。

3.疼痛特点是晨起时疼痛剧，活动数分钟后或半小时后即缓解，但到傍晚时，疼痛又出现，休息后缓解。

4.X 线平片可显示退行性变，但无其他特异表现。

5.实验室检查可检查血沉、抗"O"和类风湿因子等，没有特异性。

【治疗】

以非手术治疗为主：

1. 祛除病因　注意防潮保温，避免引起腰背部慢性劳损的体位。

2. 腰部肌肉锻炼　加强腰背肌肉功能锻炼。腰背肌锻炼不仅可增强肌力，还可改善局部血液循环。

3. 封闭疗法　压痛点明确者，可行痛点封闭。

4. 局部治疗　热敷、理疗、按摩推拿、针灸等治疗。

5. 神经松解　对于有明确压痛点，疑有末梢神经卡压者，保守治疗不佳，可局部点状或片状软组织松解术，将粘连、纤维化之筋膜及血管神经末梢松解减压。

（李春梅）

第四节　棘上韧带损伤

棘上韧带损伤是指急性外伤或慢性劳损导致棘上韧带纤维组织损伤而引起的腰背部疼痛。棘上韧带跨越各棘突顶点，纵贯脊柱全长。弯腰时棘上韧带位于腰背弧的最外层，受应力最大，易受损伤。棘上韧带损伤以慢性劳损多见，又称棘上韧带炎，是腰部疼痛常见原因之一。

【病因病理】

1. 急性损伤　棘上韧带受直接或间接暴力作用，可发生断裂。直接暴力如石块、棍棒等打击腰背部，受打击的棘上韧带可首先发

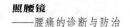

生断裂，可伴有棘突、椎骨等损伤；间接暴力致伤较多见，如高处坠落伤、胸腰段脊柱过度前屈、棘上韧带因受牵拉而断裂，可伴有棘间韧带损伤、棘突和椎骨骨折脱位。

2. 慢性损伤　当脊柱向前弯曲到一定程度、骶棘肌即完全松弛，而由韧带维持脊柱姿势。因此，长期弯腰工作者，棘上韧带易受牵拉而劳损，局部出现充血、水肿改变，修复后可形成瘢痕和纤维组织增生而引起腰痛。

【临床表现】

1. 易患人群　多见于青壮年体力劳动者。

2. 腰部外伤史　急性损伤者有明显外伤史，有的患者受伤时可有响声和撕裂感。慢性损伤者有长期弯腰劳动或腰背部外伤史。

3. 局部压痛　自诉腰背中线疼痛，一般以酸痛为主。压痛局限在腰背部棘突。可单一棘突压痛，也可相邻多棘突压痛。

4. 腰部活动受限　腰部主动后伸时疼痛加重，被动后伸时疼痛不加重；极度前屈时疼痛加重。

【腰痛的特点】

压痛点局限，一般在棘突顶部或棘间。急性损伤者，疼痛剧烈，腰部活动受限，局部肿胀，皮下瘀血，压痛明显。慢性损伤者，后伸腰部或弯腰时疼痛，伤处可有不同程度的压痛。

【诊断】

1. 多见于青壮年。

2.急性损伤有明确外伤史,慢性损伤有长期弯腰劳动或久坐而坐姿不良史。

3.腰背部中线疼痛,腰椎主动后伸时疼痛加重。

4.压痛点局限,按压棘突酸痛,慢性损伤者喜揉按。

5.腰椎 X 线平片无异常改变。

【治疗】

以非手术疗法为主,一般无须手术治疗。

急性损伤者应卧床休息,避免弯腰动作。服用非甾体类消炎镇痛药如芬必得、尼美舒利缓释片、塞来昔布、三七伤药片等。也可外敷扶他林或消肿止痛膏,但一般不主张推拿。

慢性损伤可行热敷、按摩、针灸、针刀、理疗等疗法,或做痛点封闭;口服非甾体类消炎止痛药物治疗。

日常注意避免经常或过度搬抬重物,注意正确坐姿,维护胸腰椎正常生理曲度。加强腰背肌肉锻炼,保护腰椎的稳定。

（李春梅）

第五节 棘间韧带损伤

棘间韧带损伤多因脊椎受屈曲暴力导致韧带完全或部分断裂引起下腰部疼痛。棘间韧带是连接两个相邻棘突的腱性组织,其三层纤维呈交叉状排列,以保证脊柱前屈后伸时椎骨间的稳定。腰神经

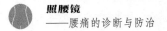

后支的内侧支支配韧带，与腰痛有密切关联。

【病因病理】

1. 解剖因素 腰$_5$、骶$_1$及腰$_{4～5}$棘突间无棘上韧带，棘间韧带为唯一连接两棘突的结构。此部位又处于活动的腰椎和固定的骶椎之间，牵拉应力大。因而腰$_5$、骶$_1$间及腰$_{4～5}$间的棘间韧带易损伤。

2. 退变因素 棘间韧带的退行性变的程度，随年龄增长而加重。棘间韧带20岁以后即开始发生退行性改变，退变发生的最高峰在30～40岁。退变纤维呈玻璃样变、肿胀、萎缩或断裂，成为韧带易损伤的基础。

3. 外伤 多为突然暴力所致，可单独发生棘间韧带损伤，也可伴有脊柱骨折脱位，受损韧带可完全或部分断裂。

4. 慢性劳损 为棘间韧带受慢性牵拉所致。如伴有椎间盘退变后的椎间不稳，可促成和加重棘间韧带劳损。

【临床表现】

1. 常有外伤史或腰痛反复发作史。

2. 腰部疼痛，疼痛常向骶部或臀部扩散，直立位时疼痛减轻，弯腰时疼痛加重。

3. 压痛点以腰$_5$、骶$_1$和腰$_{4～5}$棘间压痛为多见。

4. 腰椎活动受限，尤其在稍负重或突然扭腰时，容易发生下腰痛。旋转活动受限。

【腰痛的特点】

腰痛反复发作，负重或扭腰时出现下腰痛，直立时减轻，疼痛常向骶部或臀部扩散。以腰$_5$、骶$_1$和腰$_{4\sim5}$棘间压痛为多见。

【诊断】

1. 患者常有明确外伤史或反复腰痛史。

2. 急性损伤者伤处疼痛剧烈，腰椎活动受限；检查时可见局部肿胀，压痛点位于棘突间隙。

3. 慢性损伤有长期弯腰劳动或多次下腰史，检查时棘突间隙压痛，可以触摸棘突间隙条索样组织。

4. 压痛点局限，位于棘突间隙；以腰$_5$、骶$_1$和腰$_{4\sim5}$棘间压痛为多见。

5. 辅助检查：腰椎 X 线平片多无异常，伴有腰椎骨折脱位时可见腰椎序列改变。MRI 检查可见棘间韧带水肿、出血。

【治疗】

1. 非手术疗法 急性损伤者，应卧床休息，减少腰部活动，使损伤韧带得到修复，并适当服用非甾体类消炎止痛药物。慢性损伤者，可行理疗、针灸、局部封闭、中药膏外敷等疗法。

2. 手术治疗 针对极少数症状重、行非手术疗法无效者，可行损伤韧带修复或切除术，以及后路脊柱融合术。

（李春梅）

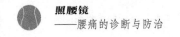
第六节　第三腰椎横突综合征

第三腰椎横突综合征是以第三腰椎横突部位有明显压痛为主要特征的慢性腰疼疾病，多发生于青壮年体力劳动者。第三腰椎作为腰椎生理性前凸的顶点，为 5 个腰椎椎体的活动中心，成为腰椎前屈、后伸、左右旋转活动的枢纽。第三腰椎横突最长，在腰椎活动中受力最多，最易发生横突尖部软组织损伤和慢性劳损。臀上神经出椎间孔后下行，紧贴腰 1～3 横突背侧，穿过起于横突的肌肉到达腰臀部。

【病因病理】

由于第三腰椎的横突最长，故作为杠杆所受的作用力最大，附着其上的所有韧带、肌肉、筋膜、腱膜承受到的拉力也最大，故较易于受到损伤。可因致伤因素不同而出现轻重不等的改变，轻者产生横突及肌肉附着处撕裂、出血、血肿形成，严重者可引起横突撕脱骨折。这些改变可导致肌紧张、肌痉挛、瘢痕形成及粘连等，刺激或压迫脊神经后支的外侧支。同时，被束缚在肌肉、筋膜之间的神经束受到卡压，血供不足而发生水肿变性，引起腰部和臀部弥漫性疼痛。

【临床表现】

1. 多见于从事体力劳动的青壮年男性，多伴有外伤史。

2. 腰背部及臀部疼痛，伴有放射痛。主诉为腰背及臀部疼痛，活动时加重，可扩散到大腿及膝关节的上部，极少数病例疼痛涉及小腿。

3. 第三腰椎横突尖端有明显的局部压痛，为本病的特点。有的患者可扪及第三腰椎横突较长，其尖端处可触及活动的肌肉痉挛结节。在臀大肌的前缘可触及紧张痉挛的臀中肌，局部压痛明显。有的患者股内收肌可出现痉挛紧张，这是因为股内收肌由腰$_{2\sim4}$发出的闭孔神经所支配，当腰$_{1\sim3}$发出的脊神经后支受到刺激时，可反射性地引起股内收肌紧张性痉挛的缘故。

4. 腰椎活动受限，腰部活动时疼痛加重，严重时影响翻身活动及行走。

5. 直腿抬高试验阴性，双下肢无根性痛表现，无间歇性跛行。

6. 实验室检查无特殊改变，腰椎 X 线平片检查可见第三腰椎横突过长，或左右横突不对称。

【腰痛的特点】

腰及臀部弥漫性疼痛，尤其是靠近髂嵴中部，可扩散到大腿及膝关节的上部，活动时加重。局部压痛明显，第三腰椎横突尖端有明显的局部压痛。

【诊断】

1. 多见于青壮年男性从事体力劳动者。

2. 有急性外伤史或长期慢性劳损史。

3. 腰背及臀部弥漫性疼痛，活动时加重，可扩散到大腿及膝关节的上部。

4. 压痛点局限，第三腰椎横突尖端压痛，压迫此处可有同侧臀和大腿后侧放射痛，放射痛不超过膝关节。

5. 直腿抬高试验阴性。

6. 腰椎 X 线平片检查可见第三腰椎横突过长，或左右横突不对称。

【治疗】

大多数患者可经非手术治疗而缓解或治愈，但有少数顽固性痛者需行手术治疗。

1. 药物治疗　急性损伤者应卧床休息，避免弯腰动作。慢性损伤服用非甾体类消炎镇痛药如芬必得、尼美舒利、塞来昔布和活血化瘀之中药如三七伤药片等，也可外敷消肿止痛膏。

2. 封闭疗法　用 1% 利多卡因 5 ～ 10mL 加曲安奈德 1mL，浸润横突尖端压痛点，可缓解疼痛或治愈。

3. 其他治疗　针灸推拿、热敷理疗等。

4. 手术治疗　对症状严重、反复发作，保守疗法无效者可行第三腰椎横突剥离或切除术。手术在硬膜外麻醉下进行，取骶棘肌外缘切口，切开肌筋膜鞘，找到横突尖部，切断附着其上的紧张肌肉和筋膜，切除横突尖端 1 ～ 2cm，按层缝合切口。

（李春梅）

第七节　腰椎小关节紊乱症

腰椎小关节主要指位于腰椎后方的关节突关节，关节周围被滑膜和关节囊包绕。小关节突关节具有关节腔，关节囊较薄弱而松弛，腰前屈时小关节分离，腰后伸时，小关节会聚，腰旋转时一侧关节张开，一侧关节合拢。随着腰椎的不断运动、劳损，腰椎小关节也会出现损伤和退变，出现小关节不稳、紊乱或错位，引起腰部疼痛，活动受限，有时伴有臀部和大腿后侧放射痛。这一系列症状称为腰椎小关节紊乱症，又称之为腰椎小关节错位或半脱位，是腰部疼痛的常见原因。

【病因病理】

常见原因有急性外伤、慢性劳损和腰椎退变。当腰椎受突然外力或弯腰迅速起身或搬抬较重物体时，腰椎小关节囊因松弛而又薄弱容易嵌入关节间隙，受挤压而损伤，关节囊内滑膜上有丰富的血管和神经，急性损伤或反复慢性损伤后导致滑膜炎症，刺激神经产生明显疼痛。随着年龄的增长，腰椎骨性结构和关节、韧带、椎间盘均有不同程度的退变，导致腰椎小关节不稳。如果腰椎突然受力或弯腰起身时准备不足，上下关节突之间开合活动范围增大，关节囊容易被吸入并嵌顿在关节里而受伤，出现腰部疼痛、活动障碍。

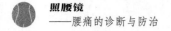

【临床表现】

1. 腰部疼痛 一般有弯腰活动或扭动腰部病史，起身时突然感腰部疼痛，部分患者疼痛剧烈，活动腰部疼痛加剧。一侧腰部疼痛多见，伴有腰部酸胀感，偶有患者自觉当时腰部有响声。

2. 下肢痛 部分患者伴有臀部或大腿后胀痛，疼痛不超过膝关节，无明确神经根损伤后神经刺激症状。

3. 腰部活动明显受限 患者常处于强迫体位，不敢活动腰部。起床或躺卧均活动缓慢，拒绝他人帮助。

4. 局部压痛 受累关节突处压痛，叩击痛，双侧腰肌紧张，压痛，腰椎棘突无明显压痛。一般无明显下肢放射痛，可有臀部或大腿后侧胀痛。

【腰痛的特点】

多有弯腰活动或搬抬重物起身时突感腰部疼痛剧烈，腰部活动受限，无下肢明显放射痛。

【诊断】

1. 外伤史 有腰部扭伤史或弯腰活动史，多见于青壮年。

2. 临床表现 腰部剧烈疼痛，腰椎活动明显受限，有明确压痛点，腰椎棘突旁开压痛，腰肌紧张。叩击痛可伴有臀部或大腿后侧胀痛，不超过膝关节。

3. X 线检查 腰椎不稳如腰椎退变、腰椎轻度侧弯和腰椎生理曲度改变。

【治疗】

1. 手法复位　常用的复位方法有斜扳法、背法和坐位旋转复位法。复位成功后患者腰部疼痛明显缓解，腰椎活动明显改善。

2. 药物治疗　可口服非甾体类消炎止痛药物，如布洛芬缓释片、尼美舒利分散片等，以及活血化瘀、消肿止痛的中药制剂。

3. 卧床休息　急性损伤和手法复位成功的患者宜卧床休息 1 周，缓解腰背肌肉痉挛，避免再发。

4. 局部封闭　小关节突关节囊封闭治疗可有效缓解腰部疼痛，可选择小关节压痛点处封闭，浸润关节周围。

5. 其他治疗　休息治疗 1 周后仍感腰部胀痛不适，可用热敷、针灸、推拿按摩、理疗、中药外敷等治疗。

（李春梅）

第八节　梨状肌综合征

梨状肌综合征是由于梨状肌的急、慢性损伤或解剖变异等引起梨状肌病变压迫或刺激走行于其周围的坐骨神经，出现臀部和下肢放射性疼痛、感觉异常等一系列症状的临床综合征。由 Yeoman 首次描述，认为与坐骨神经解剖变异有关。梨状肌属于臀肌深部髋关节外旋肌肉，起于骶 2 ～ 4 椎体前面，沿骨盆壁向外下走行，出坐骨大孔止于股骨大转子后侧。梨状肌与坐骨神经在臀部毗邻密切。

坐骨神经与梨状肌的解剖关系共分为 6 型：Ⅰ型，坐骨神经起于梨状肌下缘，最多见，为正常型；Ⅱ型，胫神经走行于梨状肌下缘，腓总神经穿过梨状肌；Ⅲ型，胫神经走行于梨状肌下缘，腓总神经走行于梨状肌上缘；Ⅳ型，坐骨神经穿过梨状肌；Ⅴ型，胫神经穿过梨状肌，腓总神经走行于梨状肌上缘；Ⅵ型，坐骨神经走行于梨状肌上缘。因为坐骨神经与梨状肌解剖关系的变异，在梨状肌损伤出血、肿大变性、痉挛、瘢痕粘连等病理变化后，压迫坐骨神经，引起下肢神经症状。

【病因病理】

梨状肌与坐骨神经在臀部毗邻密切，存在解剖变异。当梨状肌综合征发生与多种病理生理因素有关，包括臀部创伤、过度使用造成梨状肌肥大、慢性劳损导致梨状肌出血水肿、炎症改变，后期瘢痕化、痉挛、周围筋膜炎症、水肿等，均可刺激、压迫坐骨神经，产生下肢感觉及运动障碍。臀部肿瘤或肿瘤样变、妊娠与分娩也是梨状肌综合征发生的原因。

【临床表现】

1.大部分患者有外伤史或慢性劳损史，部分患者有夜间受凉史。

2.患者有时会自觉患肢变短，走路跛行。

3.主要症状为臀部疼痛和患侧大腿后侧及小腿外侧放射痛，可放射至足背部或足底，严重者可出现足下垂，大小便或咳嗽时感觉疼痛加重，腰部疼痛不适较少见。查体可见跟腱反射减弱或消失，直腿抬高试验阳性。臀中部可触到横行硬韧索条或隆起的梨状肌，局部压痛明显并出现下肢放射痛。

4. 坐姿臀部疼痛加重，臀部深压痛。

5. 梨状肌紧张试验阳性。患者仰卧于床上，将患肢伸直做内收内旋动作，如有下肢放射性疼痛，即为阳性。

【腰痛的特点】

伴有腰部疼痛不多见，以臀深部疼痛和下肢放射痛为主，严重时可有"刀割样""烧灼样"疼痛。

【诊断】

1. 有外伤史或长期慢性劳损史，或受凉史。

2. 坐姿异常，患侧臀部坐位时疼痛加重；部分患者自觉患肢变短，走路跛行。

3. 臀部疼痛和患侧大腿后侧，以及小腿外侧放射痛，可放射至足背部或足底。

4. 压痛点局限在臀深部，臀中部可触到横行硬韧索条或隆起的梨状肌，按压痛点有下肢放射感。

5. 直腿抬高试验 60°阳性，超过 60°疼痛减轻。

6. 梨状肌紧张试验阳性。

7. 影像学检查：X 线检查不能诊断本病，但是可鉴别骨性结构异常引起的下肢疼痛不适；超声检查可显示梨状肌及坐骨神经厚度，但对急性损伤，局部出血等梨状肌水肿时显示不清，具有局限性；骨盆 MRI 检查可显示梨状肌及周围组织高信号，是比较可靠的影像学检查，但需除外臀部肿瘤、结核等。通过临床查体和腰椎

103

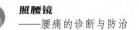

CT 或 MRI 检查除外腰椎间盘突出症、腰椎管狭窄症等引起坐骨神经痛。

【治疗】

诊断明确后，症状轻者先采取非手术疗法，如无效果应考虑手术探查，找出卡压原因予以解除。

1. 运动疗法 包括臀部肌肉拉伸练习、肌肉力量训练和髋关节训练。

2. 药物治疗 糖皮质激素和非甾体类消炎止痛药物治疗。

3. 物理治疗 包括热疗、红光治疗、中频电治疗等。

4. 局部封闭治疗 用 1% 利多卡因 5～10mL 加曲安奈德 1mL，痛点封闭。

5. 中医中药治疗 包括针灸、推拿、穴位埋线，以及活血化瘀、祛风散寒、除湿止痛的中药治疗。

6. 手术治疗 梨状肌松解术等。

（李鹏）

第九节　腰椎骨折

腰椎骨折多是由外力引起腰椎骨结构破坏而出现腰部疼痛、功能障碍。腰椎是脊椎承载最多、活动范围最大的节段，也是脊椎骨折中最常见的骨折。腰椎在解剖上分为椎体和椎弓两部分。腰椎椎体呈圆形，在脊柱的前方，是腰椎的承重部分。椎弓位于后方，由椎弓根、椎板、上下关节突、横突和棘突组成。两对关节突组成椎间关节，腰椎的椎间关节呈矢状位。故腰椎相较于胸椎易发生外伤性脱位。横突向两侧突出，为肌肉的附着处，腰椎横突可因肌肉的突然收缩而骨折。腰椎上下关节突之间亦称峡部，较为狭窄，是椎弓崩裂的发生部位。上下腰椎之间借助椎间盘、韧带组织相连，限制脊椎的过伸过屈活动，有利于脊柱的稳定性。成人脊髓在第 1 腰椎椎体下缘终止，其末端变细，其下形成马尾。因神经根抵抗损伤的力量较脊髓强，故腰椎骨折脱位损伤神经根后，有一定程度的恢复，很少出现完全性下肢瘫。

脊椎的胸腰段损伤特指胸$_{10}$～腰$_2$这一段，在结构上下段胸椎生理性后凸和上段腰椎的生理性前凸相连接，在功能上处于相对稳定和相对活动结合部，最易在外力作用下发生损伤。胸腰段损伤与腰椎骨折病因病理、骨折分型和治疗方案均有一致性，在临床工作中也经常会遇到下段胸椎骨折患者主诉为腰部疼痛，故将其与腰椎骨折合并一章内。

【病因病理】

腰椎骨折的病因很多，主要原因有：①间接暴力，患者多为高处坠落，足、臀部着地，躯干前屈，产生前屈暴力；弯腰工作时重物打击肩背部，亦会使得腰椎突然前屈，为屈曲型损伤。少数患者高处落下时，腰背部受力使脊柱过伸，为伸直型损伤。②直接暴力，很少发生，多因为交通事故、工伤等，外力直接作用腰部或枪弹伤导致骨折。③肌肉收缩力，多导致横突和棘突骨折。④病理性骨折，多因肿瘤或者结核侵犯骨质，感受轻微外力即发生骨折；老

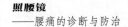
年人因骨质疏松导致椎体强度下降易轻微外力出现骨折。

【临床表现】

1.明确外伤史 直接或间接暴力作用于腰背致伤，老年人或其他骨质病理变化的患者轻微外力即可导致骨折。

2.腰背部疼痛 疼痛区域明确，位于腰背部；疼痛剧烈，伤椎处压痛、叩击痛；两侧腰肌紧张。

3.腰背部后凸畸形 伤后腰背部肿胀，椎体楔形变导致后凸畸形。腰椎骨折脱位时可摸及棘突间"台阶感"。

4.腰椎活动受限 腰椎屈伸及旋转功能均受限。伤后不能站立及行走，或双手辅助髂部站立及行走；卧位时疼痛减轻，活动时疼痛加重。

5.神经功能障碍 损伤脊髓或神经后出现下肢或会阴部感觉麻木、下肢肌力下降、二便困难，严重时出现截瘫。伤后骨折周围出血形成腹膜后血肿影响腹腔神经丛出现腹痛、腹胀等。

【骨折分型】

由于脊柱解剖构造较为复杂，当遭受暴力之后，其各种病理变化在临床上很少单独出现。除椎体骨折外，常伴有椎体附件骨折和韧带断裂等复合损伤。不但脊柱稳定性受到破坏，并常合并脊髓损伤而产生完全或不完全的截瘫。伤后维持脊柱的稳定性对保护脊髓避免再损伤和恢复非常重要，所以骨折的分型的主要目的和原则是为了判断脊柱稳定性，了解损伤的严重程度，便于临床交流和选择治疗方案。

　　腰椎和胸腰段损伤的分类方法有很多种，临床应用最多的是 Denis 三柱结构理论和 AO 骨折分类。这些分类方法分别基于损伤的不同部位、损伤的解剖关系、损伤的生物力学，以及损伤后脊柱的稳定性。

　　Denis 三柱结构理论和脊柱稳定性的概念对脊柱骨折诊治影响深远，三柱理论基于之前的二柱理论，在此基础上扩展形成；Denis 认为后柱包括后方的骨性结构（包括椎弓根、椎板、棘突和横突）和韧带（棘上韧带、棘间韧带、小关节囊和黄韧带）；中柱包括后纵韧带、后方 1/2 纤维环和椎体；前柱包括前方 1/2 的椎体、前纵韧带、前方的纤维环。脊柱的稳定性有赖于中柱的完整性，而非后方的韧带复合结构。Ferguson 的三柱理论在 Denis 的基础上进行改进，前柱包括前纵韧带、椎体和椎间盘的 2/3，中柱包括椎体、椎间盘的后 1/3 和后纵韧带。

　　AO 骨折分类基于两柱理论，依据损伤的机制和损伤后影像学改变，以及伴发的脊柱软组织损伤，将胸腰椎分为前后柱，A 型是指前柱的压缩性骨折，B 型是指前柱或后柱或前后柱的牵张型骨折，C 型是指前后柱同时受伤伴有旋转外力损伤。每型又分为 1、2、3 个亚型，每个亚型又分为 3 个亚型。从 A 型到 C 型共 27 个分型，损伤程度递增，稳定性递降。因分类较繁琐，记忆困难，不如 Denis 三柱结构理论在临床应用广泛。

　　对于骨折中脊髓损伤的神经功能情况，美国脊髓损伤协会（ASIA）1992 年修订的脊髓损伤的神经功能分类标准逐渐被国际所采用。为了更好地指导临床治疗，2005 年美国脊柱损伤研究小组提出了 TLICS（Thoracolumbar Injury Classification and Severity Score）

分类，全称为胸腰椎脊柱脊髓损伤程度评分系统。

（一）腰椎骨折分类

腰椎骨折按外伤机制、损伤受累范围及椎管情况分类如下：

1. 按损伤机制分类 腰椎骨折损伤的外力主要有：①压缩外力引起压缩和爆裂性损伤；②牵张外力引起的损伤伴有横向结构的损伤；③轴向扭转外力引起旋转性损伤。根据外力类型分为 A、B、C 三型，特点是：A 型是椎体骨折，后柱基本没有损伤；B 型是前方或后方椎体结构间分离；C 型基于 A 型和 B 型损伤基础上伴有剪切力的扭转伤，累及前后两柱。一般概括为以下四型：

（1）单纯压缩型骨折 此型损伤主要是屈曲压缩应力所致，根据压缩的方向可分为屈曲压缩和侧向压缩，前者多见，后者少见。屈曲压缩表现为前柱受压力，椎体前部高度压缩 50%，前纵韧带大多完整，后柱承受张力。X 线或 CT 像显示椎体后侧皮质完整，其高度不变（图 2-1）。CT 横断位可见椎体前缘出现双边征，骨折未影响椎管的管径（图 2-2）。后柱的棘上、棘间韧带在张力较大时可断裂，中柱作为支点或枢纽，而未受累或少受累，椎体的后缘高度保持不变。该型骨折常见于上腰椎及胸椎，大部属稳定型，很少有神经或脊髓损伤。

（2）爆裂性骨折 为垂直压缩暴力所致，伤椎的前、中柱均崩裂，椎体后壁高度下降（图 2-3）。该型损伤的特点是脊柱中柱受累，在轴向应力或轴向应力伴屈曲应力作用下，使椎体呈爆裂样裂开，椎体后侧骨折片常连同其椎间盘组织突入椎管，引起椎管狭窄，致脊髓或马尾神经损伤（图 2-4）。该类骨折在普通正、侧位 X 线片或 CT 片上，可见椎体前高、后高及侧高均有不同程度的减

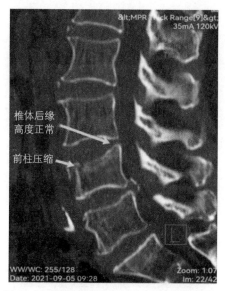

图 2-1　椎体压缩性骨折（CT 扫描矢状位）

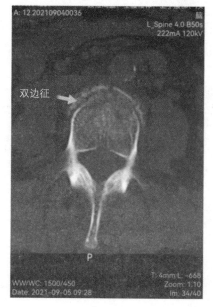

图 2-2　椎体压缩性骨折（CT 扫描横断位）

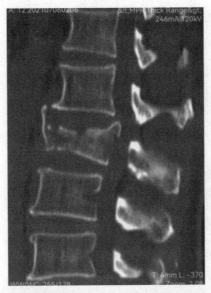

图 2-3 椎体爆裂骨折（CT 扫描矢状位）椎体高度下降

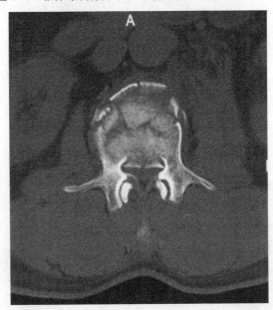

图 2-4 椎体爆裂骨折（CT 扫描横断位）碎裂骨块向四周移位，突入椎管

小，椎间隙高度可能减小或不变，两椎弓根间距增宽，CT 扫描对此类损伤诊断价值最大。爆裂性骨折可分为椎体上下终板破裂、椎体上终板破裂、下终板破裂、合并旋转移位和严重侧方压缩粉碎。

Denis 又将爆裂骨折分为五型。

A 型：是指在严重的完全纵向垂直应力下所致的上、下终板均呈破裂样的骨折。该型骨折一般不引起后凸成角，多见于下腰椎。

B 型：为不完全纵向垂直或略带前屈应力所致的上终板损伤，能导致急性或晚期向后成角，为腰段爆裂型骨折中最常见的一型。

C 型：为下终板损伤，作用机制与 B 型相似，但比 D 型少见。

D 型：是轴向应力伴有旋转暴力所致，多见于腰椎。该型极不稳定，可造成骨折脱位，但与屈曲旋转型骨折脱位不同之处，在于该型椎体多为粉碎骨折，椎弓根间距增宽，椎体后壁可突入椎管，椎板可有纵向骨折。

E 型：为轴向应力伴有侧向屈曲。该型除根弓根间距增宽外，压缩侧可有骨块挤入椎管。

（3）屈曲牵张型骨折　又称安全带型损伤（Chance 骨折）。（图 2-5）此型损伤多见于乘坐高速汽车腰系安全带，在车祸的瞬间患者上躯体急剧前移位并前屈，以前柱为轴，后柱、中柱呈张力性损伤。棘上、棘间、黄韧带，甚至后纵韧带断裂，前柱呈轴向屈曲，可发生压缩，也可呈铰链作用不受损伤。该型轻度损伤属稳定型，一般无椎管狭窄。严重者椎体可呈切片样裂开，椎弓根断裂，伴水平移位，骨折不稳定，脊髓损伤也较严重。

（4）骨折脱位型　此型损伤是严重暴力所致。机制比较复杂，可由屈曲、剪切、牵张或旋转等复合应力所致，故过去依暴力不同分为屈曲旋转型、剪力型或牵张型等。该型损伤常累及三柱，前纵韧带从下椎体前面剥离，后纵韧带破裂，椎体后方的骨折片可进入椎管内，脊柱极不稳定，伴有不同程度的脊髓或神经损伤。（图2-6、图2-7）

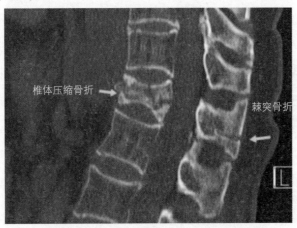

图2-5　Chance骨折，棘突横断骨折，累及三柱为不稳定骨折

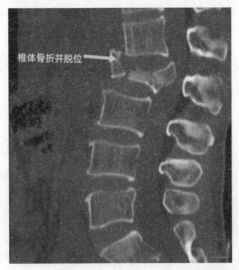

图2-6　腰椎骨折脱位，矢状位可见椎体正常序列改变

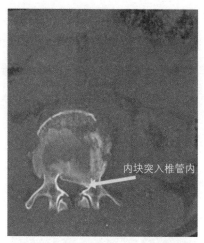

图 2-7　腰椎骨折脱位，碎裂的骨折块突入椎管内
压迫神经组织（CT 扫描横断位）

2. 根据损伤累及的范围分类　Denis 将脊柱理解成三条纵行的柱状结构。（图 2-8）

前柱：包括脊往前纵韧带、椎体及椎间盘的前 2/3 部分。

中柱：由椎体及椎间盘后 1/3 和后纵韧带组成。

后柱：由椎弓、椎板、附件及黄韧带、棘间、棘上韧带组成。

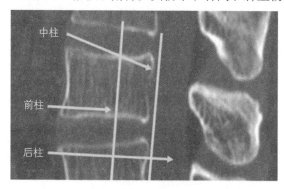

图 2-8　三柱理论

椎体的稳定性主要依赖中柱的完整。损及中柱的骨折和脱位都属于不稳定性骨折。根据伤及的范围分为前、中、后柱损伤。

3. 根据椎管狭窄或受堵程度分类 Wolter 将椎管经 CT 扫描的横断面分成三等分，1、2、3 表示其狭窄和受堵程度指数。（图 2-9）

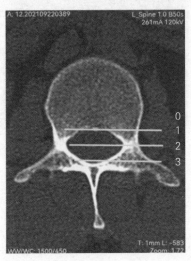

图 2-9 Wolter 椎管狭窄分度（腰椎 CT 扫描横断位）

（1）椎管无狭窄或无受堵者指数为 0。

（2）椎管受压或狭窄占椎管横断面的 1/3 者，指数为 1。

（3）椎管受压或狭窄占椎管横断面的 2/3 者，指数为 2。

（4）椎管完全受压或完全受堵者指数为 3。

以上分类中，单纯外伤机制分类不能完全反映脊椎受累范围，Denis 三柱结构分类可表达脊柱受累范围及稳定性，但不能反映椎管受累情况；不过因为通俗易懂易于执行，三柱理论仍为临床应用最广泛。

4. 根据骨折后稳定程度分类

（1）稳定型骨折　该型骨折较为单纯，常不合并附件骨折或韧带撕裂，脊柱序列无改变。如上述的单纯压缩型骨折、轻度的安全带型骨折等，即骨折发生后，无论是搬运或脊柱活动无移位趋向者。

（2）不稳定型骨折　脊柱遭受严重暴力后除椎体骨折外，常伴有附件骨折或韧带断裂等联合损伤。由于脊柱稳定因素大部受到破坏，在搬运或脊柱活动时，可发生骨移位或脊髓损伤。

（二）脊髓损伤的神经功能分类

ASIA 脊髓损害分级制定脊髓损伤的神经功能分类，对判断脊髓损伤程度、评估疗效、对临床和科研工作者进行正确的交流都具有十分重要意义。目前被公认和被广泛采用的为 1992 年美国脊髓损伤学会（ASIA）根据 Frankel 分级修订的分级。A 级：完全性损害，在脊髓损伤平面以下，包括骶段（$S_4 \sim S_5$）无任何感觉和运动的功能保留。B 级：不完全性损害，在损伤神经平面以下包括骶段（$S_4 \sim S_5$）存在感觉功能，但无运动功能。C 级：不完全性损害，在损伤神经平面以下存在感觉和运动功能，但大部分关键肌的肌力在 3 级以下。D 级：不完全性损害，损伤平面以下存在感觉和运动功能，且大部关键肌的肌力等于或大于 3 级。E 级：感觉和运动功能正常。

功能独立性评定为了充分描述脊髓损伤对个体的影响及检测或评估治疗效果，必须有一评定生活能力的标准。功能独立性测定（Functional Independence Measure，FIM）是一种功能评定方法，它已广泛用于美国，并获得国际上的公认。FIM 测量 6 个方面的功能，即：①自我料理；②大小便控制；②移动能力；④运动能力；⑤交流；⑥社交。在每个方面要评价 2 个或 2 个以上的活动或项目，总共 18 项，每项按功能的独立性评定，分为 7 级。7 级：完全独立。活动在规定时间内安全规范地完成，不用辅助设施及帮助，且无须矫正。6 级：独立性减弱。活动不能在规定时间内安全地完成，需用辅助工具。5 级：监护或示范。不需要体力帮助，但需要提示、指导及示范。4 级：最低限度帮助，限于扶助。患者在活动中用力程度大于 75%。3 级：中等帮助。患者在活动中主动用力程度为 50% ～ 75%。2 级：最大帮助。患者活动量的 25% ～ 50% 为主动用力。1 级：完全依赖。患者活动量主动用力在 25% 以下。

（三）胸腰椎脊柱脊髓损伤评分系统（TLICS 评分）

前面所述的 OA 分型和 Denis 分型不能系统考虑患者神经状态和用以确定后部韧带复合体（PLC）完整性的 MRI 检查特征，影响对临床治疗方案的计划。美国脊柱损伤研究小组于 2005 年制定了一套胸腰椎脊柱脊髓损伤评分系统（TLICS 评分）。量化评分表见（表 2–1）（量化评分表来自 Spine 脊柱）。TLICS 重点在于脊柱的稳定性、预测脊柱将来的畸形和神经系统损伤情况，目前被广泛应用在临床指导治疗。

TLICS 评分由三部分组成：形态学损伤、后部韧带复合体损伤、神经学状态。每个参数可评为 0 ～ 4 分，总分是三项分数的总和，最多为 10 分；大于 4 分提示手术治疗。

表 2-1 胸腰椎脊柱脊髓损伤评分系统（TLICS 评分）

评分依据　Type		分值 · Points
骨折形态 Injury morphology	压缩型 Compression	1
	爆裂型 Burst	2
	剪力及旋转型 Translation/rotation	3
	牵张型 Distraction	4
后方韧带复合体 Posterior ligamen-tous complex	无损伤 Intact	0
	不确定 Suspected/indeterminate	2
	断裂 Injured	3
神经损伤状态 Neurologic status	无损伤 Intact	0
	神经根损伤 Nerve root	2
	脊髓或圆锥完全性损伤 Cord，conus medullaris complete	2
	脊髓或圆锥不完全性损伤 Cord，conus medullaris，incomplete	3
	马尾神经损伤 Cauda equina injury	3
治疗选择（总分） Treatment options （total score）	非手术治疗 Nonoperative treatment	$\leqslant 3$
	非手术或手术治疗 Nonoperative or surgery	4
	手术治疗 Surgical intervention	$\geqslant 5$

TLICS 评分在临床应用中，应注意修正，如明显的后凸畸形、椎体明显塌陷、邻近多发肋骨骨折、胸骨骨折、严重的颅脑损伤、开放性骨折、强直性脊柱炎、骨质疏松等情况，同时注意年龄、患者心肺功能等情况，综合考虑制定合适的治疗方案。

（四）腰椎附件骨折

腰椎附件骨折包括关节突骨折、棘突骨折、椎板骨折、椎弓根骨折和横突骨折。除横突骨折单独发生较多属稳定性骨折外，其他附件骨折多为腰椎骨折的合并骨折，属于不稳定性骨折。治疗上不影响腰椎的稳定性的附件骨折如横突骨折、棘突骨折、椎板骨折、单侧椎弓根骨折，给予保守治疗；对于不稳定腰椎骨折合并附件骨折，均需手术治疗。

1. 关节突骨折　发生率较高。使脊柱急骤过屈或过伸的暴力均能使其骨折，在临床上常被忽略或误认为腰部扭伤。可单独发生于腰椎（图 2-10），引起进行性的腰椎向前脱位，但多数关节突骨折系腰椎体骨折的合并骨折（图 2-11）。当腰段脊柱过度前屈时，单发或多发性关节突骨折远较其他关节囊撕裂为多。当关节突合并骨折后，腰椎除有压缩畸形外，上部的椎体可能向一侧或向前移位或形成绞锁状态，造成严重的脊髓或马尾神经损伤。

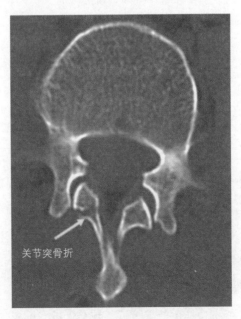

关节突骨折

图 2-10　关节突骨折（CT 扫描横断位）

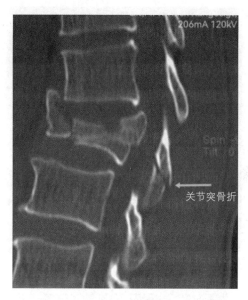

图 2-11 椎体骨折合并关节突骨折（CT 扫描矢状位）

2. 横突骨折 多发于腰椎，可单独发生，也可为腰段或腰椎体屈曲性压缩骨折的并发骨折，可能发生于一侧或两侧。由于腰方肌和髂腰肌收缩过于急骤，或在收缩同时腰段脊柱忽然前屈或侧弯所造成的骨折，可引起后腹壁血肿刺激交感神经产生腹胀（图 2-12）。

3. 棘突骨折 在屈曲性脊柱骨折中，棘突骨折极为罕见，单独发生者更少。多数发生在腰椎，为一种撕裂骨折。当脊柱骤然前屈时，棘上和棘间韧带大力牵拉，可能将棘突由其根部撕断，或撕裂为上、下两半。局部皮下因血肿而发生膨隆，且有明显局部压痛，此与脊柱其他部位骨折略有不同（图 2-13）。

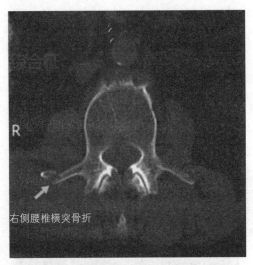

右侧腰椎横突骨折

图 2-12　腰椎横突骨折（CT 扫描横断位）

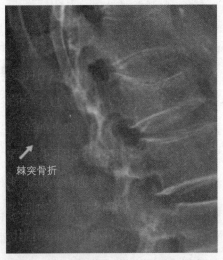

棘突骨折

图 2-13　腰椎棘突骨折（X 线侧位片）

4. 椎弓根骨折　多发生在下部腰椎，拍摄腰椎斜位片可较为清晰地显示椎体附件。椎体附件斜位观察之综合形象如"狗形"，椎弓根如"狗眼"，椎弓崩裂如"狗颈断裂"。诊断椎弓根骨折应用更广泛的是 CT 检查。椎弓根骨折可单独发生，更多合并腰椎椎体的骨折（图 2-14）。如双侧均有骨折易发生腰椎滑脱。

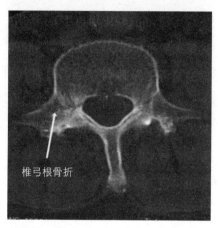

图 2-14　腰椎椎弓根骨折（CT 扫描横断位）

【腰痛的特点】

伤后持续剧烈的腰痛，活动时疼痛加重，尤其是站立或坐起时，卧位时疼痛减轻。伴有腰部活动受限，骨折块压迫脊髓或椎管内神经后出现下肢感觉运动障碍，严重时出现下肢截瘫。

【诊断】

任何由高处下坠，重物由高处下落打击颈背部，快速机车冲击背部，翻车或撞车时颈背受挤，矿井、房屋、墙壁、土井等坍塌脊柱受压或跌倒臀部着地的患者，均有发生脊柱骨折和脱位的可能。如同时也有局限性自发脊柱疼痛和脊柱运动障碍的主诉，则脊柱骨折存在的可能性更大。应仔细检查脊柱，弄清暴力的性质、方向或

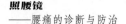
患者的体位。在临床上脊柱运动有障碍，局限性的脊柱自发疼痛甚为显著，但局部无压痛、血肿、畸形或其他发现，如患者同时有截瘫就能初步确定知觉消失或减退的平面。体格检查时切忌乱翻动患者，搬动位置，以免加重损伤。

任何高处坠落伤，翻车或撞车交通事故伤，矿井、房屋、墙壁、土井等坍塌伤，或腰背部压砸伤等，都要详细地询问受伤病史，弄清暴力的性质、方向和患者当时的体位，并应认真仔细地进行体格检查和准确的影像学检查。这是诊断脊柱骨折脱位必须具备的材料依据。

（一）临床检查

1. 一般症状与体征

（1）疼痛　具有骨折患者特有的疼痛，腰部活动或搬动躯干时，可使疼痛加重。

（2）压痛、叩痛和传导痛　骨折局部可有压痛及叩痛，并与骨折部位相一致。单纯椎体骨折者，压痛较深重；椎板及棘突骨折，压痛较浅表；脊柱轴线叩击时会产生疼痛，并常与骨折部位一致。

（3）椎旁肌紧张　机体因组织受损引起疼痛，使受伤部位的椎旁肌肉产生防御性紧缩，它对骨折的椎节起固定与制动的作用。

（4）活动受限　任何类型的脊柱骨折，均可出现明显的活动受限。检查时切忌让患者坐起或使躯干扭曲，以防骨折移位及引起或加重脊髓神经损伤。

（5）畸形　受损部位的棘突可向后方突出或脊柱呈现成角畸形。

（6）腹胀、腹痛　主要是椎体骨折后所致的腹膜后血肿刺激腹腔神经丛所致，并引起反射性腹肌紧张或痉挛出现腹痛；自主神经功能紊乱，肠蠕动变慢，出现腹胀。

（7）急性尿潴留 除脊髓损伤外，单纯腰椎骨折也可发生尿潴留。后者是出于腹膜后血肿刺激，引起反射性括约肌痉挛所致。

2. 神经系统检查 腰椎骨折可累及腰段脊髓、马尾神经或神经根。一般讲腰段脊髓受损，受累平面以下，可出现感觉、运动及肛门、膀胱括约肌功能障碍。马尾受损，因受损轻重及范围大小而有较大差异，一般除下肢感觉、运动有不同程度的障碍外，常致膀胱、直肠功能障碍。单纯的神经根受累少见，常伴有脊髓损伤，但神经根受压可引起剧烈疼痛，尤以完全性脊髓损伤者多见，故对任何脊柱骨折患者，都应做感觉、运动、反射及括约肌全面检查。

（1）感觉与运动检查 对每例腰椎骨折患者应作躯干及下肢的感觉、主动运动全面检查，以推断有无脊髓受损、受损平面及受损程度。特别对肛门周围的感觉及下肢的感觉、运动的检查，对判定脊髓损伤的完全与否具有重要意义。

（2）反射检查 包括腹壁反射、提睾反射、膝腱及跟腱反射、跖反射、缩肛反射、尿道球海绵体反射及其他病理反射等。

（3）肛门检查 对每例脊髓受累患者，均应认真地作肛门检查，即使在肛门皮肤与黏膜交界处存有轻微的感觉，括约肌有少许收缩功能残留，而肢体的感觉和运动基本消失者，也仍属于不完全性损伤。它对脊髓损伤程度的判断及完全性损伤的鉴别至关重要，切勿忽视与忘记。

（二）影像学检查

脊柱骨折进行影像学检查，不仅是为了明确诊断，更重要的是了解骨折的类型及椎管受累的情况，以便选择治疗方法，并对预后作出判断。

1. 普通 X 线平片 常规拍摄正侧位，必要时加拍左、右斜位像。临床疑有骨折时、尽可能不搬动或少搬动患者。观片时应注意脊柱的力线，椎体、椎弓根及附件的轮廓，骨折线的走向，骨折片的移位，以及是否进入椎管。

2. CT 扫描 对脊柱骨折的诊断有重要价值，可以显示普通 X 线难以发现的骨折，特别对椎管受累的情况的显示更为清晰可靠。对不具备磁共振成像设施的医院或地区，利用 CT 扫描对脊柱椎管进行影像重建，也可获得与 MRI 相似的椎管形态；从而为判定椎管形态及受阻情况提供客观依据。

3. 磁共振成像（MRI） 具有多方位的成像能力和优良的软组织对比性，特别能从纵向整体显示脊髓，对脊髓急、慢性损伤的各种病理改变，包括脊髓受压、水肿、出血、血肿形成、脊髓断裂、软化、囊性变、萎缩等均能清楚显示，同时也能显示原发性创伤的情况。因此，MRI 对脊柱特别是对脊髓损伤的诊断、治疗和预后判定价值是目前任何显像方法所不能比拟的。

参照 Yamashita 的分类方法，依据损伤部位脊髓 MRI 信号强度的改变，可分为五型。脊髓信号的强度是与椎旁肌肉对比，如脊髓信号强度与椎旁肌肉相似，为中等信号，或为正常信号（normal，n）；脊髓信号低于肌肉信号，为低信号（low，lo），反之若高于肌肉信号，则为高信号（hight，hi）。

（1）n/n 型 即 T1 和 T2 加权像脊髓信号均为正常（normal），脊髓损伤急性期，诊断为脊髓震荡。该型在临床上表现较轻，预后最好。

（2）n/hi 型　即 T1 信号正常，而 T2 正在损伤区为高信号（hight）。该型在临床表现上比 n/n 型重一些，预后也次之。在脊髓损伤急性期，若脊髓无受压，而脊髓增粗，境界清楚整齐，范围较广，应诊为脊髓水肿。

（3）hi/hi 型　即 T1 和 12 在损伤部位均呈高信号。该型临床表现重，常为完全性截瘫，预后差。在损伤的急性期或亚急性期若 MRI 显示 T1、T2 加权像均呈脊髓内高信号，脊髓呈局限性增粗表现，为 hi/hi 型，符合髓内血肿。

（4）lo/hi 型　即 T1 为低信号，而 T2 为高信号。该型临床表现相当严重，大多接近于完全截瘫。

（5）脊髓横断型　矢状面显示脊髓及硬脊膜连续性中断，可伴有脊髓萎缩。在不完全性横断者，盲端为高信号，预后极差。

脊髓损伤慢性期的囊性改变或空洞形成，MRIT1 加权像显示常为脊髓中间纵行低信号，T2 为脊髓空洞与周围脑脊液等信号。判定脊髓有无萎缩，可在影像上测量脊髓前后径，胸段脊髓小于5mm，则考虑为脊髓萎缩。

4. 脊髓造影　对急性期病例不宜采用，对慢性期病例可酌情选用，并以选用水溶性造影剂为宜。

5. 数字减影　对腰段脊柱损伤，主要用于脊髓滋养动脉及前脊髓中央动脉等血管的检查。

除以上影像学检查外，肌电图、诱发电位检查，对脊髓、马尾或神经根受累的判断有所帮助，可根据情况选用。

根据上述检查，对脊柱脊髓损伤作出判断并不困难。但一个完善的诊断应包括脊柱骨折的解剖部位、骨折类型、椎管受累情况及脊髓功能状态。这样才能更好指导治疗。

【治疗】

腰椎损伤的治疗包括有效恢复脊柱的稳定性，恢复正常的椎体序列和解除脊髓的受压。治疗方法分为保守治疗和手术治疗。目前手术治疗方法分为切开复位骨折内固定术和椎体后凸成形术。

（一）手术与非手术治疗选择

脊柱骨折后首先要确定下列两个问题，然后再考何种治疗方案。

1. 是否合并有椎管受压，并伴有脊髓或神经损伤 若合并有脊髓损伤，应判明伤的程度，是完全性损害还是非完全性，但在损伤急性期伴脊髓休克时，脊髓损伤程度难以辨明。脊髓休克的存在既可预示脊髓功能永久性丧失，也可能使脊髓功能暂时丧失。脊髓休克结束后脊髓功能可有不同的预后，因而在脊髓损伤早期应反复地动态观察患者。仔细观察足趾有否自主性微动；刺激足底时，足趾有无缓慢地伸屈；足趾有否残留的位置感觉；有无肛门微弱反射；是否存在有海绵体反射；特别是鞍区是否有感觉、肛门指诊括约肌是否有收缩，对判断是否为完全性截瘫有着重要意义。如急性期检查无球海绵体反射，一旦该反射出现意味着脊髓休克已经结束。

2. 是否存在不稳定 Dnise 认为，含有椎体后壁的中柱骨折，对骨折的不稳定及脊髓损伤有较大的意义，并认为三柱结构中有两柱受累，一般被视为不稳定。脊柱不稳定骨折可分为三度，一度为机械性不稳定，如前柱与后柱受累，可逐渐发生后凸畸形；二度为神经性不稳定，如 B 型爆裂骨折，中柱受累，在急性期或晚期损伤后的椎体常进一步塌陷，脊柱向后成角，而致椎管狭窄，使无神经症状者可发生神经症状；三度为兼有机械性及神经性不稳定，为三柱受累，如骨折脱位。因此，根据脊柱骨折分类，判断脊柱稳定性及根据影像学明确脊髓有无受压及压迫部位、程度及范围是制定治疗方案的主要依据。一般讲，椎管无压迫或轻度受压，而无神经损伤的稳定性骨折或相对稳定性骨折，为非手术治疗的适应证。如单纯棘突骨折、单纯横突骨折、轻度椎体压缩骨折、轻度爆裂骨折或轻型安全带型损伤，可卧硬板床，积极进行腰背肌功能练习，4～6周后给予辅助外固定，使患者早期活动。这类骨折经保守治疗均可获得良好的结果。而对脊柱不稳定骨折或伴有神经损伤者，主张及时手术治疗。

（二）急性脊髓损失的保守治疗

1. 药物治疗　急性脊髓损伤（acute spinal cord injury，ASCI）是指各种原因导致急性脊髓受压，出现肢体感觉障碍及运动障碍的疾病。脊柱骨折引起脊髓损害的机制为即刻的机械性损伤和随之发生的继发性损害。被认为有减轻或阻止继发损害，保护或促进脊髓功能恢复的药物很多。

（1）糖皮质激素　甲基强龙（Methylprednisolone，MP）是过去被认为皮质激素治疗脊髓损伤的有效药物。激素类制剂 20 世纪 60 年代开始在临床应用于脊髓损伤治疗，当时主要理论基础是激素能减轻脊髓损伤后的继发水肿。研究表明，MP 具有多方面的神经保护作用，包括改善脊髓微循环，抑制脂质过氧化，减少细胞钙内流，维持神经元兴奋性及阻止或减轻脊髓细胞凋亡等。以往有人采用 48h 给药方案，但是在临床中发现患者并没有因为激素剂量获益，反而加重了出血、肺炎的并发症。2017年AOspine的指南中明确指出仅仅在伤后8h内可以使用大剂量MP治疗，推荐采用24h的给药方案：首先30mg/kg快速静脉滴注，15min内完成，间隔45min后，以5.4mg/（kg·h）的剂量维持23h。如在损伤8h后应用，不仅效果欠佳，且并发症增加，在使用此方案之前应详细评估患者是否存在激素冲击的禁忌证。

由于多数学者对大剂量的激素冲击治疗存在较大争议，目前以上激素治疗方法只作为可选择的治疗方案，而不是必需的。

（2）神经节苷脂　是一种复杂的糖脂蛋白，为细胞膜的重要组成部分。它在正常神经元的发育和分化中起重要作用，实验研究表明，外源性神经节苷脂能促进神经轴突生长，增加损伤部位轴突存活数目。然而最近研究发现，神经节苷脂虽然有利于脊髓损伤患者的神恢复，但与对照组相比，差异并没有统计学上的意义。因此神经节苷脂是否作为急性脊髓损伤的首选药尚有争议。

（3）抗氧化剂和自由基清除剂　目前已有多种抗氧化剂和自由基清除剂应用于脊髓损伤，如维生素E、维生素C、硒、超氧化物歧化酶（SOD）等。最近报道21氨基酸类固醇，如U-74006能促进神经功能恢复，被认为是一种有希望的脊髓损伤治疗药。

2. 血管升压治疗　脊髓的供血方式与脊神经一样呈节段性分布，侧支循环少，代偿能力差；高位脊髓损伤可以阻断高级中枢对心脏交感神经的支配，导致冠脉收缩、影响心脏功能；由于损伤平面以下的血管扩张，脊髓损伤患者也容易出现神经源性休克。脊髓损伤后持续的低血压可引起缺血性脊髓损伤，对于脊髓损伤的患者维持纠正低血压，维持脊髓足够的血流灌注非常重要。美国神经外科医师联合会和神经外科医师大会的指南均推荐在伤后 7 天内尽可能地将脊髓损伤患者的平均动脉压维持在 85 ～ 90mmHg。

3. 低温治疗（32 ～ 34℃）　可以降低中枢神经系统的基础代谢率，减少炎性细胞的活化。根据治疗范围可分为全身低温治疗和局部低温治疗，根据降温的方式可分为体表降温、血管内降温及硬膜外置管降温三种方式。全身低温容易引起心律失常、凝血功能障碍，增加出血，以及呼吸、泌尿系感染等并发症，因此多采用局部低温方法。目前尚无大量样本研究，对于低温治疗急性脊髓损伤的安全性及有效性仍需进一步探索。

4. 干细胞治疗　干细胞再生治疗脊髓损伤的研究是脊髓损伤治疗的热点。目前研究发现，在损伤的脊髓中植入人的干细胞可以发挥多种功能，如营养支持、调整炎性反应、重建损伤的神经通路，以及使脱髓的神经纤维再髓鞘化。由于诱导多能干细胞几乎可以由所有的体细胞中提取出来，近年来细胞治疗的重点转向了诱导多能干细胞并取得了进展。

5. 生长因子治疗　ASCI 患者伤后脊髓逐渐液化坏死，神经的传道通路破坏，远端肢体失去神经的支配，出现截瘫。因此如何促进轴突再生，重建神经传导通路是脊髓损伤治疗的重点。生长因子可促进神经纤维和轴突的再生。目前常用的生长因子有脑源性神经营养因子（brain-derived neurotrophic factor，BDNF）、神经营养因子 -3（neurotrophic factor 3，NT-3）、神经生长因子（nerve growth factor，NGF）、碱性成纤维细胞生长因子（basic fibroblast growth factor，bFGF）。

6. 脊髓电刺激治疗　已经成功治疗脊髓损伤及截肢后所产生的

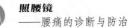

顽固性神经痛。目前临床试验已经显示脊髓电刺激治疗结合康复锻炼可以改善脊髓损伤患者的下肢功能。

（三）腰椎骨折的手术治疗

手术治疗的目的主要有二：一是争取最大限度地准确地对骨折复位及恢复椎管管径，为神经恢复创造条件，且准确复位本身即为有效减压；二是恢复脊椎的序列，重建脊柱的稳定性，使患者能早期活动，减少并发症，并为全面康复训练创造条件。当前对脊柱脊髓损伤的外科治疗主要包括以下几方面。

1. 复位与矫形　这是外科治疗主要的目的之一。用手术方法准确复位，矫正脊柱畸形、恢复压缩椎体的高度和脊柱的正常力线及椎管管径，才能为神经恢复创造条件，准确复位本身即为有效减压。无论用任何器械，复位的方法首先是牵引，撑开（防止过牵），牵引后再行侧向或前后向整复。轴向的撑开力是使椎管内骨块复位的主要力量，借助器械的牵引，后纵韧带伸展，使附着于椎体上的纤维环及其周围的软组织牵引骨块复位。

2. 椎管扩容与减压　术前通过临床表现、体征和影像学检查判断椎管有无压迫，造成压迫的组织和压迫的范围程度，选择合适可行的治疗方案和手术入路。不综合评估椎体受伤后导致的截瘫原因，一律采取椎板切除减压的治疗手段，既达不到真正减压的目的，又破坏了腰椎后柱的稳定性。椎管减压入路的选择取决于：①骨折的平面。如胸腰段及以下腰椎骨折伴不全瘫，行前路、后路手术均可，而以后路手术为主。②如 X 线及 CT 显示为胸椎椎管前方受压，如严重爆裂骨折，以前路减压为安全。

3. 固定与融合　坚强的内固定有利于重建脊柱的稳定性，并可减少卧床时间和护理量及并发症，为早期康复创造条件。但内固定的矫形与固定只是暂时的，永久性稳定仍靠自身骨融合。因此，在固定区或损伤节段作植骨融合是减少迟发性腰背痛、神经症状出现、矫正度丢失、畸形加大、内固定折断、松动等并发症的有效措施。只行固定而不植骨融合的做法是晚期并发症增多的重要因素。

4. 手术入路选择　取决于骨折的类型、骨折部位、骨折后时间，以及术者对入路的熟悉程度。

脊椎载荷评分系统（Load-Sharing Scoring system）被用来指导手术入路的选择，临床应用广泛。Parker 等将骨折粉碎程度、骨折块进入椎管范围及脊椎后凸畸形程度这三方面打分评价，每项各打 3 分，最高 9 分，最低 3 分；3～6 分可选择单独后路手术，≥7 分行前路手术。具体打分标准：①在腰椎 CT 矢状位片上，椎体粉碎程度 ≤ 30% 为 1 分，30%～60% 为 2 分，≥60% 为 3 分；②在 CT 横断位片上评价骨块进入椎管的情况，椎管未受影响为 1 分，骨折块进入椎管 2mm 但是不超过椎管管径的 50% 为 2 分，进入椎管超过 50% 为 3 分；③X 线侧位片上观察后凸畸形程度，畸形 ≤ 3º 为 1 分，4º～9º 为 2 分，≥10º 为 3 分。

目前比较有共识的入路选择一般遵循以下原则：依据患者后方韧带复合体（PLC）和神经功能损伤，尽可能选择单一入路完成手术；无神经损伤患者，无论 PLC 是否完整，选择后路手术；有神经损伤的患者，椎体碎裂骨块突入椎管内较大的但是无 PLC 断裂，可选择前路手术或前后路手术（后路手术可采用闭合内固定物植入）；有神经损伤合并 PLC 断裂患者，可选择长节段后路或者后前路联合手术；有明显脱位患者，神经不全瘫痪，应选择后前路联合

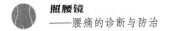

手术；神经全瘫者可单纯选择后路长节段手术。

（1）后路手术　解剖较简单，创伤小，出血少，操作较容易。适用于大多数脊柱骨折，对来自椎管前方的压迫小于50%的腰椎骨折，如正确使用后路整复器械，可使骨块达到间接复位。椎管后方咬除椎弓根可获得椎管后外侧减压，或行椎体次全切除获得半环状或环状减压。对爆裂骨折后路手术主要是恢复椎体轮廓和高度，由于缺乏前路支撑，复位固定后，可能会出现迟发性后凸畸形、疼痛或神经症状，严重的爆裂骨折合并神经损伤或骨折伴有严重脱位或伤后2周以上的陈旧性爆裂骨折，后路手术常有困难。

（2）前路手术　爆裂骨折累及中柱，致脊髓前方受压，椎管压迫超过50%，或椎管前方有游离骨块者，由于神经组织被覆在突出的骨块后方，间接复位如不能使骨块前移，而采用后路过伸复位或"压中间撬两头"复位方法，会造成脊髓过度牵拉而进一步加重损伤。因而在以下情况下应考虑前路手术：①脊髓损伤后有脊髓前综合征者；②有骨片游离至椎管前方的严重爆裂骨折或陈旧性爆裂骨折并不全瘫者；③后路术后，前方压迫未解除者；④前方致压的迟发性不全瘫者。

脊椎脊髓损伤前路手术可在直视下充分进行椎管前侧减压，同时矫正畸形，固定和植骨融合。腰椎骨折最常见的腰椎移行部 $T_{11} \sim L_2$ 部位的前路手术，常用的入路为经胸、腹联合切口。

（四）微创手术治疗

椎体后凸成形术全称为经皮椎体成形术（percutaneous vertebro plasty，PVP），是通过体位复位使伤椎获得较好的高度后，向患者的伤椎内注入骨水泥（聚丙烯酸甲酯，PMMA）或人工骨达到强化椎体的技术。其能有效增强椎体强度和稳定性、防止塌陷、缓解腰背部疼痛，甚至部分恢复椎体高度和生理曲度，是一种微创脊柱外科技术。

球囊扩张椎体后凸成形术（percutanskyphoplasty，PKP）是PVP技术基础上发展而来的，是经过球囊扩张后再分次注入骨水泥，目前在治疗骨质疏松性椎体骨折上应用广泛。1990年法国医生Deramong将经皮椎体成形术应用于骨质疏松压缩性骨折，并取得满意的止痛效果和强化椎体的作用。1994年美国首先报道将PVP应用于骨质疏松性椎体骨折的治疗。1994年Wong和Reiley等设计球囊扩张后凸成形术。

椎体后凸成形术主要目的是治疗患者腰背部疼痛，帮助胸腰段损伤和腰椎骨折患者早期下地活动，改善生活质量，但对腰椎骨折的稳定性改善有限，故要严格掌握手术的适应证。对于骨质疏松症的患者适用年龄，一般为男性60岁以上，女性55岁以上，也可根据骨密度测定值选择。

1. 适应证　骨质疏松性椎体压缩骨折；溶骨性椎体良、恶性肿瘤或转移瘤，且椎体前后皮质较完整的患者；椎体骨折伴有骨坏死或骨折后不愈合；不稳定的压缩骨折或多节段椎体压缩性骨折。

2. 绝对禁忌证　无症状的稳定性骨折；无骨质疏松症的急性创伤性椎体骨折；无痛的骨质疏松椎体压缩性骨折或骨折不是主要疼痛原因；爆裂骨折，椎体后缘破坏，有向椎管内突出的骨块，有脊髓和神经受压情况者；感染性疾病或全身感染存在；成骨性转移性肿瘤者；有出凝血功能障碍或出血倾向者；严重心肺疾病者或不能耐受手术者；对骨水泥和造影剂过敏者。

3. 相对禁忌证　病变椎体后壁骨质破坏或不完整者；椎体严重压缩＞ 3/4 者；肿瘤侵入硬膜外腔造成椎管容积变小；弥漫性腰背疼痛，影像学和临床表现判断致痛椎体 ≥ 3 个椎体。

4. 优缺点　椎体后凸成形术的优点有手术损伤轻，并发症少，术后镇痛有效率可达 70% ～ 90%，椎体的强度和稳定性迅速改善，患者常可 1 ～ 3 天内可站立及行走，减少了长期卧床的并发症，住院时间短。主要缺点是适应证严格，可能出现脂肪栓塞、骨水泥外漏引起的脊髓神经受压、静脉栓塞，PMMA 可以引起低血压、中毒、热烧伤，其中以骨水泥外漏较多见，但一般不会引起临床症状。

5. 手术时机　过去主张经保守治疗 4 周后疼痛症状不能缓解，CT 或 MRI 检查排除其他原因所致疼痛后可进行手术。现在观点已经改变为不须保守治疗，一旦确诊无手术禁忌证可尽快安排手术。

确定伤椎：X 线片上往往不能判断椎体处于骨折愈合的阶段分期，多椎体骨折可能发生于不同时期，并非每个压缩的椎体都是引起疼痛的责任椎体，MRI 在判断骨折椎体是否愈合及选择手术椎体时起重要作用。急性期或亚急性（2 ～ 30 天之间的骨折），T1WI 呈低信号，T2WI 呈高信号，可考虑手术治疗。晚期（30 天以后）T1WI 和 T2WI 表现为等信号，说明椎体骨折已愈合，椎体处于稳定状态，可不予手术治疗。

6. 手术方法　局部麻醉，患者俯卧位，垫高胸部及髂前上棘，使得脊椎过伸位。手法复位，在 C 臂下透视椎体，调整 C 臂，并使 X 线侧位显示与椎体终板方向水平，正位显示两椎弓根形状对称且与棘突等距。常规消毒铺巾，按照术前体表定位标志穿刺，以椎弓根体表投影向外侧旁开 1.5 ～ 2cm 切开皮肤约 0.5cm。穿刺点位于椎弓根外侧缘（左侧 10 点，右侧 14 点），选择双侧手术进针方向向矢状面成 10°～ 15°。单侧手术进针方向可于术前 CT 扫描伤椎的横断面测量进针角度调整，与矢状面成角最大可达 25°，术中反复正侧位透视观察进针过程，侧位进针深度达椎体后缘时，正位透视显示进针深度不能突破椎弓根内侧壁，最好刚及椎弓根内侧缘，继续进针进入椎体超过 5mm 后，拔出穿刺针，沿导针一次置入扩张套管，工作套管，沿套管缓慢放入骨钻，钻头尖到达椎体前 1/3 至 1/4 处，用带芯的骨水泥填充器探测，证实椎体前缘皮质未破。建立工作通道，置入球囊，透视监视下，缓慢注入造影剂扩张球囊，观察造影剂有无渗漏。球囊压力控制在 12 个大气压以内，造影剂注入不超过 3mL，球囊撑开后等待 1 分钟左右，确认球囊完全回缩后，拔出球囊；骨水泥呈拉丝状时开始注入。可单侧注入也可双侧入路操作，分别注入骨水泥。注入过程要在透视下监测骨水泥的分布情况，如果患者感到背部剧痛或下肢放射痛，应立即停止操作。腰椎骨水泥填充量 3.5 ～ 6mL。骨水泥注射量过少（低于 3mL），临床证实影响术后止痛效果，但骨水泥的注射剂量或填充程度与临床止痛效果并无直接线性关系。因此，在灌注骨水泥时应适可而止，不要盲目追求尽可能充盈椎体，而增加外漏的风险。（图 2-15 ～图 2-17 为老年骨质疏松患者腰椎骨折后行 PKP 治疗）

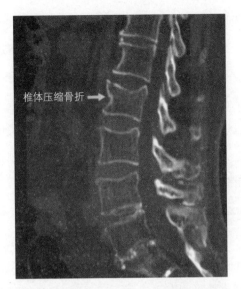

图 2-15　老年骨质疏松患者出现腰椎压缩性骨折
PKP 治疗前腰椎椎体（CT 扫描矢状位）

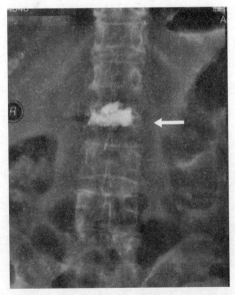

图 2-16　PKP 术后腰椎椎体（白色箭头所示，X 线正位片）

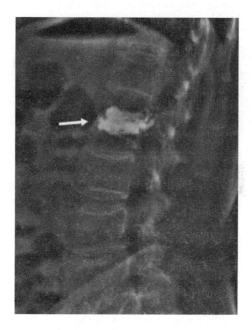

图 2-17　PKP 术后腰椎椎体（白色箭头所示，X 线侧位片）

7. 术后处理　术后搬运患者时，保持脊柱水平位，局部不弯曲，不扭曲，回病房后仰卧 4～6 小时。术后监测生命体征 6 小时，术后患者 1～4 天内如有穿刺部位局部及椎体内疼痛，可能与骨水泥聚合热所致的炎症反应有关，可用消炎或类固醇消炎药治疗。

8. 功能锻炼　术后 1～2 天鼓励患者在床上做肢体屈伸运动，术后第 2 天鼓励患者在专人陪护下系腰围下床行走，1 个月内嘱患者卧床休息为主，床上进行腰背肌及双下肢功能锻炼，一般 1 个月后下地活动，根据情况去除腰围固定，行走距离和时间间隔以患者能够耐受为原则循序渐进。

9. 并发症　PKP 手术常见并发症有骨水泥外漏、术后感染、再骨折、一过性疼痛加重、一过性发热、肋骨骨折、神经根症状、肺栓塞和死亡等。需要注意的是，因同时处理多个椎体会引起潜在的肺部损伤的可能，目前建议进行椎体成形术时一次不应超过 3 个节段，术后需要密切观察患者症状，积极对症处理。

【康复】

脊髓损伤后，通过康复治疗，患者也均能自理生活，在轮椅上能独立。由于损伤水平的不同，下肢功能有很大差异。从只能做治疗性站立，到能做社区性功能性步行。康复的内容，一般按伤后的时间可分为三个阶段。

1. 卧床期　特别对完全性脊髓损伤患者，应定时轴向翻身，采取正确的体位，防止压疮；进行呼吸训练，防止肺部并发症；留置导尿管；对运动丧失的部位和肢体行按摩及轻柔被动运动，防止肌肉萎缩、关节挛缩，保持关节运动功能；对残存肌肉进行肌力训练。病情稳定后，在不影响脊柱稳定的前提下（内固定后，或支具背心保护）可逐步抬高床头，为适应坐位及下一阶段初期康复（轮椅阶段）做准备。

2. 初期（轮椅阶段）　经过床上的移动训练，进一步掌握如何正确地使用和操纵轮椅，并掌握轮椅转移，如轮椅—床、轮椅—厕所、轮椅—治疗平台等。加强对残存肌肉肌力的训练、排尿训练，定时排尿或间断导尿，训练建立排尿意识，利用腹压或体位排尿等。

3. 中、后期（步行阶段）　此阶段除加强残存肌肉的肌力训练及全身耐力训练外，重点是步行训练。近年来，由于步行器的进展，具有助动功能的步行器应用于临床，使得胸椎 T_4 以下的完全性脊髓损伤患者，应用步行器进行功能性步行成为可能。

（李春梅）

第十节　腰椎间盘突出症

腰椎间盘突出症是引起腰痛的最常见疾病，是在腰椎间盘突出的病理基础上，由突出的椎间盘组织刺激和（或）压迫神经根、马尾神经所导致的一种临床综合征，表现为腰痛、下肢放射痛、下肢麻木、下肢无力、大小便功能障碍等。多见于 20 ～ 40 岁青壮年，占腰腿痛门诊患者人数的 10% ～ 15%，男性明显多于女性，90% 以上的腰椎间盘突出发生在腰 $_{4/5}$ 和 L_5/S_1 椎间隙。

【病因病理】

腰椎间盘突出症是在椎间盘退变的基础上发生的，而积累性劳损和外伤是其发病的常见诱因。一般认为在 20 岁以后，椎间盘即开始退变，髓核含水量逐渐减少，椎间盘的弹性和抗负荷能力也随之减弱。椎间盘反复承受挤压、屈曲和扭转等负荷，在腰椎间盘受应力作用最大处，即纤维环的后部容易由里向外产生裂隙。在此基础上，由于一次较重的外伤，或反复多次轻度的外伤积累，均可促使退变和积累性损伤的纤维环进一步破裂。已变性的髓核组织由纤维环软弱处或破裂处突出，纤维环损伤本身可引起腰痛，而突出物

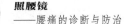

压迫神经根或马尾神经，则可引起放射性痛及其他神经功能损害的症状与体征。与发病有关的其他因素有遗传因素、长期受风寒、潮湿、吸烟、腰骶部持续受震动（如汽车司机）、妊娠等。

腰椎间盘突出症的病理变化过程，可分为以下三个阶段。

1. 突出前期　此期髓核因退变和损伤可变成碎块状物，或呈瘢痕样结缔组织。变性的纤维环可因反复损伤而变薄变软或产生裂隙。此期患者可有腰部不适或疼痛，但无放射性下肢痛。

2. 突出期　外伤或正常的活动使椎间盘压力增加时，髓核从纤维环薄弱处或破裂处突出。突出物刺激或压迫神经根即发生放射性下肢痛，或压迫马尾神经而发生大小便排出障碍。

3. 突出晚期　腰椎间盘突出后，病程较长者，椎间盘本身和其他邻近结构均可发生各种继发性病理改变，如突出物纤维化或钙化、椎间盘整个变性、神经根损伤、黄韧带肥厚、椎间关节退变和增生。

【临床表现】

1. 腰痛　通常是腰椎间盘突出症的早期症状，为窦椎神经受累的表现。疼痛位于下腰部或（和）骶髂部，表现为钝痛。活动时或咳嗽、打喷嚏等腹部压力增加时加重，卧床休息时减轻，严重时可表现为剧痛，伴有下肢放射痛。

2. 坐骨神经痛　常出现在腰痛后 6～8 周，也可不出现腰痛，而只表现为下肢根性疼痛或放射感，为突出物压迫或刺激神经根所致。放射痛分布区域的规律是：沿臀部、大腿后侧放射至小腿和足部。疼痛的性质：单侧根性下肢疼痛是本病的特点，表现为针刺样或烧灼样疼痛，常伴有麻木。

3. 下肢皮肤感觉、肌力及反射改变（麻木及异常感觉） 突出物压迫神经根可造成受累神经支配区的皮肤感觉、肌力及反射异常。椎间盘突出的椎间隙不同则压迫不同的腰神经根，因此造成神经功能障碍的症状也不尽相同。由于临床所见的腰椎间盘突出 90% 以上发生在腰 $_{4/5}$ 和腰 $_5$/ 骶 $_1$ 椎间隙，故临床常见小腿外侧、足外侧及足拇趾皮肤感觉麻木，拇趾背伸肌力减弱，并有 70% ～ 80% 患者膝腱反射或跟腱反射出现异常（亢进、减弱或消失）。常见体征如下：

（1）脊柱侧弯 患者脊柱多有侧弯，侧弯是使神经远离突出物，使压迫缓解，疼痛减轻的保护性措施。

（2）腰椎曲度改变 腰椎生理性前凸消失，甚至可向后凸，这也是一种减轻疼痛的保护性措施。

（3）脊柱运动受限 当椎间盘突出后，脊柱屈曲时，椎间盘前部受到挤压，后侧间隙加宽，髓核后移，使突出物的张力加大，同时髓核上移，牵拉神经根而引起疼痛。当腰部后伸时，突出物亦增大，且黄韧带皱褶向前突出，造成前后挤压神经根而引起疼痛。所以疼痛限制了脊柱的活动。

（4）压痛点 腰椎间盘突出症棘旁可有压痛并向下肢放射，压痛点在患侧相应棘突旁。

（5）感觉障碍 被挤压的神经根支配区有感觉（包括痛觉、触觉及温度觉）障碍。椎间盘突出主要侵及腰 $_{4、5}$ 神经根及骶 $_1$ 神经根，确定感觉改变区域有利于定位。

（6）运动障碍 受侵神经根所支配的肌肉功能常减低。腰 $_{4/5}$

椎间盘突出压迫腰$_5$神经根，趾背伸肌力减弱；腰$_5$/骶$_1$椎间盘突出压迫骶$_1$神经根，趾及足跖屈肌力减弱，常不能单用患侧足尖着地站立。

（7）反射改变　膝反射在腰$_{3/4}$椎间盘突出症时可降低，在腰$_{4/5}$椎间盘突出时可无改变，但也可出现亢进或减退，腰$_5$/骶$_1$椎间盘突出时跟腱反射减退或消失。

（8）直腿抬高试验（Straight Leg Raising test）　被检查者仰卧位，双下肢伸直，检查者抬起患侧下肢，正常人可抬高70°，如抬高30°即出现下肢放射痛，为阳性。加强试验（Bragard sign）：在直腿抬高试验阳性时，缓慢放低下肢高度，待疼痛消失后再被动屈曲踝关节，如再度出现下肢放射痛，即为阳性。腰椎间盘突出症患者阳性率为90%以上，此二征对本症的诊断非常有意义。

（9）拉塞格征（Lasegue sign）　患者仰卧，医师将患者髋、膝关节均屈曲90°，然后在髋关节屈曲位下伸直膝关节，出现下肢放射痛为阳性。

（10）健肢抬高试验　当健肢被动直腿抬高时，患肢坐骨神经分布区出现疼痛为阳性。

（11）股神经牵拉试验　患者俯卧，健侧下肢自然伸直，患侧膝关节屈膝90°，医师一手固定患者的骨盆，另一手握住患者小腿下端往上提，当髋关节处于过伸位时，出现大腿前侧疼痛则为阳性，提示腰$_3$或腰$_4$神经根受压。

（12）仰卧挺腹试验　患者俯卧，当挺腹而出现腰及下肢放射性疼痛或挺腹的同时屏气咳嗽而出现腰及下肢疼痛为阳性。

（13）压颈试验　检查者用拇指和食指压迫颈静脉持续1～3

分钟，使椎管内压增高，腰及下肢出现疼痛时为阳性。

（14）屈颈试验（Linder test）　患者仰卧，检查者一手按其胸部，一手置于枕后，屈颈，当出现腰及下肢放射性疼痛时，即为阳性，提示坐骨神经受压。

【腰痛的特点】

腰痛症状活动后加重，卧床休息后减轻。大多数患者伴有下肢症状，其症状的程度差异很大，有的早期就出现了小腿和足部麻木不适；有的一开始就是一侧下肢疼痛并伴有麻木症状；有的只有下肢的酸胀症状，有的患者腰腿痛症状同时存在；也有出现下肢症状后腰痛症状减轻或消失。高位腰椎间盘（腰 $_{1/2}$、腰 $_{2/3}$、腰 $_{3/4}$）突出症多表现为股前侧的股神经痛症状，而腰 $_{4/5}$ 和腰 $_5$/骶 $_1$ 腰椎间盘突出症多表现为大腿后侧的坐骨神经痛症状。

【影像学检查】

1. X 线检查　主要表现为腰椎椎体间隙变窄，腰椎曲度变化，部分患者可有腰椎退变和侧弯。

2. CT 扫描　腰椎间盘 CT 检查可见椎间盘向椎管或侧隐窝内突出，压迫硬膜囊呈凹陷影，椎管或侧隐窝狭窄。CT 对骨性结构显示更清晰，椎间盘钙化显示为高密度影。

3. MRI 检查　腰椎 MRI 检查可清晰显示腰椎骨和软组织结构，尤其是椎间盘、韧带、硬膜囊和脊髓马尾及神经根，中央型突出的椎间盘压迫硬膜囊或神经根，侧方突出的椎间盘造成侧隐窝狭窄。（图 2-18、图 2-19）

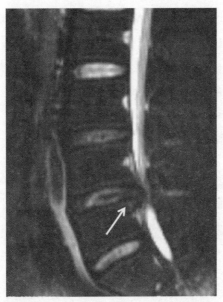

图 2-18　腰椎 MRI（矢状位）腰 $_{4/5}$ 椎间盘突出压迫硬膜囊和
马尾神经（箭头所示）

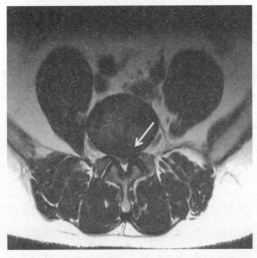

图 2-19　腰椎 MRI（横断位）腰 $_{4/5}$ 椎间盘突入椎管和侧隐窝，
压迫神经根（箭头所示）

MRI 作为腰椎间盘突出症首选的影像学检查手段，与 CT 相比具有以下优势：无放射性损害，可评估椎间盘退变情况，更好地观察突出椎间盘与神经根的关系，但对骨性结构压迫的分辨能力较低 CT 及三维重建方法可提高腰椎间盘突出症的检出率。CT 可以更好地观察骨性结构，但对神经、椎间盘等软组织的分辨率较差，较难分辨椎间盘与神经根的关系。目前普通 X 线平片应作为这一检查的常规，虽然它无法显示椎间盘的突出或其他脊柱内的损伤，但 X 线平片可显示骨质异常、肿瘤或其他的感染，尤其是在计划进行手术治疗时更有定位价值。

【诊断】

通过病史和物理检查可做出腰椎间盘突出症的初步诊断，配合进行相应的影像学检查，以排除其他的病变，进一步确定腰椎间盘突出的程度及类型。

1. 反复劳损病史或搬抬重物等急性外伤史。

2. 符合腰椎间盘突出症的临床表现和体征。

3. 影像学检查证实腰椎间盘突出、脱出，突出腰椎节段与临床体征检查神经损伤节段相符合。

【鉴别诊断】

虽然腰椎间盘病变是产生腰痛的主要原因，但即使在无症状的患者中，椎间盘突出仍有很高的发生率。所以在确诊腰椎间盘突出症前，仍需要全面查体，并注意同以下疾病相鉴别。

1. 腰椎管狭窄症 腰痛病史较长，伴有典型的间歇性跛行，

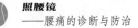

MRI 检查可资鉴别。

2. 胸椎管狭窄症 腰痛有时候伴有腿痛，但进行性下肢麻木，乏力症状明显，伴有脊髓源性间歇性跛行。

3. 胸椎间盘突出症 腰痛伴有胸肋部及腹部疼痛，或伴有下肢疼痛，受累平面以下存在感觉障碍，肌力减退，肌张力增高。

4. 强直性脊柱炎 腰背痛及臀区痛或不适是本病最常见症状，常为隐痛，不易定位，腰椎活动明显受限。本病腰痛休息不能缓解，活动反而能使症状改善，并伴有骶髂关节或髋关节症状。

5. 多发性骨髓瘤 是骨髓内浆细胞异常增生的一种恶性肿瘤。起病缓慢，腰骶部疼痛，伴有胸骨、肋骨疼痛，病理性骨折，贫血和出血，继发感染，肾功能损害等。

6. 骶髂关节病变 腰骶部痛，有时候臀部、股外侧疼痛，无放射痛，无肌力、感觉和反射改变，压痛部位在骶髂关节。

7. 腰椎结核 腰痛合并低热、盗汗、面部潮红、消瘦等消耗性疾病体征。X 片可发现有骨质破坏，椎旁脓肿等改变。

8. 脊髓栓系综合征 多见于儿童，伴有泌尿系症状。MRI 检查终丝粗大，低位圆锥、脊髓积水、马尾神经紧贴椎管后壁等改变。

9. 骨质疏松症 多见于老年人，尤其以 60 岁以上女性多见。腰痛较轻，以酸痛为主，有时向臀部和下肢放散。患者可有驼背畸形，X 线表现为脊柱骨质疏松，骨小梁减少，椎体中间凹陷，呈鱼尾巴状。

10. 硬膜外肿瘤 疼痛剧烈，局部叩击痛明显，病位较高者有时很快出现截瘫。MRI 检查可见占位性病变。

11. 带状疱疹 查体可见皮疹，一般有单侧性和按神经节段分布的特点，由集簇性的疱疹组成。

【保守治疗】

腰椎间盘突出症有良性的自然病程，大部分腰椎间盘突出症的患者经保守治疗症状均能得到改善。因此，非手术治疗应作为不伴有显著神经损害的腰椎间盘突出症患者的首选治疗方法。突出的椎间盘随时间推移通常会出现不同程度的萎缩，临床功能得到改善。非手术治疗的成功率为 80% ～ 90%，但临床症状复发率达 25%。

（一）保守治疗的时间

文献报道多数腰椎间盘突出症患者的症状经保守治疗 6 ～ 12 周得到改善。因此，对无显著神经损害的病例，一般推荐保守治疗的时间为 6 ～ 12 周。

（二）保守治疗的方法

1. 卧床休息　一直被认为是腰椎间盘突出症保守治疗最重要的方法之一，特别是在急性期间应尽量绝对卧床，减轻对神经根的刺激，以便尽早治愈，减少复发。但也有越来越多的循证医学证据表明，与正常的日常活动相比，卧床休息并不能降低患者的疼痛程度及促进患者功能恢复。对疼痛严重需卧床休息的患者，应尽量缩短卧床时间，且在症状缓解后鼓励其尽早恢复适度的正常活动，同时需注意日常活动姿势，避免扭转、屈曲及过量负重。

2. 手法治疗　一般采用斜扳腰椎法：患者健侧卧位，患侧在上，患侧的下肢屈曲，健侧下肢伸直。术者站立其面前，肘部弯曲，用一肘部前臂上端搭在患侧肩前方向向外推动，另一肘部上臂下端搭在臀部向内扳动，调整患者肩部与臀部的位置，使患者腰椎逐渐旋转，扭转中心正好落在病变腰椎节段上。当将脊柱扭转至弹性限制位时，术者可感受到抵抗，适时做一突发有控制的扳动，扩大扭转幅度3°～5°，可听到"咔嗒"声响，一般表示复位成功。注意切不可使用暴力，扳动要"轻巧、短促、随发随收"，关节弹响常标志手法复位成功，但不可追求弹响。

3. 中医治疗　现代医学研究表明，中药具有抗炎止痛、改善血液流变学、降低血液黏稠度和改善微循环的作用，可辨证选择口服中药汤剂或中成药。

4. 牵引治疗　开始时牵引重量较轻（10kg左右），每日牵引一次，每次30分钟。牵引后，腰痛和下肢串麻、疼痛症状有明显好转。对向后弯腰疼痛明显者，牵引后可能使症状加重，应停止牵引治疗。

5. 物理疗法　早期可进行超短波、磁疗、直流电加中药，甚至单纯的热敷等，多数人的近期疗效较好。

【手术治疗】

经过保守治疗后，约80%的腰椎间盘突出症患者可以基本治愈。部分久治不愈，无法正常生活或工作的患者需考虑手术治疗。

（一）手术适应证

1. 经系统保守治疗超过3个月无效者；或保守治疗过程中症状加重或反复发作。

2. 疼痛剧烈，或患者处于强迫体位，影响工作或生活。

3. 出现单根神经麻痹或马尾神经麻痹，表现为肌肉瘫痪、足下垂，或出现直肠、膀胱症状。

4.腰椎间盘突出症同时伴有腰椎不稳的患者。

5.其他医患双方均认为可以考虑手术的情况。

（二）常用的手术方式

1.开放性手术 后路腰椎突出椎间盘组织摘除术：后路腰椎突出椎间盘组织摘除术，应遵循椎板有限切除的原则，尽量减少对脊柱稳定性的破坏。术中短期疗效优良率90%左右，长期随访（＞10年）的优良率为60%～80%。

2.微创手术 显微腰椎间盘切除术：相对于开放手术，显微腰椎间盘切除术（包括通道辅助下的显微腰椎间盘切除术）同样安全、有效，可作为腰椎间盘突出症手术治疗的有效方式。

显微内窥镜腰椎间盘切除术（micro-endoscopic discectomy，MED）：显微内窥镜腰椎间盘切除术是开放手术向微创手术的过渡。尽管其手术操作技术有较陡峭的学习曲线，但安全性和有效性与开放手术相当，在住院天数、出血量、早期恢复工作等方面优于开放手术，可作为开放手术的替代方案。

经皮内镜腰椎间盘切除术是治疗腰椎间盘突出症的安全、有效的微创术式，与开放手术、显微或显微内窥镜腰椎间盘切除术的效果相同，而经皮内镜腰椎间盘切除术更加微创化，创伤更小、恢复更快。

【预防康复】

1.保持良好的生活习惯，防止腰腿受凉，防止过度劳累。

2.站或坐姿势要正确。脊柱不正，会造成椎间盘受力不均匀，是造成椎间盘突出的隐伏根源。正确的姿势应该"站如松，坐如钟"，胸部挺起，腰部平直。同一姿势不应保持太久，适当进行原地活动或腰背部活动，可以解除腰背肌肉疲劳。

3.提重物时不要弯腰，应该先蹲下拿到重物，然后慢慢起身，尽量做到不弯腰。

4.饮食均衡，蛋白质、维生素含量宜高；脂肪、胆固醇宜低，防止肥胖，戒烟控酒。

5.平时应加强腰背肌锻炼，目的是发展腰背部力量，纠正腰部畸形。多数是在疼痛明显减轻后逐渐开始，先易后难。开始时可在仰卧位下，双腿交替直腿抬高，重复 5～10 次。每次在抬起后维持 10 秒钟，再接着做下一次。待练习 3～4 周后再用五点式以后逐渐过渡到三点式抬起腰部和臀部。也可采取俯卧位下，用"双燕飞"练习腰背肌，继续练习一段时间后，再增加抱膝腰部滚动练习，增加腰部灵活性。腰背肌的练习要持续 3～6 个月才能取得较巩固的效果。由于病情各异，应在医生指导下练习。

（王禹增）

第十一节　腰椎管狭窄症

腰椎管狭窄症（lumbar spinal stenosis，LSS）是指腰椎的椎管因某些原因发生骨性或纤维性结构改变，导致一个节段或多个节段的一处或多处管腔变窄，卡压了马尾神经或神经根而产生的临床综合征。发病人群多为 65 岁以上的老年人，男性较常见，是导致腰痛和腰腿痛的常见病因之一。

【病因病理】

腰椎管狭窄症的主要原因有先天与后天的区别，所谓先天的腰椎管狭窄症是指椎管先天发育较窄，在同样有组织退变增生的情况下，容易引起症状。后天因素是由于退变、损伤等原因引起黄韧带肥厚、椎体骨质增生、小关节骨赘、硬膜外粘连、腰椎间盘突出导致的腰椎管腔的狭窄。其中以黄韧带肥厚、腰椎间盘突出引起者最为多见。

【临床表现】

腰椎管狭窄症最有特征的表现就是间歇性跛行。出现间歇性跛行的原因是患者在腰椎管已有狭窄的病理基础上，因直立时椎体及神经根的压力负荷进一步增大，再加上行走时下肢肌肉的收缩与舒张活动，进一步促使椎管内相应脊神经节的神经根部血管生理性充血，继而静脉瘀血。同时，神经根受牵拉后相应部位的微循环受阻，出现缺血性神经根炎，从而产生腰腿痛、下肢麻木、无力等症状。患者蹲下、坐下或平躺后，由于消除了下肢肌肉活动时的刺激来源，脊髓及神经根的缺血状态得以改善，因此症状也得以减轻或消失。在行走时，又因为同样原因再度出现上述症状，同样休息后减轻或消失。如此反复疼痛跛行，属于神经源性跛行。

腰椎管狭窄症除间歇性跛行的典型症状外，还有以下表现：

1. 腰痛，伴有下肢放射痛　多有较长时间的腰痛，逐渐发展到骶尾部、臀部及下肢痛。疼痛的程度多是胀痛、酸痛及行走后明显

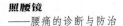

的疲乏感，一般无腹压增高时的放射痛。上述症状在行走、站立或劳累时可加重，而休息时特别是在前倾坐位或蹲位时可明显减轻或消失。下肢痛一般为单侧痛。

2. 膀胱功能障碍　患者可有尿频、尿急、尿淋沥不断及便秘、便意频繁等括约肌功能障碍的症状。

3. 主观症状重而客观体征少　为腰椎管狭窄症的又一特点。一般无明显的脊柱侧弯，背肌的紧张度较腰椎间盘突出症轻，直腿抬高试验阴性。

4. 腰部过伸试验阳性　为本病的重要体征，也就是腰部过伸位时患者感觉腰部和下肢症状加重，有时可出现向骶尾部及大腿的放射痛。

5. 神经功能障碍　当病变发展到一定阶段时，受压的神经支配区（如马鞍区）出现感觉减退或消失，肌力减弱，相应的反射如膝反射、踝反射、肛门反射等减弱或消失，亦可能有性功能障碍的表现。

【腰痛的特点】

腰痛伴有间歇性跛行，休息或蹬自行车时腰痛消失，步行或站立一段时间后出现腰腿疼、下肢无力麻木不适等症状。

【影像学检查】

1. X 线检查　X 线平片不能证实椎管狭窄，但侧位片上如见到椎弓根短缩、前后位片上所见的椎弓根间距的狭窄、韧带钙化、椎间孔狭窄和后侧关节突的肥大，对诊断均有提示作用。

2. CT 扫描　能清晰显示脊椎横断面的骨性和软组织结构，尤其是关节突、侧隐窝、椎间盘和椎管内外结构的变化。了解椎管狭窄的性质和原因，CT 扫描诊断 LSS 具有很高的临床符合率。

（1）椎管中矢径：< 10mm 为椎管绝对狭窄；10 ～ 12mm 为相对性狭窄。

（2）侧隐窝：以其矢状径价值较大，现在通常采用< 3mm 为绝对狭窄，3 ～ 4mm 为相对狭窄。

（3）关节突间距：阳性标准≤ 12mm。

（4）椎弓根间距：正常下限以 16mm 为标准。

（5）黄韧带：肥厚以≥ 4mm 为阳性。

3. MRI 检查　能清楚地显示腰椎各种组织三维结构形态及其变化。腰椎管狭窄时 MRI 表现为椎管中矢径小于 10mm；或硬膜囊横截面面积< 100mm^2 提示中央管狭窄。关节突增生肥大和黄韧带增生肥厚，导致侧隐窝和椎间孔狭窄（图 2-20、图 2-21）。MRI 作为腰椎管狭窄症的主要影像学诊断手段，可清楚显示压迫硬膜的椎间盘、黄韧带和关节突。MRI 对脊髓产生的继发性改变优于 CT，但显示椎管骨性增生、骨性狭窄及韧带钙化则不如 CT。

4. 其他诊断性检查　如果不能确定是否有神经病变，尤其是面对有糖尿病的患者时，应进行电反应方面的检查。

【诊断】

本病具有典型的临床症状，配合影像学表现即可做出诊断。

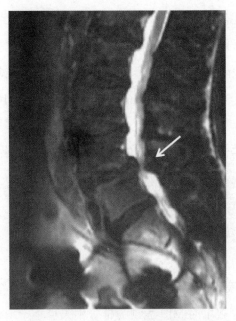

图 2-20　腰椎 MRI（矢状位）椎体后缘骨赘形成、腰椎间盘退变、
黄韧带增生（箭头所示）造成腰椎管明显狭窄

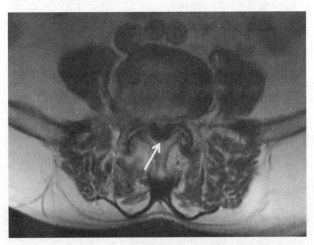

图 2-21　腰椎 MRI（横断位）增生的黄韧带（箭头所示）
导致椎管内径明显狭窄

【鉴别诊断】

腰椎管狭窄症的特征性表现是间歇性跛行，属于神经源性跛行；而周围血管病变如下肢动脉硬化闭塞症、血栓闭塞性脉管炎等中早期也以间歇性跛行为主要临床表现，属于血管性跛行。临床易混淆，需要鉴别。神经源性跛行与血管性跛行主要通过以下不同进行鉴别。（见表 2-2）

表 2-2 神经源性跛行与血管性跛行症状鉴别

评价指标	神经源性跛行	血管源性跛行
行走距离	变化	固定
症状缓解因素	坐位/弯腰	站立
症状缓解时间	20 分钟	5 分钟
产生因素	行走/站立	行走
步行上坡	无痛	疼痛
骑自行车	无痛	疼痛
脉搏	正常	减弱或无
皮肤	正常	皮肤菲薄，光滑
无力	偶有	少见
腰痛	常见	少见
腰部活动	受限	正常
疼痛特征	麻木，疼痛（近侧向远侧）	痉挛性（由远侧到近侧）
肌萎缩	偶见	少见

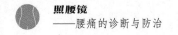

【治疗】

治疗主要目的是缓解患者的临床症状，维持和改善患者的生活质量。非手术治疗通常作为退变性腰椎管狭窄症的首选治疗方案，大多数患者采用保守治疗均可获得成功，如药物、理疗、牵引、制动及硬膜外注射治疗等。

（一）保守治疗

1.药物治疗　可以减轻疼痛及局部组织的无菌性炎症并营养神经组织。常用药物有：

（1）非甾体抗炎药物，如塞来昔布、布洛芬、芬必得、尼美舒利等。

（2）营养神经的药物，维生素 B_{12}、甲钴胺等。

（3）消除水肿类药物，如迈之灵、甘露醇等。

（4）其他还有麻醉镇痛药物，抗抑郁药、肌肉松弛剂、抗癫痫药、前列腺素类药物等。

2.物理治疗　常用的物理治疗方法有休息制动、有氧运动与姿势锻炼，腰部佩戴支具或腰带进行局部制动有助于脊柱的稳定性。但腰部支具不能长期佩戴，以免影响腰肌的力量。姿势锻炼主要是增强腰背部肌肉的功能，通过锻炼腰背部和腹部肌肉加强对腰椎的支持，维持腰椎的稳定性。

3.中医治疗　包括针灸、推拿、针刀和中药治疗，可缓解腰椎管狭窄引起的疼痛。

4.硬膜外注射药物治疗　应用药物为糖皮质激素，具有抗炎止痛的作用。适用于急性神经根症状或神经源性间歇性跛行的患者，可缓解疼痛。

（二）手术治疗

如经 3～6 个月正规保守治疗不缓解，并出现持续性或间歇性疼痛者，进行性下肢神经功能减退者，有马尾神经综合征者，应采取手术治疗。手术治疗方式主要包括椎板切除减压术、椎板切除减压后内固定融合术。

（王禹增）

第十二节　腰椎滑脱症

腰椎滑脱症（lumbar spondylolisthesis，LS）是指腰椎外伤、先天发育异常或慢性劳损、退变导致上一节椎体相对于下一节椎体出现部分或全部滑移而引起的以腰部疼痛和下肢神经功能障碍为主要症状的病变。它是引起腰部疼痛的常见原因，多发生于腰$_4$和腰$_5$节段。腰椎滑脱在人群中发生率虽然较高，可达 5%，在我国腰椎滑脱的发病年龄在 20～50 岁之间多见。但是并不是所有的滑脱都会导致腰痛和下肢神经症状，尤其是儿童和青少年，多数没有症状或轻微症状，并不影响日常生活和体育活动。

【病因病理】

引起腰椎滑脱的原因主要有先天椎弓发育不良、椎弓峡部裂、外伤、腰椎退变和病理性改变。通过以上原因分类将腰椎滑脱分为真性滑脱和假性滑脱。外伤导致双侧腰椎椎弓峡部骨折和先天性双侧椎弓发育不良、椎弓峡部裂导致上位椎体失去骨性阻挡而向前脱位，为真性滑脱；因慢性劳损、腰椎退行性变导致腰椎小关节增生、椎间盘退变，腰椎后复合体韧带松弛出现椎体间不稳而向前移位，为假性滑脱，又称为退行性滑脱，临床多见。退行性腰椎滑脱多发生 50 岁以上女性。腰椎滑脱后上下椎体位移影响椎管矢状径，或局瘢痕、骨质增生等压迫椎管内神经，出现腰部及下肢疼痛。

【临床表现】

1. 腰腿痛　下腰部疼痛伴有单侧或双侧下肢放射性疼痛。疼痛与体位有关，卧床休息时减轻，站立时疼痛加重，并出现下肢放射痛，下腰部压痛、叩击痛，下肢放射痛。

2. 小腿及足背部感觉异常　主要为腰$_5$神经支配区域。严重时可出现足底和会阴部感觉异常。

3. 腰骶部姿态异常　滑脱节段代偿性前凸、骶椎后凸。患者弯腰或屈髋行走。

4. 神经源性跛行　主要表现为臀部和腿部疼痛，休息时减轻，活动后加重。

5. 腰椎活动受限　腰椎屈伸活动时疼痛加重。

6. 直腿抬高试验阳性　一部分患者下肢直腿抬高试验阳性。

7. 马尾综合征　滑脱严重时马尾神经受压明显，出现下肢乏力、会阴区麻木和大小便功能障碍。

【腰痛的特点】

下腰部疼痛伴有双侧下肢放射性疼痛。疼痛与体位有关，卧床休息时减轻，站立或活动时疼痛加重。

【诊断】

1. 病史较长，多数无明显外伤史。

2. 符合本病的临床表现和体征。

3. 影像学检查：

（1）X 线检查　拍摄腰椎正侧位和动力位片是诊断本病必需的。腰椎正侧位可显示腰椎滑脱的部位和方向及滑脱的程度，同时可观察腰椎退变情况。动力位片主要观察腰椎不稳是否加重、是否有矢状面的不稳以及滑脱程度。（图 2-22、图 2-23）

（2）CT 扫描　可显示椎弓发育异常和峡部裂，下关节突增生退变情况和椎管骨性狭窄程度。（见图 2-24）

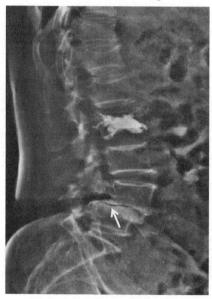

图 2-22　腰椎侧位片　腰 $_4$ 椎体滑脱Ⅱ°（箭头所示）

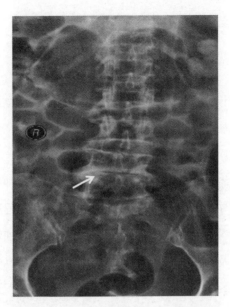

图 2-23　腰椎正位片　腰 $_4$ 椎体滑脱，腰 $_{4/5}$ 椎间隙狭窄（箭头所示）

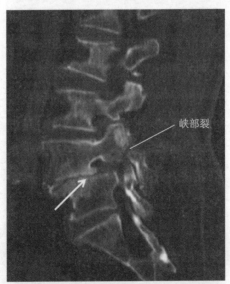

图 2-24　腰椎 CT，腰 $_4$ 椎弓峡部断裂，椎体向前下滑脱，
腰 $_{4/5}$ 椎体终板炎（箭头所示）

（3）MRI 检查　可显示神经根和硬膜囊受压情况。

【腰椎滑脱的分类】

腰椎滑脱症分类较多，分类目的是指导临床治疗，常用的分类有 Wiltse-Newman-Macnab 分类法和 Meyerding 分级法。

1. Wiltse-Newman-Macnab 分类法依据病因分为：①发育不良性；②椎弓根峡部崩裂性；③退变性；④创伤性；⑤病理性。

2. Meyerding 分级法依据腰椎侧位 X 线片将椎体矢状径分为 4等份，共分为（Ⅰ～Ⅳ度）：Ⅰ度，滑脱不超过 1/4；Ⅱ度滑脱为超过 1/4，但不超过 2/4；Ⅲ度滑脱超过 2/4，但不超过 3/4；Ⅳ度滑脱超过 3/4。Ⅴ度上位椎体滑脱到下位椎体的前方。（图 2-25）

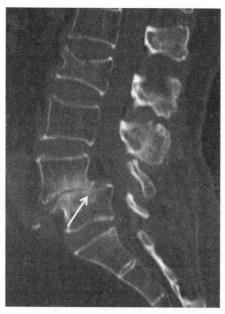

图 2-25　腰椎 CT（矢状位）依据 Meyerding 分级法椎体滑脱为Ⅱ度

【治疗】

对于无症状者，不处理；对于明确腰椎滑脱症引起的腰骶部疼痛患者，首选保守治疗；经保守治疗无效，腰部疼痛和下肢神经症状持续性加重，严重影响患者的日常生活者，或严重腰骶部滑脱伴有腰骶部畸形，X线片证实滑脱逐渐加重者，采用手术治疗。

（一）保守治疗

1. 药物治疗

（1）非甾体抗炎药物，如塞来昔布、布洛芬、芬必得、尼美舒利等。

（2）营养神经的药物，如维生素 B_{12}、甲钴胺等。

（3）消除水肿类药物，如迈之灵、甘露醇等。

2. 休息与物理治疗　疼痛急性期给予卧床休息，腰部保护性制动，可系腰围等支具活动。可行牵引、按摩、理疗等。

3. 中医治疗　给予活血化瘀、消肿止痛、温经散寒等药物辨证施治。还可进行针灸、艾灸、推拿等治疗。

4. 腰腹部肌肉功能锻炼　有利于腰椎的稳定性，保护腰椎。

（二）手术治疗

对于顽固性腰背痛患者经保守治疗 3～6 个月无效，影响患者正常生活；Ⅲ度以上严重滑脱者；影像学证实病变节段受压神经与临床表现体征相符合者；X线证实滑脱进展者可选择手术治疗。手术的目的主要是减压和稳定脊柱，手术方法主要有神经减压术和脊椎复位内固定＋植骨融合术。

（李春梅）

第十三节　胸椎间盘突出症

胸椎间盘突出症（Thoracic disc herniation，TDH）是指因胸椎退变或外伤等因素导致胸椎间盘突出压迫胸髓而引起的一系列神经综合征。TDH 的发病率比较低，其发病率远低于颈椎病和腰椎间盘突出症，但该病若进行性发展，致残率较高，应引起重视。本病多见于 20 ～ 60 岁的成年人，部分患者有外伤史。目前随着各种检查手段的不断提高，该病的临床确诊率不断提高。

【病因病理】

胸椎间盘是由纤维环、髓核和软骨板三部分构成。外伤、椎间盘退变、脊柱畸形等是导致椎间盘突出的主要原因。胸椎间盘突出症临床不多见，但是一旦发生，可造成严重的病理损害，甚至可以引起瘫痪，这与胸椎管腔代偿性空间较小及血供较差有关。小的突出物即可从周围压迫脊髓，导致脊髓缺血、水肿和中心坏死。

【临床表现】

1.腰痛伴有胸肋部及腹部疼痛，或伴有下肢疼痛。胸椎间盘突出症的突出部位有侧后方突出和中央突出两种类型。开始时腰背部疼痛或胸部疼痛，侧后方突出伴有一侧或双侧的胸肋部放射痛，中央突出时伴有的放射痛可到小腿。咳嗽、喷嚏、用力解大便时，疼痛加剧，早期还可出现躯体灼痛。近半数患者伴有腰痛，有的疼痛

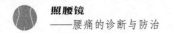

时间可持续数年，仅有四分之一的患者伴有腿痛，疼痛多不严重。

2. 棘突间有压痛或叩击痛。

3. 感觉功能障碍。受累平面以下皮肤感觉障碍、胸部束带感、进行性下肢麻木、脚底有踩棉花感。

4. 运动功能障碍。下肢肌力减退、肌张力增高、现行缓慢、困难。严重时出现截瘫等上运动神经元损害症状。

5. 括约肌功能障碍，大小便困难或失禁。

6. 脊髓源性跛行。胸椎管狭窄症患者多见于中年，起病较慢，早期仅感觉下肢无力、发僵、发沉等，行走时明显，休息后减轻，称之为脊髓源性间歇性跛行。

【腰痛的特点】

腰痛伴有胸肋部及腹部疼痛，或伴有下肢疼痛，但进行性下肢麻木，乏力症状明显，受累平面以下存在感觉障碍，肌力减退，肌张力增高。

【诊断】

1. 胸背部疼痛　是最常见的首发症状。因突出部位和节段不同可出现腰痛、腹部疼痛、胁肋部疼痛或一侧上下肢痛。疼痛性质多样性，可持续性、间歇性、钝性、锐性或放射痛。咳嗽、喷嚏、用力解大便时，疼痛加剧。

2. 感觉障碍　受累脊髓节段神经平面以下胸腹部皮肤感觉麻木，胸部腹部束带感。

3. 下肢肌力下降和括约肌功能障碍　早期脊髓性间歇性跛行，

后期行走困难、踩棉花感、大小便功能障碍。

4. 出现病理征 累及上运动神经元出现异常步态、腱反射亢进、踝阵挛、髌阵挛、Babinski 征阳性。

5. MRI 检查 可清楚显示椎管狭窄的部位和程度，是最有效的检查手段。而胸部 X 线平片可显示椎体后缘骨赘小关节突增生的情况，间接反应椎管狭窄的情况。

【鉴别诊断】

1. 腰椎管狭窄症 以腰腿痛为主，麻木较轻为主要特征，其间歇性跛行为神经源性。膝腱反射减弱，病理反射阴性。

2. 脊髓型颈椎病 开始时也会感觉下肢无力，踩棉花感，但伴有上肢症状，霍夫曼氏征阳性。

【治疗】

一旦确诊，出现神经症状进行性加重，应早日手术治疗。

（王禹增）

第十四节 胸椎管狭窄症

胸椎管狭窄症（Thoracic spinal stenosis，TSS）指胸椎骨质或纤维组织增生肥厚、胸椎间盘纤维化骨化、椎管发育性狭窄等病理变化，致椎管或神经根管的管腔狭窄，刺激或压迫脊神经根或胸髓

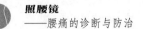

神经引起的一系列临床症状。其比较少见，但常发生较重的神经症状。按发病部位分局限性、节段性和广泛性狭窄。

【病因病理】

多种病理因素可以导致胸椎管狭窄。椎体后缘骨赘、小关节突增生肥厚、椎间盘退变、黄韧带增生骨化、后纵韧带骨化、硬膜增生肥厚等均可构成胸椎管狭窄，使脊髓受压。其中黄韧带骨化为胸椎管狭窄症最常见病因。

【临床表现】

胸椎管狭窄症患者多见于中年，起病较慢，早期仅感觉下肢无力、发僵、发沉等，行走时明显，休息后减轻，我们称之为脊髓源性间歇性跛行。近半数患者伴有腰痛，有的疼痛时间可持续数年，仅有四分之一的患者的伴有腿痛，疼痛多不严重。随着病情发展出现行走困难，脚底有踩棉花感，胸部束带感，进行性下肢麻木，大小便功能障碍，病程长者出现截瘫。查体可见下肢感觉障碍，肌力弱，肌张力增高，膝、跟腱反射亢进，病理征阳性。主要临床症状有：

1. 一侧或双侧下肢沉重、僵硬、无力、步态不稳。

2. 一侧或双侧下肢广泛麻木和（或）疼痛。

3. 脊髓源性跛行。

4. 大小便功能障碍或性功能障碍。

5. 胸腹部有束带感。

6. 沿肋间神经分布的胸壁或腹壁的放射性疼痛。

7. 生理反射减弱或亢进，出现病理征。

【腰痛的特点】

腰痛有时候伴有腿痛，但进行性下肢麻木，乏力症明显；伴有步态不稳，胸部腹部束带感；严重时出现大小便功能障碍等。

【诊断】

1. 临床表现和体征　依据临床症状，患者具有一项症状和体征，并且影像学检查结果显示胸椎管狭窄，脊髓受压时，可诊断。

2. 胸部 X 线平片　可显示椎体后缘骨赘小关节突增生，间接反应椎管狭窄的情况。

3. 胸部 CT 扫描　可显示胸椎椎管内组织骨化、椎体骨赘增生，椎管狭窄程度。

4. 胸部 MRI 检查　可清楚显示椎管狭窄的部位和脊髓受压程度，以及脊髓内信号改变，是最有效的检查手段。

【鉴别诊断】

1. 腰椎管狭窄症　以腰腿痛为主，麻木较轻为主要特征；可有下肢无力感，一般下肢无踩棉花感和胸腹部束带感；生理反射减弱，病理征阴性。

2. 脊髓型颈椎病　也可出现下肢无力感和行走踩棉花感，但一般伴有上肢神经症状，病理征出现霍夫曼征阳性。

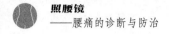

【治疗】

多数研究认为，保守治疗无效，一旦确诊，即早日手术治疗。

（王禹增　陈鹏）

第十五节　强直性脊柱炎

强直性脊柱炎（Ankylosing spondylitis，AS）是一种慢性血清学阴性的自身免疫性脊柱关节的炎性病变，可累及脊柱、骶髂关节、周围关节和肌腱附着点。男性患者的发病率是女性的 4 倍，通常在 20 ～ 30 岁期间起病。目前发现 HLA-B27 抗体与本病有关，强直性脊柱炎患者 HLA-B27 抗体的阳性率为 88% ～ 96%。

【病因病理】

强直性脊柱炎至今病因未明，近年来的研究发现本病的发生除与家族性遗传性有关外，还与下列易感因素有关：感染；内分泌、代谢障碍和变态反应；潮湿与寒冷的生活环境；外伤。总之，本病是在遗传基础上，再加上述诸因素的影响而发病。肌腱、韧带附着点炎症导致骨质破坏，周围软组织钙化，骨关节僵直。首发于骶髂关节、脊柱关节突关节和耻骨联合，椎间盘受累发生炎性变出现脊柱融合。

【临床表现】

1. 骨关节病表现

（1）骶髂关节炎和腰椎病变　在疾病的初期，腰骶部僵硬感、反复发作的腰痛，间歇性或两侧交替出现；腰部晨僵和隐痛是常见的症状。患者晨起腰部僵硬，活动后才可以减轻，病情严重时可持续全天。腰痛定位不清者常觉疼痛部位在臀深部，疼痛严重者可放射到骶髂关节、髂嵴或大腿背侧。疼痛可因咳嗽、喷嚏加重，夜间痛重，可影响睡眠。

（2）胸椎和颈椎病变　疾病发展，胸椎受累出现背痛、胸痛、驼背畸形。胸肋关节受累出现束带样胸痛和胸扩张受限。颈椎受累出现颈椎炎，伴有头和上肢放射痛；颈椎后凸畸形，患者不能平视。

（3）周围关节病变　出现外周关节症状，受累部位以踝、膝、髋、肩、腕等大关节多见。

2. 骨关节外表现

（1）心脏病变　临床上可无症状，也可出现胸痛、胸闷、心悸等。

（2）眼部病变　如眼结膜炎、虹膜炎、葡萄膜炎等。急性期出现突发眼部疼痛、畏光、流泪和视力减退。

（3）神经功能障碍　强直性脊柱后期骨质疏松易导致脊柱骨折，压迫神经出现疼痛、肌力减退等神经症状。侵犯马尾出现马尾综合征。

（4）其他器官病变　如慢性中耳炎、肺纤维化、肾脏淀粉样

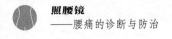

变等。

【腰痛的特点】

腰部隐痛，难以定位，夜间疼痛加重，晨起腰部僵硬，常伴外周关节症状。

【实验室检查】

类风湿因子阴性，活动期血沉、C- 反应蛋白、免疫球蛋白（尤其是 IgA）升高。90% 左右患者 HLA–B27 阳性。

【影像学检查】

1. 常规 X 线片骶髂关节正位片可显示出现骶髂关节的融合。腰椎正位片观察有无韧带钙化、脊柱"竹节样"变（图 1–5）。

2. 骶髂关节 CT 检查能发现骶髂关节轻微的变化，有利于早期诊断。

3. 骶髂关节 MRI 检查能发现更早期的骶髂关节炎。

【诊断】

1. 腰骶部隐约疼痛和晨僵，持续 3 个月以上病史。

2. 腰椎前屈、后伸和侧弯均受限。

3. 呼吸胸扩张在第 4 肋间隙水平只有或少于 2.5cm。

4. 影像学检查存在骶髂关节炎。

5. HLA–B27 抗原阳性。

上述 5 项有 4 项即可明确诊断。

【治疗】

本病目前无根治的方法，治疗原则是早发现早治疗，减轻和缓解症状，尽可能维持脊柱在最佳功能位置，防止畸形。保守治疗以药物治疗和物理治疗为主，推荐使用中医中药，注意功能锻炼。晚期可考虑手术治疗。

（王春祯）

第十六节　骨质疏松症

骨质疏松症（Osteoporosis，简称 OP）是以骨量减少，骨组织微细结构破坏导致骨脆性增加和骨折危险性增加为特征的一种系统性、全身性骨骼疾病。主要表现为骨量减少、骨钙溶出、脊柱压缩性骨折，致使"龟背"出现，并伴有老年呼吸困难、骨质增生、高血压、老年痴呆、糖尿病等一些老年性疾病；骨的微观结构退化，骨的强度下降，脆性增加，难以承载原来负荷。骨质疏松症患者全身骨骼骨量减少，腰椎作为脊椎主要承重骨，在负荷的作用下出现微骨折，出现腰背部疼痛。

【分类】

（一）发生原因

1. 原发性骨质疏松症　如老年性骨质疏松症、绝经后骨质疏松症等。

2. 继发性骨质疏松症 如甲亢性骨质疏松症、糖尿病性骨质疏松症等。

3. 原因不明特发性骨质疏松症 如遗传性骨质疏松症等。

（二）发生范围

1. 全身性骨质疏松症 如老年性骨质松症、甲亢性骨质疏松症等。

2. 局限性骨质疏松症 如类风湿关节炎性骨质疏松症、肢体石膏固定后引起的局部骨质疏松症等。

【影响骨组织的因素】

1. 全身性疾病 吸收不良、肝肾疾病、乙醇中毒、皮质类固醇类药物与光照不足都可以扰乱骨代谢。

2. 种族和遗传性 白人妇女骨质疏松发病率高，而黑人妇女的发病率却低。

3. 营养状态 与钙和维生素 D_3 的摄入量有关。儿童的每天摄钙量应力 $400 \sim 700mg$，生长期少年为 $1300mg$，绝经期妇女为 $700mg$，孕妇 $1500mg$，哺乳妇女为 $2000mg$，绝经后妇女每天需摄入钙 $1500mg$ 才能防止骨丢失。奶制品和绿叶蔬菜是食品中钙的主要来源，而高蛋白饮食亦会增加尿内钙的丢失，蛋白质摄入量每增加 1 倍，尿钙丢失增加 50%。

人体维生素 D_3 一半来自食物，另一半来自日光照射。老年人光照不足，可致维生素 D_3 缺乏，青年成人每日需维生素 D $400IU$，老年人为 $800IU$。

4. 年龄和性别 骨骺闭合后，骨骼的形态发生变化，骨膜和内骨膜的面积都在增加。年龄超过 40 岁以后，内骨膜面积增加迅速，皮质骨数量逐渐减少，骨小梁亦逐渐减少，女性比男性更为明显，平均每年减少 0.5%。在骨组织减少过程中，两性的差别很显著。男性的递减率为每年 0.5% ～ 0.75%，女性为 1.5% ～ 2%，甚至有人会高达 3%。

5. 内分泌因素 绝经后的骨质疏松与雌激素低下有关系，已证实雌激素对骨骼的代谢起着关键性作用。骨质疏松与甲状旁腺激素也有着一定关系，老年人给予甲状旁腺激素后，肾生成 1-25-（OH）$_2$D$_3$ 的反应削弱；而破骨细胞对内源性甲状旁腺激素反应活跃，则与雌激素不足有关。

6. 活动与负重 机械性负重的应力为影响骨骼发育和再塑的主要外来因素，不活动的人比活动的人更容易发生骨质疏松。宇宙飞行时由于处于失重情况下亦可出现骨组织丢失，失重情况下 84 天后其骨质疏松情况极似失用性骨质疏松。目前还认为丧失了肌肉收缩是引起骨质疏松的主要原因，例如骨折后石膏制动、神经与脊髓损伤和长期卧床。

【骨质丢失的因素】

引起中老年人骨质丢失的因素是十分复杂的，近年来研究认为与下列因素密切相关。

1. 中老年人性激素分泌减少是导致骨质疏松的重要原因之一。绝经后雌激素水平下降，致使骨吸收增加已是公认的事实。

2. 随年龄的增长，钙调节激素的分泌失调致使骨代谢紊乱。

3. 老年人由于牙齿脱落及消化功能降低，进食少，多有营养缺乏，致使蛋白质、钙、磷、维生素及微量元素摄入不足。

4.随着年龄的增长，户外运动减少也是老年人易患骨质疏松症的重要原因。

5.近年来分子生物学的研究表明，骨疏松症与维生素D受体（VDR）基因变异有密切关系。

【临床表现】

1.疼痛 原发性骨质疏松症最常见的症状，以腰背痛多见，占疼痛患者中的70%～80%。疼痛沿脊柱向两侧扩散，仰卧或坐位时疼痛减轻，直立时后伸或久立、久坐时疼痛加剧，日间疼痛轻，夜间和清晨醒来时加重，弯腰、肌肉运动、咳嗽、大便用力时加重。一般骨量丢失12%以上时即可出现骨痛。老年骨质疏松症时，椎体骨小梁萎缩，数量减少，椎体压缩变形，脊柱前屈，腰背肌为了纠正脊柱前屈，加倍收缩，肌肉疲劳甚至痉挛，产生疼痛。新近胸腰椎压缩性骨折，亦可产生急性疼痛，相应部位的脊柱棘突可有强烈压痛及叩击痛，一般2～3周后可逐渐减轻，部分患者可呈慢性疼痛。若压迫相应的脊神经可产生四肢放射痛、双下肢感觉运动障碍、肋间神经痛、胸骨后疼痛类似心绞痛，也可出现上腹痛类似急腹症。若压迫脊髓、马尾，还会影响膀胱、直肠功能。

2.身长缩短、驼背 多在疼痛后出现。脊椎椎体前部几乎多为松质骨组成，而且此部位是身体的支柱，负重量大，尤其第11、12胸椎及第3腰椎，负荷量更大，容易压缩变形，使脊椎前倾，背曲加剧，形成驼背。随着年龄增长，骨质疏松加重，驼背曲度加大，致使膝关节挛拘显著。每人有24节椎体，正常人每一椎体高度

2cm左右，老年人骨质疏松时椎体压缩，每椎体缩短 2mm 左右，身长平均缩短 3 ～ 6cm。

3. 骨折　是退行性骨质疏松症最常见和最严重的并发症，它不仅增加患者的痛苦，加重经济负担，并严重限制患者活动，甚至缩短寿命。据统计，我国老年人骨折发生率为 6.3% ～ 24.4%，尤以高龄（80 岁以上）老年女性为甚。骨质疏松者骨质丢失量的 30%来自脊柱，因此患者常因发生脊柱骨折或股骨上端骨折而来就医。脊柱骨折可有三种类型：①胸腰段脊柱压缩性骨折。轻微的外伤便可出现急性胸腰段椎体压缩，甚至无明显的外伤而出现自发性椎体压缩。②下腰椎压缩骨折。③弥漫性脊柱疼痛，可能为多数细微骨折。脊椎压缩性骨折有 20% ～ 50% 的患者无明显症状。

4. 呼吸功能下降　胸、腰椎压缩性骨折，脊椎后弯，胸廓畸形，可使肺活量和最大换气量显著减少，肺上叶前区小叶型肺气肿发生率可高达 40%。老年人多数有不同程度肺气肿，肺功能随着增龄而下降。若再加上骨质疏松症所致胸廓畸形，患者往往可出现胸闷、气短、呼吸困难等症状。

【腰痛的特点】

腰背部的持续广泛疼痛，疼痛沿脊柱向两侧扩散，仰卧或坐位时疼痛减轻，直立时后伸或久立、久坐时疼痛加剧。日间疼痛轻，夜间和清晨醒来时加重。

【诊断】

骨质疏松症的诊断需依靠临床表现、骨量测定、X 线片及骨转

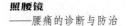
换生物化学的指标等综合分析判断。

1. 生化检查 测定血、尿的矿物质及某些生化指标，有助于判断骨代谢状态及骨更新率的快慢，对骨质疏松症的鉴别诊断有重要意义。

（1）骨形成指标 PICP（I型原胶原羧基端延长肽）；PINP（I型原胶原氨基端延长肽）；BALP（骨碱性磷酸酶）；BGP（血清骨钙素）。

（2）骨吸收指标 HYP（尿羟脯氨酸）；TRAP（血浆抗酒石酸酸性磷酸酶）；PYr（尿中胶原吡啶交联）；NTX（I型胶原交联N末端肽）；空腹尿钙与肌酐比值等。

（3）血、尿骨矿成分的检测 血清总钙，血清无机磷，血清镁，尿钙、磷、镁的测定。

2. X线检查 为一种较易普及的检查骨质疏松症的方法，敏感性较差。一般认为，当骨量丢失达到30%时，X线检查才能反映骨质疏松表现。

3. 骨密度测量

（1）单光子吸收测定法（SPA）、双光子吸收法（DPA） 可用于桡骨远端骨量测定，因敏感性及精确度差，现已被DEXA取代。

（2）双能X线吸收测定法（DEXA） 基于DEXA测定骨密度目前被认为是诊断骨质疏松症的金标准。

（3）定量CT（Q-CT） 主要用于腰椎骨质疏松骨密度测定。

（4）定量超声测量法 安全无辐射，只能用于骨折风险的筛查。

（5）骨形态计量学测量法 是评价骨转化与骨矿化最常用、有效的实验手段。

（6）微 CT 断层三维图像重组技术（MICRO-CT）　是少数能够提供骨矿物质含量和密度信息的成像研究技术之一。

【治疗】

1. 骨质疏松骨折的治疗

（1）保守治疗　椎体一旦发生骨质疏松症骨折，即需卧床休息，膝下垫一枕头以减轻下腰部的应力。注意预防褥疮，可以应用止痛药。疼痛减轻后即应开始腰背肌肉锻炼，并逐日增加活动量，卧床 4 ～ 6 周后可佩戴支具下地活动。

（2）手术治疗　椎体后凸成形术（方法见本章第九节）。

2. 药物治疗

（1）双膦酸盐类药物　疗效确切，是目前临床应用时间最长的抗骨吸收的药物。临床常用的是阿仑膦酸钠 75mg，口服，1 次 / 周；唑来膦酸注射液 5mg，静脉滴注，1 次 / 年，连续 3 年。

（2）降钙素　是一种钙调节激素，能抑制破骨细胞的活性并减少破骨细胞数量。临床常用的鲑鱼降钙素 50IU，肌内注射，1 次 / 日。

（3）补充维生素 D　可促进钙的吸收，成年人推荐剂量为 200IU/ 日；老年人因缺少日照及摄入和吸收障碍，推荐剂量 400 ～ 800IU/ 日；用于治疗骨质疏松症，剂量应为 800 ～ 1200IU/ 日。必须注意大剂量补充维生素 D 会引起高钙血症。

（4）骨化三醇　是维生素 D_3 的最重要的活性代谢产物之一，促进肠道对钙的吸收和调节骨的矿化。绝经后骨质疏松症推荐剂量为每次 0.25μg，每日 2 次。服药后分别在第 4 周、第 3 个月、第 6 个月监测一次。

（5）运动　每天至少需散步 30 分钟。

（6）补充钙剂　碳酸钙、磷酸钙、乳酸钙、葡萄糖酸钙都可应用，口服钙剂后应鼓励多饮水，以预防尿路结石。绝经后妇女和老年人平均每日补充钙剂 500 ～ 600mg。

（李鹏）

第十七节　腰骶部移行椎

腰椎骶化和骶椎腰化是脊椎之间先天性相互移行中最常见的脊柱发育异常，又称移行椎，其发生率达 10% 左右。这些畸形可单独存在，也可与脊椎裂、椎弓发育不全等其他畸形合并存在。

腰骶部移行椎是脊柱发生过程中一种十分常见的分节异常，主要表现为末节腰椎的一侧或两侧横突增大，并与骶骨形成不完全或完全骨性融合，如腰椎骶化、骶椎腰化。

按照 Castellvi 等标准将腰骶部移行椎分 4 个类型：

1. Ⅰ型横突发育异常　横突肥大呈三角形，其宽度超过 19mm。再根据其发生于单侧或双侧分为 ⅠA 和 ⅠB 两个亚型。

2. Ⅱ型不完全腰（骶）化　横突肥大，形状类似骶骨翼，与骶骨相接触形成关节样结构。再根据其发生于单侧或双侧分为 ⅡA 和 ⅡB 两个亚型。

3. Ⅲ型完全腰（骶）化　横突与骶骨发生骨性融合。单侧融合为 ⅢA 型，双侧融合为 ⅢB 型。

4. Ⅳ型混合型　双侧横突肥大，一侧与骶骨相接触为 Ⅱ 型表现，另一侧与骶骨形成骨性融合为Ⅲ型。

【病因病理】

腰骶移行椎时，由于解剖的变异与发育缺陷，其抗应力能力必然下降，同样的应力作用下，更易出现变异组织充血、水肿、退变、纤维化及增生等病理变化，从而出现下腰部疼痛。肥大的横突与髂骨形成假关节，由于假关节不具备关节的解剖特点，在反复的摩擦中出现周围组织充血水肿及纤维化，刺激或压迫神经末梢，出现下腰痛。肥大的横突一侧游离，另一侧融合时，腰部活动时出现平衡失调，两侧不能同步运动，易引起小关节突关节功能紊乱及肌肉韧带拉伤而出现下腰痛。小关节突关节排列紊乱，在腰部活动时必然导致运动失衡，加之关节突软骨发育不良，关节囊发育薄弱，在应力的作用下，可引起关节错缝，关节软骨面退变与增生，关节囊充血水肿、纤维化及增生肥厚而出现腰痛。发育异常的椎骨组织抗应力能力明显下降，在应力的作用下，椎间盘纤维环可退变、破裂，最终发生椎间盘退变或髓核突出与脱出。此时除有下腰痛症状外，患者同时出现受累坐骨神经支配区的疼痛、麻木与无力等症状。

【临床表现】

移行椎产生的腰痛与骨关节炎近似。疼痛在活动后加重，休息减轻，腰部向某一方向活动时可加重。痛时可有腰骶部肌肉强直，腰椎不侧凸，疼痛不放射到小腿。移行椎引起的下腰痛与非移行椎性下腰痛有一定区别，移行椎性下腰痛的患者往往年龄偏小，疼痛主要集中在腰骶角区域，压痛部位主要集中在腰骶角，发病诱因

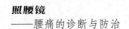
往往不太明显，对治疗反应也较差。而非移行椎性下腰痛，年龄偏大，每次疼痛发作往往有诱因，压痛区域比较弥散，药物治疗反应较好。

从临床上移行椎产生的腰痛不易与椎间盘突出的腰腿痛相混淆，但因移行椎的上一个椎间盘应力集中，易退变致椎间盘突出，这样就可有下肢放射痛。且有时在腰化的骶$_1$与骶$_2$间可有类似退变的椎间盘间隙，因而当出现典型的椎间盘突出症状时，应主要靠临床症状和体征考虑，移行椎本身并不是一个重要的鉴别因素。

【腰痛的特点】

下腰部疼痛，疼痛主要集中在腰骶角区域，无下肢放射痛。疼痛活动后加重，休息时减轻。

【诊断】

1. 符合本病的临床表现。

2. X 线检查是腰骶移行椎诊断的重要依据。在腰椎侧位片上可见生理前凸消失，腰椎骶化时只有 4 个腰椎，正位片上第 5 腰椎一侧或两侧横突增宽加大，超过 19 毫米，并与骶骨或髂骨形成假关节或融合，骶椎变为 6 个，骶椎孔成为 5 对。骶椎腰化时，腰椎变为 6 个，骶椎孔只剩 3 对。

【治疗】

对腰骶移行椎起病初期或病情轻者多采用综合治疗。主要应用舒筋活血及止痛药物，并配合针灸、按摩、理疗和腰背肌锻炼，可增强肌力、减轻症状、维持脊柱稳定、代偿先天缺陷的不足。对综合治疗无效，病情加重和反复发作者，可行腰骶部脊椎融合术，使有病变的关节融合，以消除假关节和避免肌肉劳损。融合术后患者不宜长期弯腰工作和搬抬重物，以免又引起腰痛。

腰骶部出现移行椎时，腰椎的数目发生改变。此种情况下发生椎间盘突出，其定位就不能以骶椎为参照物，应以腰椎的数目多少确定椎间盘突出的位置。腰椎骶化时应向上推一个节段，最低一个间隙为腰$_4$/骶$_1$，骶椎腰化时向下推一个节段，其最低一个间隙定位为腰$_6$/骶$_1$。要确定间盘突出的位置，需同时进行腰椎 X 线平片和 CT 或 MRI 检查。X 线平片包括正侧位片，可确定腰椎的数目及移行椎的状况。移行椎有时两侧不对称，骶椎腰化有时椎体为一个独立体，椎板与其他骶椎融合在一起；有时椎板和棘突完全移行，而椎体与其他骶椎融合在一起，没有椎间隙。后两种情况在术中都应注意判断。

（李鹏）

第十八节 骶部硬膜外囊肿

骶部硬膜外囊肿是指发生于骶管内的良性肿瘤，一般在行腰骶椎 MRI 检查时发现，因其发病率极低并极少引起腰腿痛等临床症状，以往未引起人们应有的重视。国外文献仅有少数报道，国内由张伯勋首先报道并总结规范。

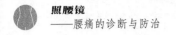

【病因病理】

病因不明，多数观点认为，骶部硬膜外囊肿的发生与先天性硬脊膜缺陷有关。此缺陷与蛛网膜下腔相通，当久站或其他因素导致脑脊液压力增高时，形成囊肿。

【临床表现】

腰骶部钝痛，尤其发生在由坐位到站起的过程中，有时会放射到下肢。腰骶部压痛、叩痛明显，头低位时疼痛减轻，部分患者出现膀胱功能障碍。

【腰痛的特点】

腰骶部钝痛，尤其发生在由坐位到站起的过程中，头低位时疼痛减轻。

【诊断】

1. 符合骶部硬膜外囊肿的临床表现。囊肿较小无任何症状，一般在腰骶部 MRI 检查时发现。囊肿较大出现腰骶部疼痛，主要为钝痛，伴有下肢跛行。

2. 影像学检查：

（1）CT 扫描　骶管明显扩大，周边清晰，邻近骨结构有骨质硬化。

（2）MRI 检查　骶管明显扩大、膨胀，骶管后壁变薄，前壁呈波浪状。

【治疗】

囊肿较小无神经症状，无须治疗；囊肿较大，出现腰骶部疼痛伴有下肢跛行或大小便障碍等，确诊后可考虑手术切除。

（李鹏）

第十九节　脊髓栓系综合征

脊髓栓系综合征（tethered cord syndrome，TCS）是由于先天原因（如母亲妊娠早期病毒感染、进食蔬菜不足而严重缺乏叶酸等）或后天原因（如腰骶椎管手术）造成脊髓下端栓系固定，脊髓受到纵向牵拉、圆锥低位，脊髓发生缺血性病理改变，从而产生一系列神经功能障碍和畸形的综合征。TCS 多见于幼儿及青少年，随着年龄增长、脊柱脊髓发育及弯腰活动增多，神经学损害呈进行性加重。

【病因病理】

TCS 属于神经管畸形，多为胚胎背侧外胚层的神经板发育障碍所致。脊髓是长圆柱形神经组织，自颈以下逐渐变细，在颈和腰部两处膨大，下端尖削为脊髓圆锥呈圆柱状，终于第 1 腰椎下缘。正常情况下，胎儿在 3 个月时脊髓与椎管等长，以后椎管生长较快，新生儿脊髓终止于腰 $_3$ 椎体下缘，成人则在腰 $_{1\sim2}$ 椎体之间。由于不等速度生长，腰骶神经根需斜行才能达到相应的椎孔内，长的下行神经根形成马尾，且随着脊椎的弯曲，脊髓圆锥的位置可以在一定范围内上下移位，马尾及终丝则不和硬脊膜粘连。当上述发育过程发生障碍时则可导致脊髓圆锥下移及马尾神经丛和椎管后壁的粘连牵拉，使脊髓圆锥位置下降及神经终丝相对固定。一些学者认为脊髓栓系综合征为胚胎期神经管闭合不全所致，是由于副神经元肠管持续存在，固定阻止了脊髓椎管及皮肤组织融合，而发生脊髓圆锥位置下移、脊髓分裂椎体发育异常及皮肤改变。因此脊髓栓系综合征患者不仅局限于脊髓位置下移和粘连，还可见脊髓本身畸形、椎管内脂肪瘤、脂肪脊髓膨出、脂肪脊髓脊膜膨出、脊椎分裂、半椎体、棘突交叉、皮肤窦道等异常，因此 TCS 是以脊髓圆锥低位及其他异常为主要表现，同时还伴有其他畸形的复杂综合征。病因病理分型为：

1. 原发型　主要指各种先天性发育异常导致的脊髓栓系，较为常见。又分为脊膜膨出型、脂肪瘤型、脊髓纵裂型、肿瘤型、脊髓末端位置正常型、混合型。

2. 继发型　主要见于腰骶部脊髓脊膜膨出修补术后或外伤，该部位的瘢痕、脂肪组织与脊髓和马尾粘连造成对脊髓的牵拉，引起TCS。

【临床表现】

本病可发生于任何年龄段，起病年龄可从出生到12岁，以5～9岁出现症状的多见，女性多于男性，随年龄增长症状逐渐加重。

1. 疼痛　成人可出现腰骶部疼痛，会阴部和双下肢广泛疼痛。

2. 感觉运动功能障碍　包括进行性双下肢无力和步行障碍。感觉障碍包括鞍区和双下肢麻木和感觉减退。

3. 二便功能障碍　患儿可以仅表现为遗尿，尤其是无表达能力、查体不合作的婴幼儿更是如此。也可表现为大小便困难。

4. 皮肤异常　常见腰骶部多毛、皮肤窦道等皮肤异常。

5. 合并其他脊髓畸形　如半椎体、脊髓脊膜膨出、脊柱侧弯等。

【腰痛的特点】

腰骶部、会阴和下肢广泛性疼痛，伴有进行性双下肢无力，会阴部和下肢感觉障碍，排便困难。

【诊断】

1. 临床表现和体征　具有脊髓栓系综合征的临床表现和体征。

2. MRI 检查　是诊断 TCS 的首选检查方法。椎管 MRI 可以很清晰显示脊髓圆锥的位置是否在 $L_{1\sim2}$ 椎间隙平面以下，可以准确诊断该疾病。MRI 检查能清晰地显示脊髓处于低位，在矢状 T1 像上显示正常的圆锥膨大消失，圆锥末端向下延伸，栓系紧贴于椎管腔的后缘。轴位像腰$_2$水平以下硬脊膜囊内的多个点状马尾信号消失，出现粗大的脊髓信号。如同时发现脊髓末端并发脊髓裂或脂肪瘤，则更有助于诊断。

3. X 线检查　可见有腰骶部脊椎裂，多累及 1～3 个椎体的椎板。

4. CT 扫描　只能明确腰骶椎的异常，对椎管内的脊髓马尾神

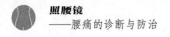
经则难以显示。

【治疗】

本病应早期发现，及早进行手术治疗。手术的目的是解除脊髓下端的栓系，阻止病情进一步发展。术后部分患儿的症状有一定程度的改善，改善程度依次为疼痛缓解或消失＞感觉运动功能恢复＞排尿排便功能恢复＞畸形停止加重、自行矫正。若病情发现早，治疗及时，患儿可以治愈。相反，发病年龄早、症状重而治疗晚的病例，其治疗结果相对较差。脊髓栓系综合征和其伴随的其他异常是需要神经外科、泌尿外科甚至矫形骨科和康复科等多科共同完成治疗的疾病，其影响预后的根本因素是患者本身病变的情况和进展程度，成功而系统的治疗能使患者得到最大限度的恢复。

（王春祯）

第二十节　化脓性脊柱炎

化脓性脊柱炎，又名脊柱化脓性骨髓炎，是指脊柱的骨性结构，也包括椎间盘、硬膜外间隙和邻近软组织的感染。在使用抗生素以前，脊柱感染的发病率和死亡率都很高。近年来随着抗生素的应用，这一情况已大大改善。基于受累椎体不同，其临床表现各异。早期 X 线检查无特殊表现，且起病缓慢者常被错认为脊椎结核而延误诊治。

【病因病理】

致病菌绝大多数为金黄色葡萄球菌，仅少数为白色葡萄球菌、链球菌、大肠杆菌或伤寒杆菌等。原发病可为肺炎、扁桃体炎、皮肤及肠道和泌尿系感染，此外创伤和邻近化脓性感染也可蔓延传入。其感染途径以血行播散为主，由局部感染直接蔓延者常在椎间盘造影、椎间盘术后，或盆腔器官检查和术后发病，而外伤、劳损、粒细胞减少症、糖尿病等往往是其诱发因素。糖尿病在脊柱骨髓炎中的作用逐渐受到人们的重视。糖尿病患者由于机体免疫功能障碍或是糖尿病相关血管疾病和周围神经引发的软组织溃疡和尿潴留，这些都会引起菌血症。

本病多发于腰椎和胸椎，而在颈椎与骶椎者很少。多数是侵害两个邻近的椎体，病变部位主要在脊椎的椎体部，少数在椎弓部与椎板，由椎体向外发展。病变从椎体可通过血管扩散到椎间盘的周缘，或破坏终板进入椎间盘，感染邻近的椎体终板及椎体。椎间盘是无血管的，一旦发生感染，它就像化脓性关节炎中的软骨，很快就被细菌所产生的酶破坏，而使椎间隙变窄，甚至相邻两个椎体融合，但不出现死骨。这同结核感染不同，后者虽然椎体终板和邻近椎体被破坏，但椎间盘往往得以保留，在术中常可以看到结核腔里飘浮的椎间盘。

化脓性感染未经治疗，将形成脓肿，感染扩散到椎旁邻近的组织或进入椎管，在腰椎可能会形成巨大的腰大肌脓肿，脓肿破入椎管会引起硬膜外脓肿，甚至引起脑膜炎、硬膜下脓肿。

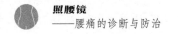

【临床表现】

本病多发于青壮年，约占 2/3，且多为体力劳动者，男性多于女性。多数患者起病较急，少数呈亚急性或慢性起病。急性起病者症状多且较明显，可有下列症状：

1. 腰背部痛　局限性脊柱疼痛和肌肉痉挛是临床最多见的症状，即使卧床休息也难缓解，脊柱活动受限，翻身、坐起时疼痛加剧，局部棘突有压痛和叩击痛。

2. 脊髓和脊神经症状　由于炎症性病变向脊椎管内蔓延，发病后进展快者，约 1 周即可出现瘫痪或四肢瘫等脊髓压迫症状。有的同时伴有脊神经根性刺激症状，如肢疼痛或腹壁反射性疼痛和腹肌痉挛。

化脓性脊柱炎造成截瘫的原因是：①病灶在椎板棘突处，并发硬脊膜外脓肿与肉芽组织形成者易于压迫脊髓。②病变部位在椎体硬膜外有广泛的瘢痕形成，影响脊髓供血，造成脊髓软化者。③化脓性脊椎炎并发化脓性脊髓炎。

3. 脓肿形成　颈腰段化脓性脊椎炎，部分患者可早期并发椎管内外脓肿，而胸段者则很少出现，位于椎管内者多为硬脊膜外脓肿，位于椎管外者多为椎管脓肿。腰椎段病变的脓肿可流注到髂窝部，并伴有腹部疼痛和股后肌痉挛。

4. 全身症状　有寒战、高热、全身疼痛、乏力、白细胞数增多、血压升高等感染中毒症状。起病缓慢者全身中毒性反应较轻，体温不高，局部有微痛，可伴发脓肿及窦道形成，以及病理性骨折和椎骨脱位，引起截瘫及神经根受压症状。其临床表现与脊椎结核相似，因此必须加以区分，以免误诊。

【腰痛的特点】

局限性腰背部疼痛，不因卧床休息未缓解，活动时腰部疼痛加重，伴有高热乏力。

【诊断】

1. 临床表现和体征　具有本病的临床表现和体征。

2. 实验室检查　血常规检查显示白细胞总数和粒细胞增高，血沉增快，血红蛋白降低，血培养和脓培养阳性，有助于确定致病菌和有效用药治疗。血沉不但可反映病情严重程度，并且定期监测，有助于评价治疗效果。C- 反应蛋白和降钙素原检查有助于细菌感染的诊断。

3. 影像学检查　X 线检查早期骨质无明显变化或可见骨质疏松，中后期可见椎间隙变窄，椎体虫蚀样破坏、变扁、骨质增生。CT 扫描还可见椎体周围软组织肿胀。MRI 检查可见 T1WI 椎体信号降低，T2WI 信号椎体和周围软组织信号增强，椎间隙变窄。

【治疗】

对化脓性脊柱炎可酌情采用大量有效的抗生素、卧床休息、支持疗法与手术治疗。

1. 卧床休息　为避免活动加剧疼痛，并减病椎负重，应卧床休息两三个月，宜平卧硬板床或石膏床。

2. 应用抗生素　应大量有效使用，主要应用作用于革兰阳性细

189

菌的抗生素，也可联合使用两种以上的抗生素，以便更有效地控制感染，并防止或延迟耐药菌株的发生。用药至少 1 个月，或到临床症状消失，红细胞沉降率正常为止。

3.支持疗法 可少量多次输血，并加强营养以增强机体的抗病力。

4.手术治疗 对已有截瘫，脊髓受压者应尽快行椎板切除减压术，消除肉芽组织、留置引流以减轻脊髓周边的水肿和炎症。对有明显的椎旁脓肿及椎体广泛性破坏者应及时切开引流。对于慢性反复出现窦道感染和脓肿形成者，以脓肿引流、有效抗生素治疗和休息、支持疗法为主。

（李鹏）

第二十一节　结核性脊柱炎

脊椎结核是全身性结核病的局部表现，绝大多数继发于肺部原发病灶。脊柱结核是一种慢性疾病，一旦发病往往不能很快治愈。尽管新的抗结核药物在不断产生，病灶清除术在逐渐推广，治疗效果不断提高，但在对脊柱结核防治上还存在一些有待解决的问题。如脊柱结核的发病率仍然较高，大部分病例不能早期诊断以致出现截瘫而致残或死亡。因此不断提高对脊柱结核的防治水平是非常重要的。

【病因病理】

脊柱结核在全身骨关节结核中的发病率最高，占 40% ～ 50%。绝大部分继发于肺结核，少数继发于消化道结核、胸膜结核或淋巴结核。结核杆菌由原发病灶通过血液循环进入脊柱，或由消化道结核和淋巴结核直接蔓延。

脊柱结核在脊椎管内的病理改变有结核性肉芽肿、结核性脓肿、结核性硬脊膜炎、结核性脊髓炎或因骨质塌陷造成脊髓性瘫痪。其中比较多见的结核性肉芽肿，以成年人发病率高。脊柱结核发生的部位以胸椎及胸腰段最多，但也有报告以腰椎最多，其次为胸椎。

脊柱结核一般表现的三种类型：椎间盘周围型、中央型和前缘型。还有部分患者病灶的范围广泛，难以确定原发病灶，估计仍有10% 的病例原发于局部结构。

【临床表现】

1. 腰背部持续顿疼　见于发生于胸腰椎的脊柱结核。早期休息时减轻，后期椎体破坏，炎性组织刺激休息时也感疼痛，活动时疼痛加重。

2. 叩击痛　见于发生于胸腰椎的脊柱结核出现腰背部叩击痛，而颈椎结核叩击头顶可出现颈部传导痛。

3. 活动障碍　受累脊柱节段活动受限，发生于胸腰段或腰椎的结核椎体周围肌肉组织痉挛，影响屈伸活动，出现拾物试验阳性。

4. 脊柱后弯畸形　受累椎体前缘骨质破坏，脊柱生理曲度加

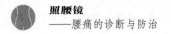
大。胸椎受累后更明显。

5. 冷脓肿形成　发生于腰椎患者可出现腰大肌脓肿。

6. 全身症状　持续性低热、盗汗、双颧潮红、身体消瘦、贫血。

【腰痛的特点】

腰背部持续性钝痛，伴有低热、盗汗、双颧潮红、身体消瘦。

【诊断】

1. 有结核感染病史。

2. 符合本病的临床表现和体征。

3. 实验室检查：血常规检查显示红细胞和血红蛋白降低；白细胞计数一般正常，急性感染时增高；活动期血沉增快，静止期或治愈后逐渐正常；血沉指标变化可反映病情严重程度和治疗效果。脓肿穿刺脓液中培养出结核杆菌。

4. 影像学检查：

（1）X 线检查　早期结核性脊柱炎 X 线检查常无阳性发现，应在短期内复查，至少 2～4 周以后才出现典型的变化。最早出现的变化是椎间隙狭窄，3～6 周后，破坏性改变较明显，主要是邻近椎间盘的椎体前部骨溶解并涉及终板。2～3 个月后，约 11% 患者出现反应性骨形成和硬化，且大部分随着疾病好转而出现椎体硬化。

（2）CT 扫描　可显示椎体骨质破坏，死骨形成，以及由水肿和炎症渗出的低密度软组织肿块及其中的气体，增强后扫描可见炎症性肿块硬化。慢性感染和愈合期 CT 扫描可见骨和软组织而新生骨少，椎体边缘模糊、不规则甚至变形，椎间盘破坏、椎间隙变窄，极少骨性融合。

（3）MRI 检查　是诊断脊柱感染的一种基本方法。其优点是无创伤性，能早期准确地发现感染，发现椎旁或椎管内脓肿和肿块。它对化脓性脊椎炎的检查与放射性核素扫描同样敏感和准确，而且对于脊椎肿瘤的鉴别比放射性核素扫描和 X 线平片更为清晰。

（4）放射性核素检查　用 99m 锝骨扫描可显示骨骼形态、血供及代谢情况，并可确定病变部位。由于结核性脊柱炎局部充血水肿明显，可使 99m 锝在病灶处浓聚而成明显阳性，故可早期诊断本病，减少误诊率。

【鉴别诊断】

依据病史和有全身感染中毒症状及背部蜂窝织炎，腰背部疼痛，并出现截瘫和局部棘突压痛等，一般不难诊断。但对起病缓慢且无上述典型表现，早期尚无 X 线明显改变者，很难与其他脊椎炎进行区别，故常被误诊。在诊断过程中需与下列疾病等进行鉴别：

1. 布氏杆菌性脊椎炎　患者有的来自牧区，有牛、羊接触史，或从事皮毛加工行业，以间歇性高热多汗、关节疼痛及持续性腰背痛为主，约三分之一患者肝脾肿大。脊椎 X 线检查为多数椎体受累与骨质破坏的同时出现早期骨修复现象。血清学检查布氏杆菌补体结合试验与凝集试验均呈阳性反应，其凝集效价 1 ∶ 80 以上即可确诊。

2. 脊椎恶性肿瘤 起病迅速，有低热，贫血，脊柱疼痛剧烈，脊髓损害呈进行性加重。多侵害一个椎骨，原发性者多在椎体部，转移性者可侵及椎弓部。椎体部以弥漫性溶骨性改变为主，合并成骨性改变。无软骨板破坏，椎间盘良好，无椎间隙变窄是恶性肿瘤的特征性表现。

【治疗】

1. 全身治疗 包括抗结核药物治疗、中医中药治疗、营养和休息。结核病药物治疗的五项原则是"早期、联合、规律、适量、全程"。早期是指结核病一旦诊断就应及时、早期给予抗结核药物的治疗。联合是指结核病的治疗应采取几种抗结核药物的联合用药。规律是指结核病的治疗要坚持规律用药。结核病的治疗一旦开始，就应严格按照规定的抗结核治疗方案，包括药品种类、剂量、服药方法、服药时间等有规律地服用，不能随意更改化疗方案或间断服药甚至中断治疗。适量是指在制定个体的抗结核药物的化疗方案中，对每一个抗结核药物的剂量选择适当。全程是指在制定了一个有效的抗结核病的化疗方案后，就应按照化疗方案连续不间断地治疗直至完成所规定的疗程。

2. 局部治疗 病灶消除和椎间植骨术，可卧石膏床休息，对术后护理和稳定脊柱均有帮助。对不配合的儿童，为了限制其活动，可考虑用石膏背心或支具固定。但石膏背心缺点多，对发育中的儿童需每 3 个月更换一次石膏，防止产生压迫褥疮。合并巨大浅表流注脓肿可定期穿刺抽脓，局部脓腔注入抗结核药，合并窦道者需定期换药。

3.手术治疗

（1）手术指征　全身情况良好，无合并其他脏器活动性结核；术前已抗结核治疗2周；有椎旁脓肿或其他部位流注脓肿存在；合并慢性窦道或瘫痪者；X线片表现有死骨、无效腔和椎旁脓肿者；心肺肾功能无明显障碍和贫血者均适于手术治疗。

（2）病灶消除术　手术目的是清除病灶，稳定脊柱。清除结核性脓肿、肉芽、死骨、干酪样死物及坏死的椎间盘组织等，解除对脊髓和神经根的压迫，改善局部血液循环，以利病灶修复。

（3）脊柱融合术　有椎体前融合和后融合两种，可达到稳定脊柱的作用。目前有的还加用内固定，使患者能早期下地活动。

（4）术后处理　术后需继续抗结核药物治疗，加强营养和休息，定期复查，直至病变修复，结核稳定。一般术后疗程6～9个月。

（李鹏）

第二十二节　脊椎肿瘤

脊椎肿瘤占全身肿瘤的66%，包括发生在脊椎的良性肿瘤和恶性肿瘤，而脊椎恶性肿瘤多于良性肿瘤，在恶性肿瘤中又有半数为转移瘤。所有脊椎肿瘤中以骨巨细胞瘤最多见，其次为血管瘤、骨髓瘤和转移瘤等。某些肿瘤如血管瘤、骨髓瘤和转移瘤发生在脊椎的较四肢和其他部位的要多，男女发病的概率大致相等。

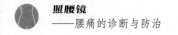

【临床表现】

无论是原发性还是转移性脊柱肿瘤，其典型的临床表现为局部疼痛特别是夜间疼痛、神经功能障碍、局部包块甚至脊柱畸形。疼痛是脊柱肿瘤患者最常见、最主要的症状，而夜间疼痛几乎是所有骨肿瘤的特征性表现。当出现脊柱区顽固性的夜间疼痛、口服止痛药无效时应怀疑脊柱肿瘤的可能。发生于胸腰椎的脊椎良性肿瘤早期可无症状，后期引起脊椎骨折后可出现疼痛；恶性肿瘤和转移瘤早期疼痛局限在腰背部，肿瘤侵及脊髓和神经根后出现胸腹部及下肢运动感觉障碍和括约肌功能障碍。

【腰痛的特点】

发生于胸腰椎的恶性肿瘤和转移瘤早期疼痛局限在腰背部，持续性疼痛，夜晚加重，口服止痛药物无效。

【肿瘤分类】

脊椎肿瘤可分为良性肿瘤和恶性肿瘤两大类。良性的成骨性肿瘤有骨巨细胞瘤、骨软骨瘤、血管瘤等。恶性的包括脊索瘤、骨髓瘤和各种肉瘤等。在恶性肿瘤中又分原发性肿瘤与继发性肿瘤两类。继发性肿瘤是由体内其他部位的恶性肿瘤转移到脊椎的，因此又称为脊椎转移瘤。

病理组织学上又将脊椎肿瘤分为溶骨型和成骨型两类。溶骨型占多数，表现为大小、形状不一的骨质破坏，边缘不整，界限不清，无新生骨，常为多发性。由肺、甲状腺、乳腺、胃肠道等肿瘤转移的癌肿和骨巨细胞瘤、脊索瘤、骨软骨肉瘤、骨髓瘤等多属此型。成骨型常为规则的圆形或片状密度增高区，周围有硬化性骨质，多由前列腺癌和肾癌转移来。少数为甲状腺癌、鼻咽癌或乳腺癌转移来。少数具有溶骨型与成骨型两种病理改变，可见于前列腺癌和乳腺癌转移。

【发生部位】

脊椎肿瘤可发生于脊椎的任何节段和脊椎的各个部位。据部分资料统计，以发生于颈椎者居多，其次为腰椎，而发生在胸椎的肿瘤较少。绝大多数肿瘤生长在脊椎的椎体部，少数发生在椎弓部。不同性质的肿瘤其多发部位不同，如骨巨细胞瘤以颈椎多见；血管瘤以胸椎者多，腰、颈椎次之；脊索瘤除颅底外，几乎都发生在骶骨部。

附：脊椎转移瘤

脊椎转移瘤是指由体内其他部位器官或组织的癌肿、肉瘤或恶性病变转移到脊椎的一种恶性肿瘤。在人体中，脊椎转移瘤是骨转移中最常见的，占脊椎恶性肿瘤中的 1/3 ～ 1/2。

【来源和途径】

理论上任何恶性肿瘤均有可能发生骨转移，但有的易于发生骨转移，有的则很少转移到骨骼。生长在前列腺、乳腺、甲状腺、肝、膀胱和肾脏的肿瘤比较容易发生骨转移。在脊椎转移瘤的原发灶中以乳腺癌最多，其次为宫颈癌、肺癌，再次为甲状腺癌和胃癌等。

恶性肿瘤的骨转移，除少数为直接侵入外，主要转移途径是血行转移。除公认的血行栓塞学说外，还可通过脊椎静脉转移到脊椎骨内。因为脊椎静脉丛与胸、腹腔静脉相互交通，而脊椎静脉无静脉瓣，血流缓慢，并可停滞或发生逆流，因此有机会使肿瘤栓子借助于使胸腹腔压力加大的动作。如咳嗽、喷嚏和举重等使胸腹腔内瘤栓直接进入脊椎静脉系统，不经肺、肝而直接转移到脊椎、盆骨和胸壁等处。有关淋巴渗透学说，目前尚有争议。

脊椎转移瘤原发灶的查找一直是临床工作中的难点，有近50% ～ 60% 脊椎转移瘤原发灶查不清，即使尸检也有27% 的病例难以发现原发灶，因此给诊断与治疗带来困难，预后也差。

【病理变化】

脊椎转移瘤多发生在下胸和胸腰段，发生在颈椎和骶椎者少，绝大多数为多发性脊椎转移。个别病例可只侵及单个椎骨，也可见跳跃式转移，即不连续的两处转移。当连续侵害多个椎体时，一般不侵犯椎间盘。

由肺、乳腺、胃肠道、甲状腺等癌肿转移来的呈溶骨型改变，由前列腺癌转移来的呈成骨型改变。并发成骨和溶骨性改变者为混合型癌，常见于前列腺癌和乳腺癌转移。

脊椎转移瘤几乎均发生在脊椎椎体部的硬脊膜外，并环绕硬脊膜生长蔓延，可闭塞脊髓血管，造成脊髓缺血性坏死。个别病例可转移到脊髓内，造成脊髓转移瘤。

【临床表现】

本病多发生于中老年人群，男性多于女性，男女之比为 2 ：1。脊椎转移瘤的临床症状常因原发性肿瘤的类型、生长速度和转移的部位而各有不同的表现。多数病例在早期只有轻微的局部疼痛或放射性疼痛，并呈间歇性出现。以后随着病情的进展，逐渐变为持续性剧烈疼痛，尤其夜间疼痛更为剧烈，以致影响睡眠，甚至有的必须服用麻醉剂方可暂时缓解剧痛。患椎局部多有压痛，脊柱活动受限。

脊椎转移瘤的病椎如发生病理性骨折或向椎管内扩散，可压迫脊髓神经，出现病椎以下的肢体感觉、运动功能障碍。一般表现为双下肢肌张力增高、肌力减弱、腱反射亢进、病理征阳性和感觉障碍及大小便失常。

多发性脊椎转移者病情多严重，常伴有贫血、低热、消瘦、全身乏力，晚期出现恶病质现象。如病变在腰$_2$椎体以上的脊椎或硬脊膜外时表现为如上所述的脊髓神经压迫症。如在腰$_2$椎体以下时则为圆锥马尾神经压迫综合征，出现腰部剧痛、下肢萎缩无力，膝、踝反射减低或消失，病理反射阴性，排尿、排便出现明显障碍。

1. 实验室检查

（1）血清钙、磷　溶骨性转移瘤因释放出大量的钙和磷，超出正常肾排出限度，因此血清钙、磷均增高。而成骨性转移瘤在新骨形成过程中再利用所释出的钙和磷，所以血清钙、磷正常或偏低。

（2）血清白球蛋白比值的测定　有骨转移瘤或骨髓瘤时血清球

蛋白增高，白球蛋白比值倒置。

（3）碱性磷酸酶　成骨性转移瘤在新骨形成过程中有大量碱性磷酸酶进入血液，使碱性磷酸酶显著增高，尤其是前列腺癌骨转移时更为突出。溶骨性转移瘤因骨修复减少，故碱性磷酸酶多不高。

（4）酸性磷酸酶　一般酸性磷酸酶多正常，但在前列腺癌脊柱转移时可见增高。

2. 影像学检查

（1）X 线检查　溶骨型骨转移瘤呈破坏性改变，表现为骨质疏松或呈斑点状、虫蚀状骨质破坏。骨破坏加重时，可融合成较大的缺损，并容易引起病理性骨折。椎旁可见梭形软组织阴影。常见于乳腺癌、宫颈癌、胃癌和甲状腺癌等脊椎转移。成骨型骨转移表现为椎体密度增高，椎体中有散在斑点状或棉球样致密区。严重的可使椎体变成浓白色，但椎体形态正常，常见于前列腺癌、膀胱癌、肾癌脊椎转移。脊椎转移瘤椎体压缩多表现为前后一致的塌陷，也可呈侧方塌陷或呈楔形变，椎间隙不受累常是脊椎转移瘤的典型表现。

（2）核素扫描检查　可显示肿瘤影像，一般见于胸腰椎硬脊膜外肿瘤，如转移瘤和肉瘤。

（3）CT 扫描　可显示椎体、椎弓根有不同程度的破坏，破坏区内无骨硬化缘，也无砂粒状死骨，CT 值低于邻近的骨质。由于肿瘤呈弥漫性浸润，形状不规则，多向椎旁生长，使周围软组织受累，但无脓肿而不同于脊椎结核。脊髓可有受压移位，增强扫描后可部分强化。

（4）MRI 检查　在 T1 像上呈长 T1 低强度信号影、取代正常松质骨的高强度信号。矢状位 T1 像可见椎体形态改变。邻近的蛛网膜下腔受累、脊髓受压，椎间隙多不受累。轴位 T1 像示椎骨信号改变，椎体后部结构改变，如椎间孔变窄等。在 T2 像上骨转移瘤仍呈低信号。

【诊断】

中老年人如有局限性脊椎疼痛，病程短，一般不超过半年。X线检查脊椎有骨质破坏和病理性压缩性骨折，而椎间隙保留不变者，应考虑脊椎转移瘤。

【鉴别诊断】

单发的骨转移瘤需与骨肉瘤、嗜酸性肉芽肿相鉴别。多发性骨转移应与骨髓瘤、脊椎结核相鉴别。

1. 骨肉瘤 为恶性程度较高的骨肉瘤，多发于男性青少年。初为阵发性局部痛，以后渐变为持续性疼痛。肿瘤生长快，短期内即可致截瘫。多伴有低热、消瘦、乏力等全身症状。X线检查可见脊椎有大小不等的骨质破坏及软组织块影。

2. 骨髓瘤 为多发性恶性肿瘤，多发于中老年男性。脊椎骨受累后出现根性疼痛，晚期导致截瘫，并伴有进行性贫血和恶病质。血钙增高，白球蛋白的比值倒置，尿中出现本周蛋白。X线检查可见椎骨多数散在大小不等的透光缺损区，边缘清楚，无硬化带。借助活检和骨髓检查可确诊。

3. 脊椎结核 多见于中青年人，呈慢性进行性消耗性病程。大部分患者有低热、盗汗、消瘦、红细胞沉降率增快等全身症状。X

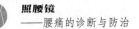

线检查患椎骨质破坏以椎体前中部为主。病变多累及两个椎体，椎间隙消失。CT扫描可见破坏区内有小块死骨，坏死骨空洞缘有硬化，椎体附件多不受累，椎旁有脓肿阴影，内有钙化灶，与脊椎转移瘤不同。

【治疗】

对本病治疗最常用的方法是化学疗法、放射治疗或应用性激素，往往可使症状缓解，有的也可进行手术治疗，以解除痛苦，延长生命。

1. 性激素治疗　一般适用于乳腺癌、前列腺癌、肾癌及子宫内膜癌骨转移的患者，而且对乳腺癌骨转移最有效。乳腺癌骨转移可用雄激素及抗雌激素，对前列腺癌骨转移可用雌激素，对肾癌骨转移用雄激素和黄体酮，对子宫内膜癌骨转移用黄体酮治疗。

2. 放射线治疗　能解除病的剧烈疼痛，可用钴60、LinacX线、深部X线进行治疗。有效放射线总量为30～40Gy，具体用法为2Gy/次，每周5次或3Gy/次，每周3次。

3. 化学疗法　治疗方案多根据骨转移外的其他转移灶和原发灶而定，对扁平上皮癌者可用博来霉素，对腺癌者可用5-氟胞嘧啶等。针对原发灶可单独或联合使用阿霉素（ADM）、丝裂霉素、长春新碱、环磷酰胺等。

4. 同位素治疗　用碘131治疗甲状腺癌转移，多数患者有效，对术后患者应用能改善预后。对甲状腺乳头状瘤或甲状腺滤泡状癌应用甲状腺素，可使肿瘤消退。

5. 手术治疗　目的有：①稳定脊柱，缓解疼痛；②切除转移瘤；③对原发瘤不明者能明确病理诊断，指导进一步检查和治疗；④解除肿瘤或骨折块对脊髓的压迫，改善瘫痪。手术虽不能明显提高患者的生存期，但可显著改善生活质量，包括延长行走能力，消除或缓解疼痛、推迟或避免截瘫。

手术适应证：①原发瘤不明的单发转移瘤，宜在快速活检的同时切除转移瘤；②对放、化疗不敏感的单发转移，估计存活超过 6 个月者，宜切除转移瘤，内固定与骨水泥填塞，维持脊柱稳定性；③转移瘤致截瘫或濒临截瘫者宜切除转移瘤，脊髓减压，内固定维持脊柱稳定性；④转移瘤致脊柱不稳定，有顽固性疼痛者，宜切除转移瘤，同时重建脊柱的稳定性。

附：椎管内肿瘤

原发或继发于椎管内的各种组织如脊髓、脊膜、神经根、血管和脂肪组织的肿瘤统称为椎管内肿瘤，又可称脊髓肿瘤，是造成脊髓压迫症的常见原因之一。原发于椎管内的肿瘤，按其与脊髓和硬脊膜的关系分为髓内、髓外硬脊膜下和硬脊膜外三类。髓内肿瘤常见室管膜瘤和星形细胞瘤。髓外硬脊膜下肿瘤常见神经鞘瘤和脊膜瘤。硬脊膜外肿瘤多为恶性，如转移瘤和淋巴细胞瘤，以及肉瘤、脂肪瘤、血管瘤、骨瘤、软骨瘤、神经鞘瘤和脊索瘤等。椎管内肿瘤绝大多数是良性肿瘤，如能及早诊治，疗效是令人满意的。

【生长部位】

根据肿瘤与脊髓和硬脊膜的关系可分为脊髓内肿瘤和脊髓外肿瘤。后者又分为硬脊膜内肿瘤和硬脊膜外肿瘤。有的肿瘤可同时位于脊髓内和脊髓外，或跨越硬脊膜内外。最多见的还是跨越硬脊膜内外的神经鞘瘤和神经纤维瘤。

椎管内肿瘤可发生于脊髓任何节段，但以胸段最多，其次为颈段，而腰骶段和马尾部较少。大多数肿瘤生长的部位都按各脊髓节段的长度成比例地分布。但有些肿瘤则多发于脊髓的某些部位，如室管膜瘤多发于圆锥和终丝部；表皮样囊肿和皮样囊肿多见于腰骶部；而脊索瘤常在脊髓的两端、颅颈连接部和骶部。神经鞘瘤和脊膜瘤绝大多数位于脊膜背侧，极少数位于脊髓腹侧。

【肿瘤分类】

椎管内肿瘤多数为原发性良性肿瘤，少数可继发于椎管外的恶性肿瘤。椎管外肿瘤进入椎管内的途径，可通过转移、侵入和种植三个方面，而构成继发性椎管内肿瘤。

转移瘤系由远隔器官如肺、乳腺、前列腺和肾脏的癌肿转移到脊椎管内。

侵入瘤系生长在脊椎附近的肿瘤，如淋巴肉瘤、神经母细胞瘤等通过椎间孔直接侵入到脊髓管内。

种植瘤是由小脑髓母细胞瘤、室管膜瘤、脊索瘤等颅内肿瘤脱落下来的细胞，随脑脊液环流种植于脊髓或脊神经根后形成的继发性肿瘤，而且大都是恶性的。

椎管内肿瘤以神经鞘瘤最多，占 55% ~ 66%，其次为脊膜瘤，以下顺序为神经纤维瘤、胶质瘤、血管瘤转移瘤等。转移瘤转移到硬脊膜外者比转移到脊柱者少，而转移到脊髓内者更少。

【病理特点】

1. 脊髓外硬脊膜内肿瘤 为最常见，绝大多数为良性肿瘤。主要有神经鞘瘤、神经纤维瘤和脊膜瘤，多为局限性缓慢生长，有完整的包膜。神经鞘瘤是椎管内最常见的肿瘤，占40%，起源于神经根的鞘膜。起源于神经纤维者称神经纤维瘤，有光滑的包膜。约2/3的肿瘤位于硬脊膜内间隙，其余的位于硬脊膜外和跨居硬脊膜内外。跨居硬脊膜内外者又称哑铃型肿瘤，多为单发，也可多发，肿瘤为实质性，也可因退行性变成为囊性或中心坏死。

脊膜瘤约占椎管内肿瘤25%，起源于蛛网膜内皮细胞，与硬脊膜紧密相连，80%以上位于胸段。瘤体大小不一，一般为2～3.5cm，单发良性者多，也可多发或恶性变。血运丰富，有完整包膜，瘤内多有钙化。

此外还有位于脊髓表面、范围广泛的血管瘤和常见于小儿马尾部的表皮样囊肿和皮样囊肿。

2. 硬脊膜外肿瘤 约占椎管内肿瘤的25%。大多数为神经鞘瘤和神经纤维瘤，多发于胸段；其次为恶性转移瘤；此外还有血管瘤、脂肪瘤、脊索瘤等。转移瘤多来自乳腺、肺、前列腺或肾脏的癌肿，多位于胸段，其次为腰段，常围绕硬脊膜或神经根生长，累及范围比较广泛。脊索瘤起源于胚胎残余的脊索组织，多发于骶尾部，多为良性，也可恶性变，突破硬脊膜，随脑脊液环流，种植于脊髓的其他部位。

3. 脊髓内肿瘤 在椎管内肿瘤中所占比例较小，为10%～14%，绝大多数为胶质瘤，包括星形细胞瘤，室管膜细胞瘤和胶质母细胞瘤。星形细胞瘤约占髓内肿瘤的40%，恶性程度低，细胞分化好，呈浸润性沿脊髓纵轴生长，多发生在胸髓，累及多个节段，与周围组织分界不清。室管膜瘤多位于胸腰段以下的部位，源于中央管的室管膜细胞或终丝，在脊髓中央向上下蔓延，大多累及3～5个髓节，周围组织有明显分界。神经胶质母细胞瘤恶性程度高，呈浸润性生长，较少见。此外还有较少见的血管瘤、脂肪瘤、皮样囊肿和表皮样囊肿等。

【发病机制】

脊髓位于骨质坚硬的脊椎管内，周围环绕3层脊膜。脊髓是人体感觉、运动功能传入和传出路径的集聚地，又是排尿、排便和各种内脏活动的脊髓反射中心。一旦脊椎内发生肿瘤，势必影响脊髓功能，以致破坏正常组织而产生相应症状。其损害脊髓功能的机制可分为3个方面。

1. 侵蚀破坏　脊髓内肿瘤呈扩张性或浸润性生长，可直接挤压破坏邻近组织，使神经纤维髓鞘断裂消失，轴突破坏，神经细胞退行性变，胞核和尼氏小体消失，肿瘤周围有胶质增生。

2. 脊髓受压　脊髓在椎管内被神经根等固定，活动范围较小，一旦椎管内发生肿瘤，必然引起脊髓移位变形，胸椎管最小，所以出现肿瘤后较早出现症状。相反在圆锥马尾部的肿瘤因有较大的空间移动，故常在较长时间内无症状或症状出现得较晚。

3. 脊髓缺血　椎管内发生肿瘤后压迫根动脉和软脊膜上的小动脉，可引起分布区的缺血、水肿和肿瘤邻近的静脉扩张瘀血，产生静脉高压，也可引起水肿。持久的缺血、缺氧即可造成脊髓部分组织的软化坏死。

【临床表现】

本病多发于青壮年，以 20～40 岁最多见，男性多于女性，一般起病缓慢，呈进行性发展。但在恶性肿瘤或肿瘤出血时则快速进展，或突然加重症状。脊髓肿瘤的临床表现主要为肿瘤所在部位的脊髓神经损害和肿瘤平面以下传导束受累的症状和体征。

1. 疼痛　大多数由髓外肿瘤刺激神经根和脊膜引起，常为首发和定位表现。疼痛为自发性，常剧烈；疼痛沿神经根分布区扩散，在躯干为横行条带状分布，在四肢表现为由近端向远端放射；初期为阵发性，可有夜间加重或平卧痛；可因咳嗽、喷嚏或用力大便等加重；可伴有脊柱自发性疼痛、叩痛和压痛。

2. 感觉障碍　如麻木感、蚁走感、灼热感、束带感等，也可出现感觉过敏，当感觉纤维被破坏后则表现为感觉减退或缺失。临床上将感觉减退或缺失区与感觉正常区的临界面称为感觉平面，是判断脊髓损害水平的重要依据之一。

3. 运动障碍　主要表现为病变水平以下肢体的力量减弱，动作不准确，站立不稳，可伴有或不伴有肌肉萎缩。

4. 大小便功能障碍　多见于髓内病变，如室管膜瘤、星形细胞瘤，以及马尾肿瘤。依病变水平可表现为排便困难，小便潴留，大便困难，或表现为大小便失禁。

【辅助检查】

1. 椎管穿刺与脑脊液检查　椎管梗阻出现较晚或不明显，放出脑脊液后症状改善不明显。脑脊液蛋白含量在肿瘤压迫脊髓产生蛛网膜下腔梗阻时均有不同程度的增高。蛋白含量超过 1g/L 时脑脊液即呈黄色，并在体外温度下自动凝固。这种蛋白含量增高、黄变及自动凝固现象称为弗洛因（Froin）综合征。

2. 影像学检查　椎管造影、CT、MRI，特别是 MRI 检查是明确诊断髓内肿瘤的重要手段，能较准确地判断肿瘤所在部位、大小、性质及其与邻近组织的关系，并为治疗提供依据。虽然椎管造影可显示肿瘤所在节段脊髓梭形膨大，但由于髓内肿瘤椎管梗阻较髓外肿瘤出现晚，因此难以发现早期病变。MRI 能较准确地显示肿瘤所在部位及其性质，特别是延迟扫描能清楚地显示肿瘤上下端之囊变部分。

MRI 检查颇为重要，是目前诊断脊髓内肿瘤最先进的检查方法。室管膜瘤 MRI 常表现为实质和囊性两部分组成。前者为肿瘤存活部分，也是手术切除的重要部分，肿瘤 T1 加权象信号比邻近正常脊髓信号低，而肿瘤 T2 加权象信号较高。由于周围脊髓水肿部分在肿瘤 T2 加权象也呈高信号，故肿瘤 T2 异常信号区要比肿瘤实际大小要大，手术时应注意。室管膜瘤为富血管性肿瘤，其实质部分均可发生显著的异常对比增强，因而术前 Gd–D 肿瘤 DA 增强扫描颇为重要。其囊性部分为坏死液化所致，继发脊髓空洞形成，其坏死液化部分的肿瘤 T1、肿瘤 T2 加权象信号强度介于肿瘤实质部分与脑脊液之间，而继发脊髓空洞信号与脑脊液相似。星形细胞瘤 MRI 表现与室管膜瘤相似，有时两者难以鉴别，增强扫描有一定鉴别价值，即位于脊髓中央异常对比增强者以室管膜瘤为多，不发生异常对比增强者以星形细胞瘤居多。

【诊断】

对椎管内肿瘤症状典型、已发展到脊髓性瘫痪者诊断比较容易，但在早期刺激性疼痛阶段能明确诊断的确实不多。其原因是症状性体征不明显，或对病情缓解缺乏认识，或忽视了脑脊液的常规检查。由于诊断上的延误，往往造成脊髓不可逆性损害，使本来可以获得满意治疗效果的大部分病例失去了治愈的机会，因此必须对椎管内肿瘤早期表现予以足够的重视和充分的认识，才能达到早期诊断、早期治疗的目的。详细询问病史和系统的体格检查是正确诊断椎管内肿瘤的基本方法。单纯依靠新仪器，并不能完全避免误诊的发生。CT 和 MRI 检查虽然提高了早期诊断的准确率，但 CT 扫描等也受到仪器性能、扫描部位和专业技术水平等因素的影响，而难以避免漏诊或误诊。椎管内肿瘤一般起病多较缓慢，呈进行性加重，有的在病程中可以有暂时缓解，或在外伤、妊娠、腰椎穿刺后使病情加重。而血管瘤、血管畸形常有反复发作，遇有血管破裂出血或肿瘤内出血也可出现卒中样脊髓性瘫痪。以往有恶性瘤史者极大可能是转移瘤，如有反复发作性脑脊髓膜炎者可为胚胎残余肿瘤。脊背部的血管痣和皮下多出的神经纤维瘤提示有可能在椎管内有相同的病变。腰骶部中线皮肤上的窦道或陷窝，往往提示椎管内的病变为胚胎瘤、皮样囊肿或表皮样囊肿。这些都是在诊断椎管肿瘤过程中不可忽视的有益经验。

对椎管内肿瘤的诊断尤应根据症状和体征进行定位、定性诊断，并与其他疾病进行鉴别。

1. 平面诊断　疼痛、根性感觉缺失、束性感觉障碍的上界平面，肌肉萎缩和深浅反射的改变，以及棘突的叩压痛，对肿瘤平面的定位都有重要意义。

2. 横位诊断　可查明肿瘤与脊髓和硬脊膜的关系。

（1）脊髓内肿瘤　根性疼痛较少出现，且出现晚，早期可出现分离性感觉障碍，传导束性感觉、运动障碍出现较早，且为对称性，呈下行性进展，也可发生不典型的脊髓半横切综合征。受压节段所支配肌肉萎缩明显，括约肌障碍出现较早且重。蛛网膜下腔梗阻程度轻，脑脊液蛋白含量轻度增高。脊椎 X 线较少阳性发现，脊髓造影显示受压的蛛网膜下腔变窄，局部脊髓增粗。

脊髓外硬脊膜内肿瘤病程进展缓慢，早期出现一侧根性疼痛，持续时间较长。此后出现部分脊髓压迫症状，感觉改变呈上行性，括约肌障碍出现晚或不明显。蛛网膜下腔梗阻出现较早且重，脑脊液蛋白含量增高明显，腰椎穿刺后症状明显加重。脊柱 X 线检查多有改变，椎弓根变扁、间距增宽、椎间孔扩大等。脊髓造影可见边缘锐利的充盈缺损，呈杯口状，脊髓移向对侧。

（2）硬脊膜外肿瘤　由于硬脊膜外肿瘤多呈恶性，一般起病较快，早期常有剧烈的根性疼痛和背痛，尤其在夜间明显。脊髓压迫症状出现较晚，多两侧同时受累。运动障碍出现较早，感觉障碍呈上行性进展，出现较晚，括约肌障碍出现也晚。蛛网膜下腔梗阻后期才出现脑脊液蛋白含量中度增高。脊柱肿瘤线常有阳性发现。脊髓造影梗阻平面边缘不锐利，阻塞端呈火焰状或锯齿状，脊髓向对侧移位。单就感觉障碍的主要表现也可大致判断肿瘤的所在部位，一般是呈现剧烈的根性疼痛者多为硬脊膜外肿瘤。分离性感觉障碍倾向于脊髓内肿瘤，而出现脊髓半横切综合征者常提示为脊髓外硬脊膜内肿瘤。

此外，发生在脊髓背侧和腹侧的肿瘤，其临床表现与进展过程也不相同。如脊髓背面和侧面的肿瘤，早期既有根性疼痛，之后也会出现脊髓半切综合征表现。一般运动障碍出现较晚且进展缓慢。脊髓背面正中肿瘤，多表现为两侧对称性感觉、运动障碍，而且深浅感觉障碍平行进展。

【鉴别诊断】

由于椎管内肿瘤的症状不典型，或对其认识不足，常被误诊为椎间盘突出、颈椎病、骨质增生、骶髂关节炎、腰椎管狭窄、肋间神经炎等病。因此，在鉴别诊断上需注意下列疾病：

1. 椎间盘突出 本病起病急，有外伤史，出现一侧或两侧根性疼痛。多位于腰椎，有坐骨神经刺激症状，直腿抬高试验阳性，直立活动时疼痛加重，躺卧休息后减轻。脊柱 X 线检查正常生理曲度消失，椎间隙变窄。脊髓造影椎间盘处有硬脊膜外充盈缺损，或呈蜂腰状改变。

2. 退行性脊椎骨关节病 多见于中老年人，为非进行性自限性疾病。起病缓慢，病程长，出现根性疼痛，重症者有脊髓受压症状，劳累后症状加重，休息后减轻。脑脊液多无改变。脊柱 X 线检查椎体缘有骨质增生，椎间隙变窄和椎间孔变窄，无骨质破坏。

3. 脊髓粘连性蛛网膜炎 起病缓慢，病前多有感染或发热病史。病程长，多有波动起伏，遇有发热、感冒可使症状加重。神经症状和体征弥散，呈多发性分布。感觉障碍可呈根性、阶段性或斑块状不规则分布，两侧多不对称。压颈试验可有梗阻，脑脊液蛋白含量轻度增高。脊髓造影碘油流动缓慢，呈油滴状分布。

4. 脊椎结核　多见于青壮年人，有结核病史，可有低热、盗汗、全身乏力、消瘦、红细胞沉降率增快等全身症状。脊椎叩压痛明显。脑脊液蛋白含量轻度增高，糖、氯化物降低，细胞数略增多。脊柱 X 线检查可见椎骨破坏、变形，呈溶骨性破坏。椎间隙明显变窄或消失，椎体呈楔形变，椎旁有脓肿阴影出现。

5. 脊髓空洞症　多见于青壮年，多发于颈胸部，病程长而进展缓慢，有明显而持久的节段性分离性感觉改变，手部小肌肉萎缩，皮肤排汗障碍明显，常伴有其他脊椎先天畸形。脑脊液蛋白含量正常，无梗阻。脊柱无骨质改变，MRI 检查可显示空洞的形状、大小和位置。

【治疗】

髓内肿瘤因其部位特殊，周围被"脆弱"的、损伤后不易恢复的脊髓包围，治疗方法选择上存在着一些分歧。一些学者主张起源于髓内胶质的肿瘤应以放射治疗为主，如有的学者认为手术以活检确立诊断的程度为宜，放疗为最好的治疗方法。但是另一些学者认为脊髓内肿瘤界限清楚的应尽量予根治性手术切除。

鉴于室管膜瘤以膨胀性生长为主，肿瘤与邻近脊髓组织分界较清，为髓内肿瘤中最有希望根治性切除的一种。室管膜瘤 MRI 常表现为实质和囊性两部分组成。前者为肿瘤存活部分，也是手术切除的重要部分。由于周围脊髓水肿部分在 MRI2 加权象也呈高信号，故 MRI2 异常信号要比实际的肿瘤大，而且室管膜瘤为富血管性肿瘤，因此手术时应特别注意。

星形细胞瘤多以浸润生长为主，肿瘤与邻近组织多分界不清，除个别具有假包膜外，大多难以完全切除。

脊髓脂肪瘤来源不清，肿瘤多位于软脊膜下，部分外生性生长，在髓内浸润性生长与脊髓缺乏明确界限，难以完全切除，应分块切除减压。虽不能根治全切，术后神经症状也可缓解。

血管性肿瘤少见，占髓内肿瘤的 1%～3%，多位于胸段和颈段。绝大多数发生在脊髓背侧，并可同时合并小脑部的血管性肿瘤。故对此种病变在行颈段 MR 或 C 肿瘤检查时，应把小脑纳入扫描野，以便同时检出小脑部的血管瘤。脊髓内血管畸形无并发症时可不表现症状。

脊髓内肿瘤手术操作时细致轻柔颇为重要，即使轻微损伤也能造成其节段以下的严重功能障碍。

【预后】

椎管内肿瘤的预后取决于肿瘤的性质、生长部位、脊髓受压的程度、期限和患者的一般情况。一般来说，肿瘤所在的节段越高，神经功能损害的范围越大，预后越差。肿瘤分化好，异型性小者预后好；反之，肿瘤分化差，异性性大者预后差。脊髓受压的时间长短和功能障碍的程度也密切相关，受压时间越短，治疗越早者效果越好，反之效果越差。

由于椎管内肿瘤良性者多，大多数都能达到全切除治愈的目的，很少复发。即使是脊髓内肿瘤、胶质细胞瘤患者经积极治疗后，也可存活较长时间。

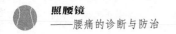

附：其他常见肿瘤类型

1. 髓外硬膜下肿瘤

（1）神经鞘瘤　属于良性肿瘤，发病率占椎管内肿瘤的首位。30～50岁为多发年龄。多起源于神经后根，部分肿瘤经椎间孔发展到椎管外形成哑铃形。治疗首选手术，多能完整切除，极少复发，预后良好。

（2）脊膜瘤　发病率仅次于神经鞘瘤，多为良性。40～60岁为多发年龄，女性多于男性。多发于胸段，局部与硬脊膜粘连。治疗首选手术，手术治疗时应注意处理受累硬脊膜，否则有复发可能。

2. 髓内肿瘤

（1）室管膜瘤　是较为常见的髓内肿瘤，以低度恶性者居多。多见于儿童和青年。肿瘤表面有薄层假性包膜，与正常脊髓组织形成分界。手术治疗是唯一有效方法，手术时机及适应证尚不统一，通常以中度神经功能障碍为指征。

（2）星形细胞瘤　也是常见的髓内肿瘤，多见于胸段脊髓。MRI扫描可见局部脊髓增粗，间有异常信号，部分病变可被强化。肿瘤呈浸润性生长，与正常组织之间缺少明确分界，手术切除易造成并发症，故需在显微镜下小心切除或选择活检加椎板减压术。

3. 硬膜外肿瘤　多为恶性，如转移瘤和淋巴细胞瘤，其他还有肉瘤、脂肪瘤、血管瘤、骨瘤、软骨瘤、神经鞘瘤和脊索瘤等。治疗上需手术并依据病理性质予以放疗。

4. 先天性肿瘤　包括上皮样囊肿、皮样囊肿、畸胎瘤等。上皮样囊肿和皮样囊肿均起源于椎管内异位发育成皮肤的胚层。上皮样囊肿壁呈半透明状，为复层鳞状上皮组织，内容物为脱落的角化上皮，富含胆固醇结晶。皮样囊肿的囊壁较厚，在复层鳞状上皮基底有较多的纤维组织及真皮层，内含皮肤附属结构如汗腺、皮脂腺及毛囊，内容物中常有毛发。畸胎瘤较少见，含有起源于三个胚叶的组织。手术治疗是唯一可供选择的治疗方法，根据肿瘤的部位和性状可行囊内容物清除、瘤壁部分或全部切除。

（李鹏）

第二十三节　儿童腰痛

日常生活中，人们很少听到儿童喊腰痛。因为儿童腰椎骨周围被覆着较厚的软骨，椎间盘血管丰富，椎间盘内有一个髓核，含有大量水分，似胶冻状。这些生理特点使儿童脊柱柔韧而富有弹性，伸缩力强，能适应各种伸展和扭曲活动，有着很强的抗外伤能力。故如果孩子说腰痛，那就务必要引起家长们足够的重视和密切的关注，因为儿童一旦出现腰痛症状肯定是病态表现，绝大多数为腰椎器质性疾病，治疗不及时常会造成不良后果。

【病因病理】

儿童腰痛的原因很多，通常来说可能有以下几种：①腰部肌肉扭伤或慢性劳损，多见于剧烈运动或练习舞蹈、武术的孩子；②腰部皮肤的病变，如过敏、脓肿等；③脊柱的病变，如脊柱侧弯、骨炎症、结核、肿瘤等；④腹腔器官疾病，如慢性的肾炎、肾病，腹腔脓肿，肝脏、胆囊、胰腺、胃、十二指肠等器官疾病；⑤偶有胸膜、心脏或肺部疾病引起腰部牵涉性疼痛。

1. 腰椎外伤　儿童椎间软骨板与椎体结合疏松，当受到强度较大的扭曲外伤时，如奔跑中突然转身、负荷过度、打球等，易引起椎间软骨板撕裂，产生腰痛。初次发生时，由于很少刺激神经，症状较轻，几天后即会自行痊愈，但破裂移位的软骨板不能完全复位，以后再受外伤，就会造成更大的撕裂和移位，严重时撕裂的软骨板连同髓核一起脱入椎管内，压迫脊髓神经，导致瘫痪。所以，对于儿童外伤后腰痛，一定要及时找医生诊治，并注意休息和适当锻炼，若在早期得到正确治疗，可以完全康复。

平时要注意儿童的保暖，避免腰部受凉。要养成正确的坐姿，上课坐时间长了，课间要及时活动一下。在进行运动锻炼时，要注意保护腰部，不要过度用力。运动前要做好热身准备，这样可以减少腰部受伤的概率，运动后也要做一些放松运动，使肌肉得到放松。

2. 脊椎炎症　由于儿童脊椎血液循环丰富，机体任何部位的炎症病灶都有可能通过血液波及脊椎，引起脊椎炎症，其中最常见的为脊椎结核。因此，当儿童出现长期不规则发热、脊柱定位性疼痛并有局限性压痛时，应考虑到脊椎结核或其他炎症。只要能早期发现，便能彻底治愈。

3. 脊椎肿瘤　儿童脊椎肿瘤并不少见，多发于 6 ～ 12 岁的儿童，常可经血液、淋巴液侵犯多个椎体。发病初期仅有不规则的腰脊痛，随着病情的发展，当骨质损害严重时，脊椎就会出现侧弯或屈曲畸形。此外，骨巨细胞瘤、骨纤维异常增殖症等肿瘤，也可在儿童脊椎上发生。这类病症，早期诊断和治疗更为重要。

【临床表现与诊断】

1. 腰背疼痛的性质 急性突发的腰背疼痛多与外伤有关；慢性缓发的多为驼背变形及某些脊柱肿瘤引起的；短暂的背痛很可能是体育锻炼的肌肉拉伤；反复发作的疼痛可能由某些特殊训练所导致，如舞蹈、武术等；持续性的疼痛和夜间疼痛应该注意椎体的肿瘤或感染（如结核、骨髓炎等）。

2. 腰背疼痛的部位 若有窜痛要想到有椎体骨折、硬膜外脓肿或椎管内肿瘤等。要注意有无其他并发症状，如发热、发冷、厌食、体重不增、贫血等。如有的白血病，开始的主诉就是腰背痛，椎体的炎症也会有全身症状，这都应进一步检查。要分析有无使腰背痛加重或减轻的因素，休息后疼痛减轻者多与肌肉拉伤和脊柱驼背变形等原因有关。夜间疼痛加重，休息并不能缓解者，可能是肿瘤的表现。

3. 影响诊断的其他因素 儿童腰痛还与年龄有着密切关系，虽然年龄并不是确定因素，但对明确诊断有用：4岁以下病儿诉腰背痛应考虑感染和肿瘤的可能性大；10岁以下的学龄儿童腰背痛通常为椎间盘炎或椎体骨髓炎引起的，这个年龄段多发的肿瘤有良性的类肿瘤如嗜酸性肉芽肿、恶性的如白血病和神经母细胞瘤等；超过10岁的小儿腰背痛最多见的原因是运动量过大、驼背和椎体滑脱等。

【治疗】

引起儿童腰背痛的病因复杂，需要综合分析，明确疾病诊断，接受相对应的治疗。

（刘歆）

第二十四节　青少年特发性脊柱侧凸

脊柱侧凸又称为脊柱侧弯，是指脊柱在三维空间上一种复杂的畸形，包括冠状面的侧弯、矢状面上生理性前凸和后凸的增加或减少，以及在横轴位上椎体的旋转。按照病因学分类，通常分为先天性脊柱侧凸、神经肌肉型脊柱侧凸、综合征性脊柱侧凸、特发性脊柱侧凸等。其中特发性脊柱侧凸最常见，发病原因不明。将发病年龄在 10 ～ 18 岁之间的特发性脊柱侧凸称为青少年特发性脊柱侧凸（adolescent idiopathic scoliosis，AIS），是临床上最常见的类型，约占所有类型脊柱侧凸的 80%，女性较男性发病率高，以胸椎和胸腰段最为常见。脊柱侧凸除可能会带来高低肩、长短腿、剃刀背等外观改变，影响美观外，还会影响患者的肺功能和导致腰背痛。

【病因】

AIS 的病因不明，主要假说理论包括遗传因素、激素学说、中枢神经系统异常学说、生物力学学说及前庭功能异常学说。人口研究表明，有家族史的人群发病率高于普通人群，但是引起 AIS 的确切遗传方式，基因和基因产物尚不明确。激素学说又包括褪黑素缺乏、高雌激素水平、高生长素水平、低瘦素水平等，虽然对激素导致 AIS 尚无定论，但研究发现通过调控激素体内水平能起到预防侧弯进展的作用。Dubousset 和 Machida 研究了褪黑激素水平降低和进展型脊柱侧凸的关系，得出结论：单纯缺少褪黑激素不是脊柱侧凸的病因，但是褪黑激素可能是防止侧弯进展的一种方法。在 AIS 患者中，脊柱的前缘较后缘长，从而将胸椎后凸转变为胸椎前凸。但研究又发现前脊柱过度生长并不是 AIS 始动因素，可能与 AIS 进展有关。以上病因学说均不能完全解释 AIS 临床病理特征和原因，故认为 AIS 的病因是多因素的复合作用。

　　了解特发性脊柱侧凸的自然病史和流行情况，对于确定是否需要治疗和何时治疗是很必要的。据统计，在 16 岁以下儿童中，特发性脊柱侧凸超过 10°者为 2% ～ 3%。发生率研究的重要意义在于表明轻度的脊柱侧凸较普遍，而较大弯曲角度的脊柱侧凸较少见。侧弯 10°或 10°以上，需要治疗者不到 10%。

　　青少年特发性脊柱侧凸快速进展的时间通常是在月经初潮前的生长快速期，随着患者年龄的增长，侧弯快速进展的发生率降低。月经初潮的延迟将延缓脊柱成熟的速度，增加脊柱畸形的概率，使 AIS 患病的风险升高。

【临床表现】

　　1. 脊柱畸形　为发病的初期症状，特别是患者在站立时，姿势不对称，如双肩不等高、一侧肩胛骨向后突出、前胸不对称等。随着病情发展，临床表现各异。有些轻度患者，能如正常人一样生活，有的年老时才发现脊柱侧凸。然而有许多患者，即时穿上衣服亦很明显，因此临床表现较为复杂。

2. 背部钝痛 约 1/3 患者无此表现，1/3 患者偶尔疼痛，1/3 患者经常疼痛，甚至每天疼痛。其疼痛的严重程度与脊柱侧凸的类型和严重度无关。主侧凸在脊柱下段时，主要症状是疼痛、疲劳、工作能力降低，最终可能中度或重度残疾，并有截瘫的可能。合并胸椎前凸的畸形，会严重影响心肺的发育，引起心血管和肺功能的损害。严重的侧弯还会造成脊髓和神经压迫引起神经功能障碍，甚至瘫痪。大部分患者寿命减少。

3. 放射线检查 应该拍摄患者站立时的脊柱前后位和侧位 X 线片，包括近侧的大部分颈椎和远侧的髂嵴。只有当患者准备手术或戴支具时才拍左或右侧弯 X 线片。如果站立位 X 线片不能很好地观察到腰骶关节，则应该拍摄腰骶关节侧位片，以排除脊柱滑脱症的存在。

【侧弯类型】

Ponseti 和 Friedman 分型系统：Ponseti 和 Friedman 首次将特发性脊柱侧凸分成五种主要类型。Moe 补充介绍了第 6 种类型的侧弯。

单一腰椎主弯型：腰弯的顶点在腰$_{1\sim2}$椎间盘和腰$_4$之间。这些侧弯导致腰部不对称，使对侧臀部突出，患儿的父母往往认为是由于弯曲侧的腿短引起的。

单一胸腰段主弯型：胸腰段侧弯的顶点在胸$_{12}$或腰$_1$。这种侧弯往往较其他侧弯产生更大的躯干不平衡。这种偏离中线的失代偿往往会产生严重的外形畸形。

胸、腰椎双弯型（双主弯）：对称性的双主弯产生的外观畸形通常都比较轻，因为上下侧弯的角度几乎相等，躯干一般平衡较好。

单一胸椎主弯型：这类侧弯一般是凸向右侧。由于侧弯位于胸椎，受累椎体的旋转可能很明显。这种侧弯使凸侧肋骨凸起，凹侧肋骨下陷，一侧肩膀抬高，导致不美观的畸形。

单一上胸椎主弯型：侧弯的顶点通常位于胸$_3$，侧弯的范围自颈$_7$或胸$_1$至胸$_4$或胸$_5$。

双主胸弯型：包括一个短的上胸椎侧弯，通常自胸$_1$至胸$_5$或胸$_6$，椎体的旋转较大，并有其他的结构变化，伴有自胸$_6$至胸$_{12}$或腰$_1$的下胸椎侧弯。上部的侧弯通常凸向左侧，下部的侧弯凸向右侧。这种侧弯患者的畸形通常不像单弧胸椎侧弯那样严重，但是由于上位侧弯产生的颈部不对称，这种侧弯的变形比胸腰椎双弯更为严重。对于这种类型的侧弯，如果不使用 14×36 英寸的片子，没有包括下颈椎拍照，上胸弯的严重变形可能被忽略。如果只通过下胸椎融合和内固定矫正下胸弯，那么由于上胸弯不够柔软，将无法自动矫正姿势，结果是外观难以接受。

【腰痛的特点】

部分患者存在腰背部钝性疼痛，伴有脊椎侧凸畸形。

【诊断】

病史、体格检查及 X 线片检查即可明确诊断。通常用排除法做出特发性脊柱侧凸的诊断。例如体格检查除外了神经系统或麻痹性的原因，X线片除外了先天性畸形，表明了特发性脊柱侧凸的特点。

患者评估：对患者的初步检查应包括完整的病史、完全的体格检查和神经学检查、脊柱放射线检查。全身检查后，应仔细检查脊柱，记录畸形的特征。测量和记录患者的站高和坐高，测量结果应和以后的结果相比较，来确定患者的整个身高，以及这些变化是否由下肢的生长或躯干的增长或缩短所引起。应该进行全面的神经学检查，来确定侧弯是否由脊柱内肿瘤或神经异常引起的。应特别注意腹壁反射，因为这可能是某些椎管内病变的唯一神经学变化。

对于经历了青少年特发性脊柱侧凸的自然发展而未经治疗的成年患者，应主要考虑五个方面的问题：腰背痛、肺功能、心理影响、死亡率和侧弯的发展。

腰弯和胸腰段弯会在成年后增加并导致严重的腰背痛和不适感。退行性脊柱侧凸不能与自然发展、未经治疗的青少年特发性脊柱侧凸相混淆。最终在采取治疗策略前，很重要的一点就是确定疼痛是否与侧弯相关。

【治疗】

目前为止，对于青少年特发性脊柱侧凸采取了许多治疗方法，包括物理治疗、手法治疗和电刺激治疗，但没有任何科学证据证明治疗的有效性。尽管一些学者怀疑支具治疗的效果，但是对于特发性脊柱侧凸，最广泛接受的非手术治疗方法仍然是观察和矫形支具治疗。

观察在总体人群中，尽管某种程度的脊柱侧凸是普遍存在的，但需要治疗的却是非常少。目前还没有一种可靠的准确预测方法来判断初诊患者的侧弯是否会进一步发展，因此观察就成了所有侧弯最开始的治疗方法。目前，脊柱的 X 线片是唯一可以明确记录侧弯大小和发展的方法。总的来说，侧弯小于 20°的年轻患者可以每 6～12 个月检查一次。侧弯较大的青少年患者，应该每 3～4 个月检查一次。对于侧弯小于 20°的骨骼成熟的患者，通常不再需要进一步检查。骨骼尚未成熟的侧弯大于 20°的患者，检查次数应该多一些，一般每 3～4 个月检查一次站立位前后位 X 线片。如果发现角度大于 25°的侧弯有发展（每 6 个月增加 5°以上），应考虑矫形支具治疗。对于骨骼未成熟的 30°～ 40°脊柱侧凸患者，在初诊时就应该考虑矫形支具治疗。侧弯为 30°～ 40°的骨骼成熟患者一般不需要治疗，但是最近的研究结果表明，这种程度的侧弯在成年后也仍然有发展的趋势。这些患者应该每年拍摄站立前后位 X 线片，直至骨骼成熟后 2～3 年，而后每 5 年检查一次。

矫形支具治疗脊柱侧凸的基本原理是通过使骨盆前倾来控制腰椎前凸，通过在平直的腰椎前凸部分施加外力，以及通过衬垫施加外力作用于椎旁肌或者与椎体相连的肋骨，通过上述外力对脊柱施加负荷。青少年特发性脊柱侧凸矫形支具治疗的适应证为生长期的病儿，侧弯角度 20°～ 30°，柔韧性好；侧弯角度在 30°～ 40°的生长期病儿，在初诊时就应开始支具治疗；当生长期的病儿侧弯角度达到 40°～ 50°时，通常适合手术治疗，但在某些情况下，一些侧弯也应考虑支具治疗，例如外形可以接受的 40°～ 50°的双弯。支具治疗不能用于 50°以上的脊柱侧凸患者。

患者和家属的配合，对于支具治疗的效果是非常重要的。还应该考虑到其他因素，如家庭环境、父母失职、精神病家族史、患者智力低下等。如果侧弯小于35°，并且未发现明显的椎体楔形变，首先考虑部分时间戴支具。如果在部分时间佩戴支具时发现弯曲有明显增加，就应该改为全天佩戴。

手术治疗脊柱畸形，目的是在矫正或改善畸形同时维持脊柱矢状面平衡，保护或改善肺功能，最低限度降低病死率或减少疼痛，最大限度地增加术后功能，以及改善或至少不损害腰椎功能。为使特发性脊柱侧凸患者实现这些目标，手术技术包括前路、后路和前后路联合手术方法。特发性脊柱侧凸手术治疗的适应证：生长期儿童的侧弯不断加重青春期的严重畸形（＞50°），伴有躯干不对称，非手术方法不能缓解的疼痛，胸椎前凸，明显的外观畸形。

（王春祯）

第二十五节　骶髂关节致密性骨炎

骶髂关节致密性骨炎是一种以骨质硬化为主要特征的非特异性炎症病变，主要发生于骶骨和髂骨之间的耳状关节面，多见于20～40岁女性。可能与妊娠和外伤有关，可单侧发病也可双侧发病，主要表现为下腰疼或腰骶部疼痛，症状持续半年或数年后自行消失或减轻。

【病因病理】

引起本病的原因不明，可能与妊娠、外伤、泌尿系感染和劳损有关。骶髂关节属于微动关节，被髂腰韧带、骶髂韧带、骶尾后韧带等多条韧带附着，结构稳固。当站立和行走时，骨盆的主要承重位于骶髂关节耳状面。女性在分娩时骶髂关节韧带松弛，造成关节松动，关节稳定性下降，因外伤或其他异常刺激引起骶髂关节韧带损伤，局部骨质缺血坏死，出现疼痛。早期病变为局部出血、水肿和渗出，后期出现增生和骨质硬化。

【临床表现】

1. 病史　一般无明显外伤史或有腰部扭伤史。

2. 疼痛特点　主要症状为下腰部或腰骶部疼痛，少见臀部及下肢疼痛，无下肢根性放射痛。

3. 体征　髂后上棘压痛，骶髂关节处叩击痛，疼痛不向下肢放射；骨盆分离试验阳性，"4"字试验阳性。

【腰痛的特点】

下腰部或腰骶部疼痛，站立和行走时加重，一般不伴有下肢放射痛。

【诊断】

1. 多见于 20 ～ 40 岁女性，有妊娠或腰部扭伤史，无晨僵病史。

2. 下腰部或腰骶部疼痛，不伴有下肢根性放射痛。骶髂关节处叩击痛，骨盆分离试验阳性，"4"字试验阳性。

3. 实验室检查无异常。

4. 影像学检查：X 线检查见髂骨耳状面皮质硬化，出现边界清楚的致密硬化区，多呈三角形或椭圆形，骶髂关节间隙清晰，关节面无破坏（图 2-26）。CT 检查表现为关节面下的致密硬化区，密度均匀，界限清楚，关节面无破坏。骶骨关节面下也出现致密硬化。MRI 检查表现为边界清楚的长 T1 短 T2 信号，压脂像为低信号，关节间隙正常，关节软骨正常，周围软组织无异常改变。

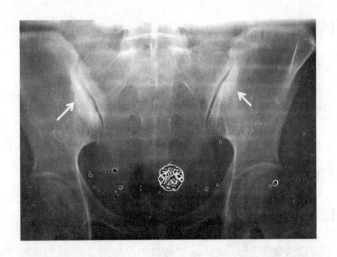

图 2-26　双侧骶髂关节高密度影，呈椭圆形（箭头所示）

【治疗】

治疗以保守治疗为主。症状较轻者，以卧床休息为主，下地活动可佩戴腰围保护；症状严重者给予非甾体类消炎止痛药物，患处热敷、理疗等处理。对于顽固性疼痛经保守治疗无效者，可行骶髂关节融合术。

（李春梅）

第三章　腰痛相关外科疾病

第一节　肾和输尿管畸形

一、肾结构异常

成人型多囊肾属常染色体显性遗传，又称作常染色体显性多囊肾病。发病率较高，是常见的遗传性肾病之一。男女发病概率相等。

1.病理　双肾增大，大小不等的囊肿散在于肾皮、髓质，夹杂有正常肾实质。囊肿可起源于肾单位或集合管的任何部位。

2.临床表现及诊断　多在 40 岁左右出现症状，主要是腰部疼痛、血尿、局部肿物、高血压和肾功能衰竭。超声检查可明确诊断。

3.腰痛的特点　持续性钝痛，腰背部压迫感，有时出现剧痛。伴有血尿、患侧肿物、高血压。

4.治疗　肾穿刺或切开囊肿减压，可缓解病变进展和肾功能衰竭。有效治疗是血液透析，等待肾移植。

二、肾形态异常

马蹄肾是一种先天性疾病，是指肾下极或上极于中线融合在一起，形成马蹄铁形异常。

1. 病理　两肾的一极可在脊柱前或腹部大血管前相互融合，约90%是在下极融合。融合部称为峡部，为肾实质或结缔组织所构成。肾盂因融合的限制，不能正常旋转，输尿管越过融合部前面下行。由于引流不畅，易并发积水、感染和结石。

2. 临床表现及诊断　患儿可全无症状，亦有误诊为腹部肿瘤者。成人有时出现上腹部、腰部疼痛。排泄性尿路造影显示肾长轴的延长线在尾侧方向交叉。

3. 腰痛的特点　持续钝痛，伴上腹部疼痛。

4. 治疗　无症状者不需治疗，有压迫症状者可手术切断峡部。

三、肾盂、输尿管畸形

肾盂输尿管连接部是小儿最易发生梗阻的部位，发生原因以输尿管上端狭窄最多见。

1. 发生率　胎儿肾集合系统扩张中的大多数（80%）是源于肾盂输尿管连接部梗阻。先天性肾盂输尿管连接部梗阻可见于各年龄组，约25%见于1岁以内，男女比例为5∶1。

2. 病理　肾集合系统的扩张可造成肾髓质血管的伸长和肾实质受压缺血，肾组织逐渐萎缩硬化，最终达到不可逆转。本病50%可合并其他泌尿系统畸形，尤其多见于对侧肾脏。

3. 临床症状

（1）肿物　绝大多数患儿腹部可触及肿物，肿物表面光滑、有紧张囊性感、透光阳性。

（2）腰腹部疼痛　多在脐部周围，伴有恶心、呕吐，容易误诊为急腹症。

（3）血尿　多见于腹部损伤和并发结石后而引起的血尿。

（4）脓尿　尿路感染的患儿可有发热及脓尿。

（5）肾功能不全　双侧病变或孤立肾的晚期可出现肾功能不全，最终肾功能衰竭。

（6）高血压　扩张的集合系统引起肾内血管受压，供血减少，产生肾素，而导致高血压。

（7）肾破裂　肾积水受到暴力后可发生肾破裂，临床出现急腹症的表现。

4. 腰痛的特点　与腹痛一起出现，伴恶心、呕吐。

5. 诊断

（1）如产前超声检查出有肾积水，应于出生后 1～3 周复查。胎儿的肾不成熟，肾脏的椎体和髓质在超声检查上是透明的，可误以为肾积水。

（2）超声检查发现肾积水后，静脉肾盂造影检查可以明确梗阻部位。

6. 治疗　对于有症状或有明显肾积水的肾盂输尿管连接部梗阻应行肾盂输尿管连接部切除再吻合术；严重肾积水，静脉尿路造影 90 分钟不显影，肾核素扫描患肾功能 10% 以下者，对侧肾正常，可行肾切除术。

（杨寿涛）

第二节 膀胱输尿管反流

膀胱输尿管反流（vesicoureteral reflux，VUR）是指各种原因导致尿液从膀胱逆流至输尿管或肾盂、肾盏的一种疾病。易伴发反复尿路感染和腰部疼痛，致病原因有原发性和继发性，原发性多见于儿童。儿童膀胱输尿管反流具有种族差异和家族遗传倾向。输尿管穿透膀胱壁肌层后位于膀胱黏膜下层，开口于三角区，输尿管穿透膀胱时被一层纤维膜包绕，生理状态下只允许尿液流向膀胱。发育异常或后天病理因素导致排尿时膀胱逼尿肌收缩亢进，膀胱内压增高，改变了输尿管与膀胱交界处的解剖关系，出现尿液反流，严重时导致肾脏瘢痕化、肾功能受损。需要说明的是反流与尿路感染密切相关，但仍有部分反流患者无任何症状。

【病因病理】

（一）病因

1. 先天性发育异常 黏膜下输尿管缩短、缺如或肌层缺陷。

2. 下尿路梗阻 尿道狭窄、前列腺增生、后尿道瓣膜、膀胱颈梗阻、膀胱或尿道的结石和肿瘤等。

3. 膀胱炎症 急性膀胱炎、慢性膀胱炎。

4. 神经因素 神经源性膀胱、巨输尿管等。

5. 输尿管口结构改变 手术损伤、膀胱肿瘤累及输尿管口、输尿管膀胱移植术后等。

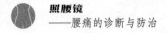
（二）病理

正常情况下，膀胱内压力逐渐升高至排尿感觉时，膀胱壁内段输尿管拉长、口径变细；输尿管与膀胱之间的斜度加大；黏膜下输尿管及覆盖的黏膜塌陷。上述变化使输尿管口关闭，起到括约肌的作用，有效阻止了尿液的反流。当膀胱压力增高时，因输尿管与膀胱交界处解剖关系异常或膀胱功能异常时，不能有效阻止尿液反流，出现尿液回流到肾盏肾盂内。

【临床表现】

1. 腰部胀痛、酸痛。

2. 继发感染时有尿频、尿急、尿痛。

3. 体征：腰部触及增大的肾脏，输尿管走行区触及条索状肿物。

【腰痛的特点】

腰部胀痛、酸痛。

【诊断】

1. 符合本病的临床表现和体征。

2. 辅助检查：

（1）放射性核素扫描　呈梗阻性肾图，肾功能损害严重时呈无功能肾图。

（2）超声检查　肾、输尿管积水征象。

（3）排泄性尿路造影　显示肾、输尿管积水；肾实质变薄、肾功能低下，显影不良甚至不显影。

（4）膀胱镜检查 输尿管口向外侧移位，管口关闭不全，见一圆形"黑洞"样管口。

【治疗】

（一）保守治疗

本病的治疗首选保守治疗，早期发现早期治疗。治疗的原则主要预防尿路感染，防止肾功能损伤。治疗药物以预防感染的抗生素为主。

（二）手术治疗

1. 手术适应证 大的输尿管旁憩室、输尿管膀胱连接部反流并梗阻、进行性肾瘢痕形成、药物治疗难以控制尿路感染并伴有严重的上尿路扩张。

2. 手术方式 应用 Cohen 输尿管膀胱吻合术，如输尿管过度扩张须先做末端裁剪后再吻合，黏膜下隧道的长度和输尿管直径的比例大于 2.5 : 1。

（杨寿涛）

第三节 急性肾盂肾炎

急性肾盂肾炎是肾盂和肾实质的急性细菌性炎症。本病多发于育龄期妇女、老年人和免疫功能低下者。发病时出现高热、寒战、肾区疼痛，患者多自诉为腰部疼痛，伴有下尿路感染时出现膀胱刺激征，女性多于男性。治疗不及时，可进一步损伤肾功能。

【病因病理】

急性肾盂肾炎大多为上行感染所致，少数（30%）为血行感染播散至肾脏。上行感染致病菌大多为大肠杆菌；血行感染致病菌多为葡萄球菌。尿路梗阻是最常见的诱因。女性发病率高于男性数倍，特别是女性的儿童期、新婚期、妊娠期和老年时期更易发生。急性肾盂肾炎，肾脏肿大水肿，质地较软，表面散在大小不等的脓肿，切面可见大小不等的脓灶不规则分布在肾组织各部。肾盂黏膜充血水肿，散在小的出血点。显微镜下可见大量中性粒细胞浸润。病变严重时可见肾小管、肾小球破坏。

【临床表现】

1. 发热 突发寒战、高热、体温上升达39℃以上，伴有头痛、全身痛和恶心、呕吐等。热型类似脓毒血症，大汗淋漓后体温下降，以后又可上升，持续一周左右。

2. 腰痛 单侧或双侧，有明显的肾区压痛、脊肋角叩痛。

3. 膀胱刺激症状 由上行感染所致的急性肾盂肾炎发病即可有膀胱刺激症状和血尿，然后出现全身症状。血行感染常由高热开始，膀胱刺激症状随后出现，有时不明显。

【腰痛的特点】

腰痛及明显的肾区叩痛，常伴发热。

【诊断】

1.具有本病典型的临床表现。

2. 尿液检查有白细胞、红细胞、蛋白、管型和细菌。

3. 尿液培养每毫升细菌菌落总数＞ 105cfu/mL。

4. 血常规检查显示白细胞计数增高，中性粒细胞增多明显。可以很容易明确诊断。

5. 急性肾盂肾炎常伴有膀胱炎，单纯的膀胱炎以膀胱刺激症状为主要临床表现，甚少有寒战、发热等全身症状。急性期控制后，还应进行病因诊断，以便进一步治疗。

【治疗】

1. 全身治疗 卧床休息，输液，饮水，维持尿量 1.5 升以上，有利于炎症产物的排出。饮食易消化，富含热量和维生素。

2. 抗生素治疗 在收集尿液进行细菌培养和药敏结果未明确前，根据尿涂片染色结果，如为革兰阳性球菌感染，可选用第一、二代头孢霉素，青霉素；革兰阴性杆菌可选用：①磺胺类：对绿脓杆菌以外的革兰阳性及阴性菌有效。②喹诺酮类：抗菌谱广、作用强、毒性小，应用广泛，但是不宜用于儿童及孕妇。③第二、三代头孢菌素：用于革兰阴性杆菌感染作用显著，与氨基苷类有协同作用。④泰能：对革兰阴性杆菌杀菌效果好。疗程 1 ～ 2 周，尿培养转阴后口服维持 2 周。

3. 对症治疗 碱化尿液可以缓解膀胱刺激症状；钙离子拮抗剂可以解除膀胱痉挛和缓解膀胱刺激症状。

（杨寿涛）

235

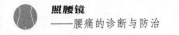

第四节　肾积脓

肾实质感染引起广泛的化脓性病变，或尿路梗阻后肾盂肾盏积水、感染、化脓称为肾积脓。

【病因病理】

致病菌有革兰阳性球菌和革兰阴性杆菌，多在肾结石、肾结核、肾积水的基础上并发化脓性感染而形成。病变未得到及时正确诊治，肾组织严重破坏，肾全部或一部变成脓性囊腔。

【临床表现】

1. 病史　病程长者可有长期肾感染病史和上尿路结石病史。

2. 全身感染症状　急性发作时寒战、高热、恶心、呕吐。病程长者出现消瘦、贫血。

3. 脓尿　持续肉眼可见的脓尿。肾积脓后如果尿路没有梗阻或不完全梗阻，脓液可以经患侧输尿管排入膀胱感染膀胱。

4. 局部症状　腰部钝痛反复发作。

5. 体征　肾区叩击痛，腰部摸及肿大的肾脏，腰部肌肉紧张。

【腰痛的特点】

钝痛，反复发作，肾区叩痛，伴全身感染症状。

【诊断】

1. 符合本病的临床表现和体征。

2. 实验室检查：血常规检查中白细胞计数明显增高，血沉和 C- 反应蛋白升高，尿检中可见脓细胞，尿培养阳性。

3. 辅助检查：

（1）B 超可显示肾盂积脓。

（2）膀胱镜检查可见患侧输尿管喷脓尿。

（3）排泄性尿路造影或放射性核素肾图可以提示患侧肾脏功能减退或丧失。

【治疗】

1. 加强营养。

2. 合理应用抗生素，依据药敏结果选用有效抗菌药物。

3. 纠正水电紊乱。

4. 脓肾造瘘引流。

5. 如果患肾功能丧失而且对侧肾功能正常，可做患肾切除。

（杨寿涛）

第五节 肾皮质化脓性感染

肾皮质化脓性感染是为葡萄球菌经血行进入肾皮质引起的严重

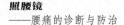
感染。细菌为身体其他部位的化脓性感染病灶经血液进入肾皮质，在肾皮质可形成多发小脓肿，成为肾疖，小脓肿融合扩大形成大块化脓组织成为肾痈。目前临床上已少见，经过早期诊断和治疗，预后良好。

【病因病理】

致病菌大多为葡萄球菌，极少大肠杆菌和变形杆菌。发病诱因由皮肤的疖、痈、龋齿和扁桃体炎症，肺部感染，骨髓炎和前列腺炎等，经血行播散感染肾皮质。病理特点多发小脓肿，病变发展可从肾皮质向外破溃形成肾周围脓肿。

【临床表现】

1.急性发作病史 突然发病。

2.全身症状 寒战、高热、食欲不振，无膀胱刺激症状。慢性感染可伴有低热、乏力、贫血等。

3.局部症状 患侧腰部压痛和肿块，肾区叩痛。

4.并发症 病灶破溃侵入肾周围间隙形成肾周围脓肿，则全身和局部症状明显加重。

【腰痛的特点】

起病急，腰痛伴肿块，叩痛明显，全身感染症状明显。

【诊断】

1.符合临床表现和体征。

2. 实验室检查：血常规检查显示白细胞增多，中性粒细胞增加；血培养有细菌生长。尿检验正常。但是当脓肿和集合系统相同后可出现脓尿，尿化验阳性，尿培养有细菌生长。

3. 辅助检查：B 超和 CT 均可显示脓肿，腹部平片显示患侧肾脏增大腰大肌影模糊。B 超引导肾穿刺抽出脓液可明确诊断。

【治疗】

因为多为金黄色葡萄球菌感染，明确后即全身应用羧苄西林或头孢菌素，以及大环内酯类、氨基苷类等，早期常能治愈。药物治疗无效时可行脓肿切开引流。

（杨寿涛）

第六节　肾周围炎及肾周围脓肿

肾周围炎是指位于肾包膜于肾周筋膜之间的脂肪组织炎症，感染未能及时控制即发展为肾周围脓肿。因病变部位深藏，无特异性症状，不易诊断。肾周围炎和肾周围脓肿大多继发于肾脏感染，如肾脓肿、肾皮质脓肿、伴有梗阻的慢性肾盂肾炎、黄色肉芽肿性肾盂肾炎。

【病因病理】

肾周围炎的致病菌以金黄色葡萄球菌和大肠杆菌多见，诱发因素多为肾脓肿和肾表面脓肿直接播散所致。少有经血行和淋巴途径感染，肾周围炎症经药物控制后有肾周纤维化；肾周脓肿脓液流入髂腰间隙可形成腰大肌脓肿，穿破膈肌形成脓胸。

【临床表现】

1. 全身症状 主要为畏寒、发热、乏力等。

2. 局部症状 常为腰部疼痛和腰肌紧张，腰部肾区压痛，脊肋角叩痛，腰部皮肤水肿，触及肿块。患侧下肢屈伸及躯干向健侧弯曲时可引起剧痛。

【腰痛的特点】

腰痛伴腰肌紧张，肾区叩痛，腰部皮肤水肿，触及肿块，患侧下肢屈伸及躯干向健侧弯曲时可引起腰部剧痛。

【诊断】

1. 符合本病的临床表现。

2. 辅助检查：B 超和 CT 可显示肾周脓肿，在超声引导下左肾周穿刺可抽得脓液。

【治疗】

早期未形成肾周脓肿时全身应用抗生素，选用磺胺类、头孢类、喹诺酮类等；多饮水，口服碳酸氢钠碱化尿液，减少尿路刺激；局部热敷。形成脓肿时经皮脓肿引流或切开引流。患肾功能严重损害且对侧肾功能正常时可行肾切除。

（杨寿涛）

第七节　肾结核

肾结核大多起源于肺结核，少数继发于骨、关节结核或消化道结核。肾结核感染途径为血行播散。肾结核时可下行播散引起输尿管、膀胱、尿道发病，还可通过前列腺管、射精管进入生殖系统泌尿、男性生殖系统结核。往往在肺结核发生 3 ～ 10 年后发病。

【病因病理】

结核菌经血行感染进入肾脏，在双侧肾皮质的肾小球周围毛细血管丛内形成多发微小结核病灶。由于血液循环丰富，修复力强，早期结核可以自行愈合。

肾结核的早期病变是肾皮质内多发结核结节，病变发展，病灶逐渐扩大，侵入肾髓质后即不能自愈。结核结节彼此融合，可形成干酪样脓肿，从肾乳头破入肾盏肾盂形成空洞性溃疡，蔓延至全肾。肾结核常有结核钙化，肾结核广泛钙化时输尿管闭塞，可发生肾自截。肾盂内结核尿可沿输尿管流入膀胱。

【临床表现】

肾结核常发生于 20 ～ 40 岁青壮年，男性较女性多见。大约 90% 为单侧。发病早期临床表现和影像学表现不明显，随病情发展可出现典型临床表现。

1. 尿频、尿急、尿痛　尿频是由含有结核菌的脓尿刺激膀胱黏膜引起，病变累及膀胱时尿频加剧并伴有尿急、尿痛，晚期膀胱挛缩时尿频更重，甚至尿失禁。

2.血尿　常为终末血尿，由于膀胱炎症及溃疡，排尿终末收缩时出血导致血尿。源于肾结核的血尿为全程血尿，多在出现膀胱刺激征以后出现。

3.脓尿　是肾结核常见症状，重者如洗米汤样，内含干酪样碎屑或絮状物。

4.腰痛和肿块　一般不明显，继发肾周感染或输尿管堵塞时腰痛明显，肾积脓或对侧巨大肾积水时可触及肿块。

5.全身症状　早期不明显，晚期可有发热、盗汗、消瘦、贫血、乏力、食欲不振等。

【腰痛的特点】

腰痛不明显，继发肾周感染或输尿管堵塞，使腰痛加剧。

【诊断】

肾结核是慢性膀胱炎的常见致病因素。因此，凡是无明显原因的慢性膀胱炎，症状持续存在并逐渐加重，伴有终末血尿者；尤其发生于青壮年者，尿培养无细菌生长，抗菌药物治疗无效；附睾肿块伴慢性窦道者，都应考虑肾结核的可能。

1.尿检查　结核性尿液为酸性，尿蛋白阳性，可见白细胞和红细胞；尿沉渣涂片抗酸染色 50%～70% 可以找到抗酸杆菌，清晨第一次的尿阳性率最高，应连查三次。尿结核菌培养虽然时间较长（4～8 周），但阳性率可达 90%，对肾结核诊断有决定性意义。

2. 影像学诊断　对肾结核的诊断，判断病变程度，决定治疗方案非常重要。

（1）B超　中晚期病变显示肾结构混乱，有钙化显示强回声，还可以明确对侧肾有无积水及膀胱有无挛缩。

（2）泌尿系统平片（KUB）　可见病肾钙化。

（3）静脉尿路造影（IVU）　可以了解患肾功能，病变程度与范围，早期肾盏边缘不光滑如虫蚀样改变；中期肾盏失去杯形，不规则扩大；晚期肾病不显影。临床上如果尿内查见结核菌，IVU一侧肾不显影，对侧肾正常，虽无典型结核影像也可以诊断肾结核。双肾结核或肾结核对侧肾积水，显影不良时，CT和MRI检查有助于诊断。MRI对诊断肾结核对侧肾积水有独到之处，CT能清楚显示中晚期肾结核肾盏肾盂、皮质空洞及钙化灶。

3. 膀胱镜检查　可见膀胱黏膜充血、水肿、浅黄色结核结节、结核性溃疡、肉芽肿及瘢痕，膀胱三角区和患侧输尿管口明显。膀胱挛缩时不宜做膀胱镜检查。

【鉴别诊断】

肾结核需与非特异性膀胱炎和其他疾病引起的血尿相鉴别。

【治疗】

肾结核是全身结核的一部分，应注意全身治疗、营养、休息。

1. 药物治疗　首选吡嗪酰胺、异烟肼、利福平、链霉素等抗结核药物联合应用，其他如乙胺丁醇、环丝胺酸等为二线药物。早期肾结核经药物治疗大多可以治愈。

（1）方法　异烟肼、利福平、吡嗪酰胺三联应用2个月后，异烟肼和利福平再持续应用4～12个月；维生素C每天1g；维生素B$_6$每天60mg；睡前服药同时喝牛奶有助于耐受药物。有膀胱刺激症状时加用链霉素。

（2）疗程　早期6～9个月可能治愈。

2. 手术治疗　凡药物治疗6～9个月无效，肾结核破坏严重者即行手术治疗。

（1）肾切除术　肾结核破坏严重，对侧肾功能正常，应切除病肾。对侧肾积水时应先引流肾积水，再切除病肾。

（2）肾部分切除术　适用于病灶局限于肾的一极者。术前需要用抗结核药物治疗1～3个月，术后继续用药至少半年。部分肾功能切除术操作复杂且并发症多，现较少用。

（3）解除输尿管狭窄的手术　可以切除狭窄段输尿管端端吻合；放置双J管；输尿管膀胱吻合。

（杨寿涛）

第八节　肾积水

尿路梗阻后肾盂内压力逐渐增高，肾盂肾盏逐渐扩张，肾实质逐渐萎缩，功能减退，尿液积存肾内称为肾积水。肾积水容量超过1000毫升或小儿超过24小时尿量时称为巨大肾积水。

【临床表现】

肾积水的临床表现和尿路梗阻的原因、部位、程度、时间密切相关，临床表现也各有特点。

1. 先天性肾盂输尿管连接处狭窄、肾下极异位血管或纤维束压迫输尿管等引发的肾积水，发展缓慢，症状不明显或仅有腰部隐痛不适，肾积水严重时腹部可以出现包块。

2. 肾积水有时呈间歇性发作，发作时患侧腰腹部剧烈绞痛，伴有恶心、呕吐，尿量减少，患侧腰腹部有时可扪及包块，一段时间后，排出大量尿液，疼痛缓解，腰腹部肿块明显缩小甚至消失。

3. 泌尿系统各部位的结石、结核、肿瘤、炎症引起的肾积水，多数表现原发病的症状和体征。如上尿路结石引起梗阻时，可出现肾绞痛、恶心、呕吐、肾区疼痛、血尿等。

4. 下尿路梗阻时，主要表现为排尿困难和膀胱不能排空，甚至尿潴留，肾积水出现较晚，临床多表现不同程度的肾功能损害，严重者出现贫血、乏力、食欲不振、恶心等尿毒症症状。

5. 肾积水如并发感染，则表现为肾盂肾炎症状，如寒战、高热、腰痛及尿路刺激症状。梗阻不解除，感染的肾积水可以发展成脓肾。

6. 尿路梗阻引起的肾积水，如梗阻长时间不能解除，最终导致肾功能损害甚至衰竭，完全梗阻时可以出现无尿。

【腰痛的特点】

持续性腰部不适、钝痛，可急性发作，发作时患侧腰腹部剧烈绞痛，伴有恶心、呕吐，尿量减少。患侧腰腹部有时可扪及包块，一段时间后，排出大量尿液，疼痛缓解，腰腹部肿块明显缩小甚至消失。

【诊断】

肾积水的诊断一般不困难，除确定肾积水的存在和程度外，还要明确肾积水的原因，尿路梗阻的部位、有无感染及肾功能损害情况。发现腹部包块均应想到肾积水的可能。影像学检查对肾积水的诊断非常重要。

1. B超检查可以明确增大的肾是实性肿块还是肾积水，并且可以确定肾积水的程度和肾皮质萎缩的情况，为首选的无创检查方法。

2. X线对肾积水的检查有重要价值。平片可以发现引起梗阻的结石；排泄性尿路造影早期可见肾盏肾盂扩张，肾盏杯口影消失或呈囊状影，肾功能减退时显影时间延长，此时可以加大造影剂量；逆行造影可以获得清晰的肾积水影像，双侧肾积水时不能两侧同时做逆行造影。

3. 逆行插管失败可改为超声波引导下经皮肾穿刺造影。

4. CT能清楚显示肾皮质萎缩情况和肾实质萎缩情况，且可以确定梗阻部位及原因。

5. 放射性核素肾显影可以区别肾囊肿和肾积水，并可以了解肾实质损害情况和测定对侧肾功能。

【治疗】

肾积水的治疗应根据梗阻的病因、部位、发病缓急和肾功能损害情况综合考虑。

1. 最根本的治疗是去除梗阻病因，方法取决于梗阻病变的性质。如先天性肾盂输尿管连接处狭窄，应将狭窄段切除并行肾盂成形术。肾输尿管结石可行体外碎石或输尿管镜碎（取）石。

2. 病情危重，难以行较大手术或梗阻暂时难以解除时，可以在超声引导下经皮肾穿刺造瘘引流尿液，以利于感染控制和肾功能改善，患者条件许可时再解除梗阻病因。梗阻原因不能去除时肾造瘘可以永久性。

3. 对输尿管难以修复的狭窄或晚期肿瘤压迫等梗阻原因引起的肾积水可以经膀胱镜放置双输尿管导管长期引流尿液。

4. 重度肾积水，肾实质显著破坏、萎缩或合并严重感染，肾功能丧失，对侧肾功能正常时可以切除病肾。

（杨寿涛）

第九节　尿石症

尿石症又称为尿路结石，是尿液内盐类物质沉积形成的固体石块，是肾结石、输尿管结石、膀胱结石、尿道结石的总称，以肾结石和输尿管结石多见。尿路结石主要由尿中难溶的无机和有机盐和酸所组成，还含有 2% ～ 9% 的蛋白基质。形成结石的结石盐多为混合成分，其中以含钙结石最常见，草酸钙结石占结石的半数以上，90% 的结石含有不同量的草酸钙；其次为磷酸钙。

【流行病学】

1. 年龄和性别 尿石症多发于青壮年，男女比例 3 ：1。

2. 种族 美国尿石症发病率较高，有色人种比白色人种发病率低。

3. 职业 高温作业、飞行员、海员、外科医师、办公室工作人员等发病率高。

【病因】

1. 环境因素 南方高温地区，由于出汗较多而致尿液浓缩，结石容易发生。

2. 遗传因素 约 30% 的尿石症患者有家族史，可能与家族性肠道吸收钙能力和肾再吸收钙能力有关。

3. 疾病因素 甲状旁腺功能亢进可导致骨钙大量溶出，并促进肠道钙吸收而引起高血钙和高尿钙，容易发生尿石症；皮质醇症可引起骨骼脱钙，也容易导致尿石症的发生等。

4. 饮食营养因素

（1）多数尿石症患者缺少经常饮水的习惯。

（2）营养较差，乳制品缺乏的儿童容易发生膀胱结石。

（3）动物蛋白摄入过多可促进肠钙吸收。

（4）茶含草酸较多，有饮浓茶习惯的人易患草酸钙结石。

（5）精制食物吸收快，尿中成石成分形成多。

5. 药物因素　溃疡患者大量服用牛乳及碱性药物可致乳碱综合征，易患尿石症。

6. 泌尿系本身因素

（1）尿路梗阻可以使尿液中的晶体、颗粒或微结石滞留而逐渐形成结石。

（2）尿路感染时，尿液中的菌落、炎性产物可以作为结石中心。另外，尿液因感染、pH升高，可以使碳酸钙等过饱和而有助于结石形成等。

【形成机制】

1. 抑制物和促进物

（1）尿中结石盐达到过饱和后不能立即析出是由于尿中存在多种抑制物的缘故，抑制物可以与钙结合而降低其饱和度，比如镁和枸橼酸等。

（2）尿中还有许多促进成核、聚集的物质，如尿中的胆固醇等，可以促进结石形成。

2. 基质的参与　结石含有2%～5%的蛋白基质，随着晶体的析出和凝集不断渗入，成层状和网状将晶体包裹起来成为牢固的团块。

3. 晶体聚集体　滞留正常尿液含有大量的晶体聚集体或微结石，大多随尿液排出。这些颗粒如果在肾小管中或其他尿路中受阻，就可以成为结石的中心。

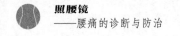

附：肾结石

肾结石归属于尿路结石，肾脏是尿路结石的主要形成部位。尿液中的晶体和晶体聚合抑制物之间的平衡关系发生紊乱形成结石。

【临床表现与诊断】

1.临床表现　肾结石的症状与结石的大小不成比例。较大的结石或肾盏内的小结石，如果未引起肾盏、肾盂梗阻或感染，可以长期无症状，只是在体检时偶然发现；较小结石如果在肾盂内随体位变化而活动，即可出现症状。

（1）40% ～ 75% 的肾结石有不同程度的腰痛。①结石较大者，其移动度较小，可表现为腰部酸胀不适，或身体活动时腰部隐痛或钝痛；②较小结石突然移动时可引起腰部阵发性剧烈疼痛。发作时患者面色苍白，全身出汗，伴有恶心、呕吐，疼痛可向下腹部或腹股沟放射。

（2）常伴随疼痛出现，多数为镜下血尿，尿液可呈茶色。

（3）合并感染时局部腰痛加剧，并有全身炎症表现，以及尿路刺激征。

（4）合并梗阻时出现肾积水，上腹部和腰部可触及囊性肿块。

（5）孤立肾或双肾结石可能发生无尿，或出现慢性肾功能不全。

（6）绞痛发作时患侧脊肋角可有压痛和叩击痛，伴有感染时有明显压痛。

2. 辅助检查

（1）实验室检查　尿液检查可见较多红细胞、少量白细胞或晶体。有尿路感染时出现脓细胞。测24小时尿钙、磷、尿酸、草酸、胱氨酸的含量，有助于分析尿石成分，指导病因治疗。

（2）B超检查　可作为肾结石的筛选检查，可显示透过X线的阴性结石，还可了解结石的具体位置，以及是否存在肾积水。

（3）X线检查　90%以上的结石可以在X线平片上显影，含钙成分越多，显影越浓。

（4）排泄性尿路造影　可以了解结石的位置，是否引起肾盂、肾盏积水，以及肾功能是否受损。

【腰痛的特点】

结石较大者，其移动度较小，可表现为腰部酸胀不适；较小结石突然移动时可引起腰部阵发性剧烈疼痛。发作时患者面色苍白，全身出汗，伴有恶心、呕吐，疼痛可向下腹部或腹股沟放射。

【治疗】

1. 一般治疗

（1）大量饮水，每日2000～3000mL。

（2）止痛解痉止痛、镇静止痛、钙拮抗剂止痛、消炎止痛、孕激素止痛等。

（3）预防和控制感染。

2. 病因治疗

（1）原发性高钙尿　可使用噻嗪类药物和枸橼酸钾，使近曲小

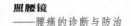
管对钠、氯的吸收受抑制，同时使远曲小管对钙的重吸收增加，减少尿钙的排出。

（2）原发性甲状旁腺亢进　本病大多有甲状旁腺肿瘤，手术切除肿瘤后可明显降低结石的复发。

（3）肾小管酸中毒　枸橼酸合剂及噻嗪类药物可以降低尿钙。

（4）高草酸尿　可使用维生素 B_6，同时大量饮水。

（5）高胱氨酸尿　大量饮水，口服碳酸氢钠，适当限制蛋白饮食等。

（6）感染性结石　选用敏感抗生素，服用氯化铵、氢氧化铝凝胶碱化尿液。

3. 外科治疗

（1）开放手术　①肾切除术：适应于鹿角状结石合并巨大肾积水或合并肾感染，病肾已无功能，而对侧肾功能正常者；②肾盂、肾窦切开取石或肾盂、肾实质切开取石术：适应于大多数肾结石；③肾实质切开取石：多发性或鹿角状结石；④肾部分切除术：适于局限于上下极肾盂内的结石，肾盏颈狭小不能从肾盂取出结石者。

（2）腔内泌尿外科手术　经输尿管镜、经皮肾镜等。

（3）体外冲击波碎石术　经体外碎石机产生冲击波治疗。

附：输尿管结石

输尿管结石一般来自肾脏，结石一般停留在输尿管生理狭窄部位，约 70% 位于输尿管下段，直径小于 4mm 的结石多能自行排出，4～5.9mm 的结石 50% 能自行排出，超过 6mm 的结石仅有 20% 能排出。输尿管结石男性多于女性，年龄 20～40 岁之间。

【临床表现及诊断】

1. 临床表现　主要症状是绞痛和血尿。

（1）绞痛比肾结石要重，绞痛沿输尿管向外阴部和股内侧放射，上段结石表现为上腹部和腰部的疼痛，下段结石表现为腹部相应部位的疼痛。

（2）绞痛发作时多伴有恶心、呕吐。

（3）血尿可为镜下血尿和肉眼血尿，多于绞痛发作时出现。

（4）可伴有不同程度的尿路梗阻。

（5）合并感染时可有尿路刺激症状。

2. 辅助检查

（1）尿常规检查　绞痛发作时可见红细胞。

（2）B 型超声检查　可发现输尿管上段结石及肾积水的情况。

（3）X 线检查　90% 以上可显影。必要时行排泄性尿路造影或逆行尿路造影检查。

【腰痛的特点】

间歇性发作，多为绞痛，绞痛沿输尿管向外阴部和股内侧放射，绞痛发作时多伴有恶心、呕吐。

【治疗】

1. 中西医结合内科治疗

（1）大量饮水　对于小于 5mm 的结石可自行排出，多饮水适当运动，观察是否有结石排出。

（2）解痉止痛药物　常用药物有硫酸阿托品、654-2、黄体酮、非甾体类消炎止痛药和阿片受体激动剂。

（3）利于排石的药物　α受体阻滞剂如坦索罗辛；碱性枸橼酸盐如枸橼酸氢钾钠。

（4）排石综合治疗　适合结石体积小于6mm者。排石中药、西药，多饮水，半小时后阿托品肌内注射，活动2小时后新斯的明肌内注射。

2. 辅助排石　女性输尿管下段结石可用手指在阴道内向下推送，辅助结石排出膀胱。

3. 内镜取石或碎石　适合中下段输尿管结石患者。

4. 体外冲击波碎石　适合结石位于输尿管中上段，且结石大小在1cm左右者。

5. 输尿管切开取石　适合结石较大，以上方法不能治疗的患者。

（杨寿涛）

第十节　肾损伤

肾脏（Kidney）是实质性器官，位于腹腔的后上部、脊柱两侧，紧贴腹后壁，左高右低，左肾上端平胸$_{11}$，下端平腰$_2$；右肾上端平胸$_{12}$，下端平腰$_3$。竖脊肌的外缘与12肋的夹角称为肾区。由于肾脏解剖位置隐蔽，其前后内外侧均有良好的保护，一般情况不易损伤，但是肾脏的结构比较脆弱，如果来自腰腹部的外力正中肾区，也可造成肾脏损伤。肾损伤多见于 20 ～ 40 岁的男性，由于交通事故、剧烈竞技运动、暴力犯罪的增加，近年肾损伤发病率有上升趋势。

【病因病理】

（一）病因

1. 开放型肾损伤 多见于刀、枪等锐器伤，而且常合并有胸、腹部等其他组织器官的损伤，肾损伤合并其他脏器损伤 80% 左右。

2. 闭合性肾损伤 原因包括直接暴力、间接暴力、肌肉强烈收缩等。以上原因在肾脏的病理状态下（积水、结核、结石等）更容易导致闭合性肾损伤。

3. 医源性肾损伤 实质开放手术或内镜手术时导致的肾脏不应有的损伤，自内镜泌尿手术开展以来，医源性肾损伤似有增加趋势。

（二）病理

1. 肾挫伤 肾实质轻微受损，肾被膜及肾盂肾盏完整可伴有肾被膜下血肿及肾实质瘀血，如伴有集合系统挫伤可有镜下血尿。临床症状轻微，不需手术治疗，可以自愈。这是最轻微也是最常见的一种类型。

2. 肾部分裂伤 肾实质部分裂伤，如伴有肾包膜裂伤可有肾周围血肿，如有肾盂肾盏黏膜裂伤可有明显血尿。

3. 肾全层裂伤 肾实质全层裂伤，外及肾包膜，内达肾盂肾盏黏膜，可引起广泛的肾周围血肿，肉眼血尿和尿外渗。肾横断或破

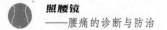

碎可导致部分肾组织缺血。临床症状严重，常伴有失血性休克，可导致完全的肾脏损害，此类损伤均需手术治疗。

4. 肾蒂损伤　肾蒂损伤是指肾动静脉的损伤，多见于闭合性损伤。肾蒂闭合损伤多由于突然加速或减速时肾脏剧烈移位，肾血管被突然牵拉，导致弹性差的内膜断裂，形成血栓，造成肾功能丧失；肾蒂血管的部分或全部裂伤可引起大出血及休克，常来不及诊治就死亡。此类损伤较少见，多发生于右侧，容易被忽略。

肾脏损伤的晚期病理改变包括：①持久尿外渗形成的尿囊肿。②血肿、尿外渗引起组织纤维化，压迫肾盂输尿管交界处导致肾积水。③开放性肾损伤偶可发生动静脉瘘或假性肾动脉瘤。④部分肾实质缺血或肾蒂周围纤维化压迫肾动脉，可引起肾性高血压。

【临床表现】

1. 休克　严重的肾裂伤、肾蒂裂伤或合并其他脏器损伤时，因损伤和失血可导致休克，危及生命。其发生及严重程度取决于受伤程度、出血量及有无其他脏器合并伤。

2. 血尿　肾损伤大多有血尿，约有 40% 的肾损伤患者无血尿。①肾挫伤可有少量血尿。②严重肾裂伤可有大量肉眼血尿，并有血块阻塞尿路。但是血尿程度与损伤程度不一定成比例。肾挫伤和肾部分裂伤如伤及集合系统可以出现肉眼血尿。③严重的肾裂伤如有血块堵塞尿路，或肾盂输尿管断裂，可能只有轻微血尿。④肾蒂血管断裂、肾动脉血栓形成，可以无血尿或轻微血尿。⑤还应注意休克的无尿状态。

3. 疼痛　肾包膜下血肿致肾包膜张力增加、肾周围软组织损伤、出血或尿外渗的刺激可引起患侧腰、腹部疼痛，一般为钝痛。血液、尿液渗入腹腔或合并腹内脏器损伤时，出现全腹疼痛和腹膜刺激症状。血块通过输尿管时可发生输尿管痉挛而引起肾绞痛。肾损伤时局部可有不同程度的压痛。

4. 腰腹部肿块　血液、尿液渗入肾周围组织可使局部肿胀，形成痛性肿块，出现明显触痛和肌肉强直。肌肉张力增加可使肿块难以发现，但患侧肾区饱满及上腹部叩诊浊音，以及外伤侧皮肤的损伤可提示肾周肿块的存在。

5. 发热　由于血肿、尿外渗容易继发感染，可导致肾周脓肿或化脓性腹膜炎，出现发热并伴有全身中毒症状。

【腰痛的特点】

持续钝痛且逐渐加重，常伴腹痛。

【诊断】

肾损伤的诊断可根据外伤史、临床表现、尿液检查、X线检查（必要时肾动脉造影）明确诊断。大多患者仅根据外伤史和血尿即可作出初步诊断。

1. 外伤史　对诊断十分重要，应尽可能详尽收集。特别是上腹部、肾区的创击伤、腰部的担挑式挤压伤要格外重视，必须询问伤后有无排尿，有无血尿如果患者生命体征不稳定或已经处于休克状态，应在积极抢救的同时多方了解受伤情况。

2. 临床特点　休克、血尿、腰腹部疼痛及肾周肿块是肾损伤的典型临床表现。

3. 尿液检查　血尿是诊断肾损伤的重要依据之一，对伤后不能自行排尿的伤员，应进行导尿检查。尿液检查含有多量红细胞。

4. 特殊检查　早期积极的影像学检查可以发现肾损伤的部位、程度、有无尿外渗或肾血管损伤，以及对侧肾的情况。根据病情，除了必须紧急手术者外，可有选择地选用以下检查：

（1）B 超检查　为无创伤检查，能发现肾损害并提示损伤程度，肾包膜下和肾周血肿及尿外渗情况，还可了解对侧肾的情况，病情较重时更有意义。

（2）CT 扫描　为无创伤检查，方便、迅速，可清晰显示肾皮质裂伤、尿外渗和血肿范围，显示有无活力的肾组织，能精确估计肾实质伤情，并可了解周围组织和腹腔其他脏器的情况，为首选检查。

（3）排泄性尿路造影　对肾损伤伤情分类非常重要。Sharro 认为肾损伤的尿路造影适应证：①所有腰腹部穿通伤，不论血尿程度。②钝性损伤伴有肉眼血尿。③钝性损伤伴有镜下血尿但出现休克者。常规造影剂量由于肾血流减少及肾功能受损的影响，仅有 30%～50% 的伤肾能显示受伤程度，所以宜用大剂量静脉滴注造影，即在 5 分钟内快速静脉输注 50% 造影剂 120mL，滴注完毕后即可摄片，并常规间隔序列拍片检查。此法检查可使健侧肾脏100% 显影良好，伤侧肾脏 93% 显影清晰。大剂量造影剂静脉注射后，可发现患侧显影差，肾、腰大肌影消失，脊柱侧凸及造影剂外渗等可以评价肾损伤的范围和程度并了解对侧肾功能，助于指导手术。

（4）肾动脉造影　适宜于尿路造影未能提供肾损伤的部位和程

度，尤其伤侧肾未显影，高度怀疑肾蒂裂伤者，肾动脉造影可显示肾动脉和肾实质损伤情况。可发现肾动脉血栓形成并紧急手术。持久血尿患者，肾动脉造影还可发现肾动静脉瘘或创伤性肾动脉瘤。因系有创检查，较少应用，需要时应在病情稳定后检查。

（5）X线平片　轻型肾损伤常无重要发现，重型肾损伤可有肾影模糊、腰大肌影模糊、同侧膈肌升高、肠管影对侧移位及合并的患侧肋骨、腰椎横突骨折等。

【治疗】

肾损伤的治疗与损伤程度直接相关肾挫伤及多数肾裂伤可以保守治疗，仅少数需要手术治疗。

（一）紧急治疗

对有大出血、休克的伤员必须及早抗休克治疗，迅速输血、复苏，观察生命体征，并确定是否合并其他脏器损伤。休克纠正病情稳定时尽快行定性检查以明确诊断和肾损伤的范围及程度。在积极治疗的同时做好手术准备。

（二）非手术治疗

肾挫伤、肾部分裂伤及未合并其他脏器损伤的病例，应进行非手术治疗。

1.绝对卧床休息 2～4 周，待病情稳定、血尿消失后才可以允许患者离床活动。通常损伤 4～6 周后肾挫裂伤才趋于愈合，过早离床活动有可能再度出血。恢复后 2～3 个月不宜参加体力活动。

2.严密观察病情变化，定时检测生命体征，注意腰腹部肿块范围有无增大，观察尿液颜色变化，定期检测血红蛋白和红细胞比容。

3.及时补充血容量和热量，维持水、电解质平衡，保持足够尿量。

4.应用广谱抗生素预防感染。

5.应用镇静、止痛、止血药物。

（三）手术治疗

1.手术治疗适应证　①开放性肾损伤；②经检查证实为肾全层裂伤、粉碎伤；③积极抗休克治疗后血压仍不稳定或再度休克；④持续性血尿无减轻趋向或渐加重，血红蛋白和红细胞比容进行性下降；⑤腰腹部肿块明显增大；⑥有腹腔脏器损伤可能；⑦经检查证实肾盂破裂；⑧静脉尿路造影伤肾不显影，肾动脉造影证实肾蒂裂伤；⑨严重尿外渗。

2.手术治疗方法

（1）开放性肾损伤　几乎所有开放性肾损伤的患者均需手术治疗，多需经腹部切口进行手术，清创、缝合及引流并探查腹部脏器有无损伤。术中尽可能明确肾损伤程度以确定手术方案，轻型肾实质损伤腹膜后血肿可不作处理，有条件时可行术中造影检查。探查前先控制肾蒂，然后打开肾周筋膜，再清除血肿。根据肾损伤情况相应处理，行肾修补、肾部分切除或肾切除。肾损伤轻，腹腔脏器损伤重者先处理腹腔脏器。

（2）严重闭合性肾实质损伤　经腹部入路，以方便处理腹腔脏器合并伤。控制肾蒂后打开肾周筋膜，注意保护肾包膜，清除血肿及粉碎的无生命力的肾组织，严密缝合破裂的集合系统，缝扎断裂的小血管，尽量原位修复。原位修复难度大时可用肠线或大网膜束紧包裹，以利止血和愈合。对孤立肾且原位修复难以实现时可以切除伤肾，低温下显微技术修复后再移植于髂窝。

（3）肾盂破裂 清除腹腔尿液，进入腹膜后，清除尿液，缝合破裂的肾盂，放置引流。

（4）肾蒂裂伤 常由于出血严重而不及救治。一旦确诊立即手术，争取吻合断裂或破裂的血管，吻合前应切除内膜损伤血管段以防术后血栓形成。国内报道肾蒂裂伤大多行肾切除。

（5）肾动脉血栓形成 一经确诊立即手术，切除内膜损伤血管，行血管置换术。并发症的处理常由于出血和尿外渗引起。腹膜后尿囊肿和肾周脓肿须行切开引流；输尿管狭窄、肾积水需行成形术或肾切除术严重肾性高血压可行血管修复或肾切除；动静脉瘘和假性肾动脉瘤应予修补。

（杨寿涛）

第十一节　输尿管损伤

输尿管损伤可分为外伤性和医源性损伤。外伤性输尿管损伤常见于腹部或盆腔因撞击、车祸、枪击、锐器切割等所致的多脏器复合伤。输尿管位于腹膜后，受周围脏器及脊柱、肌肉的保护，加之自身有一定的活动性，因而外界暴力所致的输尿管损伤相对少见，而医源性输尿管损伤则较外伤性损伤常见。

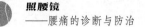
【病因病理】

（一）病因

1. 开放性手术损伤 常发生于骨盆、后腹膜广泛解剖的手术如结肠、直肠、子宫切除术等。

2. 腔内器械损伤 逆行输尿管插管、扩张、取石、输尿管肾镜检查等，可发生输尿管损伤。

3. 放射性损伤 见于前列腺癌、宫颈癌放疗后，输尿管发生管壁水肿、出血、坏死、形成尿瘘或纤维组织瘢痕形成，造成输尿管梗阻。

4. 外伤 枪击伤、刀刺伤及交通事故损伤等，常伴有大血管或腹腔内脏器损伤。

（二）病理

1. 输尿管挫伤一般能自愈。

2. 挫裂伤可发生缺血性坏死，1～2周内形成尿外渗或尿瘘。

3. 穿孔或切开或裂伤出现尿外渗，多需手术治疗。

4. 结扎一侧结扎可致该侧肾积水，久之肾萎缩；双侧结扎导致无尿。

【临床表现】

1. 血尿 常见于器械损伤，轻微挫伤，常出现血尿，多会自行缓解。

2. 尿外渗 可发生于损伤当时或数日后，见于输尿管裂伤、断裂伤及穿孔。尿液由输尿管损伤处入后腹膜间隙，引起腰痛、腹痛、腹胀、局部肿胀、包块及触痛。如果腹膜破裂，尿液进入腹腔产生腹膜炎性症状和体征。继发感染后可出现脓毒血症。

3.尿瘘 如尿液与腹壁创口或与阴道、肠道创口相通，形成尿瘘，经久不愈。

4.梗阻症状 见于输尿管结扎后，因肾盂压力增高，可出现患侧腰部胀痛、腰肌紧张、肾区叩痛及发热等。孤立肾或双侧输尿管结扎可出现无尿。

【腰痛的特点】

多出现于输尿管结扎后，因肾盂压力增高，可出现患侧腰部胀痛、腰肌紧张、肾区叩痛及发热等。

【诊断】

1.外伤史。

2.临床表现：血尿，尿外渗引起腰痛、腹痛、腹胀、局部肿胀、包块及触痛。尿瘘，输尿管结扎出现患侧腰部胀痛、腰肌紧张、肾区叩痛及发热。双侧结扎无尿。

3.术中怀疑输尿管损伤可由静脉注射靛胭脂，可见蓝色尿液从输尿管破裂处流出。

4.输尿管插管及逆行造影检查可感觉插至损伤处受阻，逆行造影显示造影剂外溢。

5.排泄性尿路造影检查可显示输尿管损伤处的尿外渗、尿瘘或梗阻。

6.CT 扫描及 B 超检查可显示尿外渗及梗阻情况。

7.通过导尿管注入亚甲蓝可鉴别输尿管瘘和膀胱瘘。

【治疗】

（一）早期治疗

1. 挫伤或小的穿孔　可经输尿管切口插入双 J 管，近端插入肾盂，远端插入膀胱。留置 7 ～ 10 天后，经膀胱镜取出。

2. 输尿管结扎　一旦发现，立即去除扎线。如果结扎处输尿管已经坏死，应切除后端端吻合，留支架管引流 3 ～ 4 周。

3. 输尿管裂伤、离断伤、大的穿孔、部分缺损　①伤及上段输尿管，如两断端对和无张力可一次性对端吻合；②伤及输尿管下段，可行输尿管膀胱再吻合或膀胱壁瓣输尿管吻合；③输尿管中段损伤或下段部分缺损难以同侧吻合者，可将输尿管近端与对侧输尿管端侧吻合；④如输尿管缺损过多，还可以行输尿管皮肤造口术、自体肾移植术或回肠代输尿管术。

（二）晚期治疗

1. 输尿管狭窄　可试行输尿管插管、扩张或留置双 J 管、输尿管周围粘连松解术或狭窄段切除术等。

2. 尿瘘　输尿管皮肤瘘或输尿管阴道瘘，可于 3 个月后，炎症、水肿反应消退，患者情况允许时，行输尿管修复术。一般是找出输尿管近端，与膀胱壁瓣吻合。

3. 输尿管损伤致完全性梗阻暂时不能解除者　可先行肾造瘘术，1 ～ 2 个月后再行输尿管修复术。

4. 肾功能重度损害或丧失　输尿管狭窄所致严重肾积水或感染，肾功能重度损害或丧失，对侧肾正常者，可行患肾切除术。

（杨寿涛）

第十二节　肾肿瘤

肾肿瘤在成人与儿童有所不同，成人肾肿瘤常见类型为肾癌和肾盂肿瘤；儿童主要是肾母细胞瘤，发病率占儿童腹部肿瘤中的首位。

【病因病理】

1. 肾癌　又称肾细胞癌，是一实体性癌。肾癌的病因主要与种族、吸烟、使用含有非那西丁的止痛剂、肥胖症、暴露于工业环境，以及高血压、高血糖等代谢性疾病有关。病变组织的病理检查见有假包膜，切面呈橙黄或灰色。

（1）病理组织学类型　①肾透明细胞癌，占25%；②颗粒细胞瘤，占15%；③透明细胞颗粒细胞混合癌，占46%；④肉瘤样癌，占14%。

（2）肾癌的恶性度分级　Ⅰ级：分化良好，具有腺管结构，称为肾腺癌或乳头状腺癌；Ⅱ级：介于两者之间；Ⅲ级：为低分化或不分化癌。

2. 肾盂肿瘤　位于肾盂、肾盏部位的泌尿系肿瘤，几乎均为移行上皮性乳头状瘤或乳头状癌，约37%可在同侧输尿管或膀胱出现肿瘤。病因主要与吸烟、环境因素和接触苯胺类物质有关。

3. 儿童肾母细胞瘤（肾胚胎瘤，Wilms瘤）　起源于残留的肾胚基。这些细胞一般会在3～4岁发育成熟，少数出现细胞异常增

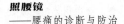
殖，发展称为肾母细胞瘤，可有家族性和遗传性，肿瘤切面呈鱼肉状。

【临床表现】

1. 肾癌和肾盂肿瘤

（1）肾癌和肾盂肿瘤 85.7% 发生于 40 岁以上的人群，男女比例 2.2 ∶ 1。

（2）主要症状为间歇性无痛性全程血尿、腰部肿块、晚期腰部疼痛。

2. 儿童肾母细胞瘤　95% 以腹部肿块为第一症状，10% ～ 15% 有血尿，30% ～ 60% 有高血压。

【腰痛的特点】

晚期出现腰部持续钝痛，伴有晚期肿瘤的其他表现。

【诊断】

1. 排泄性尿路造影

（1）肾癌可有肾盂、肾盏受压拉长，肾影增大，或一部分肾实质外凸等肾占位征象。

（2）肾盂肿瘤可显示肾盂充盈缺损。

（3）肾母细胞瘤诊断的主要方法。

2. B 型超声检查　对肾脏有无占位性改变可做筛查和初步诊断，可区别肿瘤和结石。B 超对肾癌的诊断准确率可达 93.3%，可以诊断小于 3cm 的肾癌。

3. CT 及 MRI 检查　诊断准确率高于超声检查，肿瘤的临床诊断和分期主要依靠 CT 扫描。MRI 检查具有软组织分辨率高、不需要造影剂等特点，但是清晰度不如 CT。针对恶性肿瘤出现血管内转移的诊断有优势。

4. 输尿管镜检查　可直观上尿路内病变，并且可提取标本送病理检查。但属于有创检查，对操作者技术要求高。

【治疗】

1. 手术治疗　是其主要方法。

2. 化学治疗

（1）肾癌化疗反应率仅为 6%。

（2）肾母细胞瘤化疗联合手术及放疗效果较好，有效药物：长春新碱（VCR）、放线菌素 D（ACTD）、阿霉素（ADR）。

3. 放疗　主要用于肾母细胞瘤，可在术后 48 小时开始。

（杨寿涛）

第十三节　输尿管肿瘤

输尿管肿瘤不多见，按肿瘤的性质分为良性和恶性肿瘤，良性肿瘤称为输尿管息肉，恶性肿瘤称为输尿管癌。输尿管癌占泌尿系肿瘤的 0.9% ～ 1.6%，男女比例 2 : 1，发病年龄 50 ～ 70 岁，75% 发生于输尿管下 1/3 段。

【病因病理】

输尿管息肉的病因尚不明确，可能是感染、梗阻、结石、慢性刺激、内分泌失调、创伤或者先天性发育畸形等因素使输尿管上皮细胞增生或化生。原发性输尿管癌目前认为其致病与吸烟史、巴尔干肾病、长期接触某些工业溶剂和染料、以放射性金属钍为主要成分的造影剂的应用，以及某些止痛药的滥用等因素有关。肿瘤起源于输尿管黏膜上皮。梗阻输尿管后引起肾积水或肿瘤侵犯周围组织引起腰腹部疼痛，息肉巨大坠入膀胱或肿瘤侵入膀胱出现膀胱刺激征，表皮糜烂时出现血尿。

【临床表现】

1. 肉眼血尿多为首发症状，特点是全程、无痛性、间歇性血尿，部分患者因短时间内出血较多，尿中出现"蚯蚓状血块"。
2. 腰部钝痛、隐痛，肿瘤阻塞输尿管或侵犯腹膜后组织引起。
3. 肿块，输尿管梗阻造成肾积水时，可于腰背部摸及肿块。

【腰痛的特点】

腰部钝痛，可有腹部绞痛发作并伴有血尿。

【诊断】

1. 间歇性无痛血尿。输尿管肿瘤早期不易诊断，主要表现为间歇性无痛血尿。中老年患者出现肉眼血尿，同时伴有肾积水应考虑输尿管肿瘤。

2.腰部钝痛，可有腹部绞痛。

3.腰背部扪及肿块。

4.辅助检查：B超检查可较早发现肾脏积水和输尿管梗阻，排泄性尿路造影和逆行尿路造影是诊断输尿管肿瘤的重要手段；CT检查可明确梗阻的部位和长度、肾积水、周围组织浸润和区域淋巴结转移。输尿管镜检查可观察肿瘤的形态，并可取组织活检。

【治疗】

手术治疗是治疗输尿管肿瘤的主要方式，手术方式应根据患者的身体状况、肿瘤性质分期、部位和肾功能来决定。

输尿管息肉以手术切除局部病灶为主，较小息肉给予激光、电灼等微创治疗；较大息肉可采用腹腔镜或开放手术；合并严重肾积水或肾脏无功能则行输尿管及肾脏切除术。

输尿管癌易较早出现远处转移，应行患侧肾脏、输尿管和膀胱袖套状切除。术后定期膀胱灌注以预防膀胱发生肿瘤。

（杨寿涛）

第十四节　急性胰腺炎

急性胰腺炎（Acute pancreatitis，AP）是常见的急腹症之一，多见于青壮年，20～50岁年龄高发，女性高于男性（约2：1）。其发病仅次于急性阑尾炎、肠梗阻、急性胆囊炎、胆石症。主要为胰管阻塞、胰管内压力骤然增高和胰腺血液淋巴循环障碍等引起胰腺消化酶对其自身消化的一种急性炎症。按病理变化可分为水肿性和出血坏死性。急性水肿性胰腺炎病情轻，较多见，预后好；急性出血坏死性胰腺炎较少见，病死率很高，达 30% ～ 50%。

【病因病理】

（一）病因

急性胰腺炎的病因尚未完全明了，缺乏统一解释，可能有如下几种。

1. 共同通道梗阻 约 70% 的人胆胰管共同开口于 Vater 壶腹。由于多种原因，包括壶腹部结石、蛔虫或肿瘤压迫而阻塞或胆道近段结石下移，造成 Oddi 括约肌炎性狭窄；或胆系结石及其炎症引起括约肌痉挛水肿；或十二指肠乳头炎、开口纤维化；或乳头旁十二指肠憩室等，均使胆汁不能通畅流入十二指肠内，而反流至胰管内，胰管内压升高，致胰腺腺泡破裂，胆汁胰液及被激活的胰酶渗入胰实质中，具有高度活性的胰蛋白酶进行"自我消化"，发生胰腺炎。据统计 30% ～ 80% 为胆囊炎胆石症所引起。

2. 过量饮酒与暴饮暴食 乙醇对胰腺有直接毒作用及局部刺激，造成急性十二指肠炎、乳头水肿、Oddi 括约肌痉挛，致胆汁排出受阻，加之暴食引起胰液大量分泌，胰管内压骤增，诱发本病。有人统计急性胰腺炎 20% ～ 60% 发生于暴食酒后。

3. 血管因素 实验证实：向胰腺动脉注入 8 ～ 12μm 颗粒物堵塞胰腺终末动脉，可导致急性出血坏死性胰腺炎。可见胰腺血运障碍时，可发生本病。当被激活的胰蛋白酶逆流入胰间质中，可使小动脉高度痉挛、小静脉和淋巴管栓塞，从而导致胰腺坏死。

4. 感染因素　腹腔、盆腔脏器的炎症感染，可经血流、淋巴或局部浸润等扩散引起胰腺炎。伤寒、猩红热、败血症，尤其腮腺炎病毒对胰腺有特殊亲和力，也易引起胰腺炎急性发病。

5. 手术与外伤　腹部创伤如钝性创伤或穿透性创伤，均可以引起胰腺炎。术后胰腺炎占 5% ～ 10%，其发生可能为：①外伤或手术直接损伤胰腺组织及腺管，引起水肿、胰管梗阻或血供障碍。②外伤或术中如有低血容量性休克，胰腺血液灌注不足，或有微血栓形成。③术后胰液内胰酶抑制因子减少。④ ERCP 检查时注射造影剂压力过高，可引起胰腺损伤，出现暂时性高淀粉酶血症，或出现急性胰腺炎。⑤器官移植后排斥反应和免疫抑制剂的应用也可诱发。

6. 其他因素　如高血钙、甲状旁腺功能亢进，某些药物如皮质激素、双氢克尿噻、雌激素等，遗传因素、精神因素等均可诱发本病。

总之，目前一致认为，胰腺梗阻，有 / 无十二指肠液、胆汁反流、加之血运障碍，胰酶被激活，胰腺防御机制受到破坏，而引起本病。

（二）病理

一般将急性胰腺炎分为急性水肿性（轻型）胰腺炎（占88% ～ 97%）和急性出血坏死性（重型）胰腺炎两种。轻型主要变化为胰腺局限或弥漫性水肿、肿大变硬、表面充血、包膜张力增高。镜下可见腺泡、间质水肿，炎性细胞浸润，少量散在出血坏死灶，可见局限性脂肪坏死，渗液清亮。重型者变化为高度充血水肿，呈深红或紫黑色。镜下见胰组织结构破坏，有大片出血坏死灶、大量炎细胞浸润。继发感染可见脓肿，胰周脂肪组织出现坏死，可形成皂化斑（胰脂肪酶分解脂肪为脂肪酸和甘油，脂肪酸与血中钙结合成此斑，所以血钙下降）。腹腔内有混浊恶臭液体，液中含有大量胰酶，吸收入血后各种酶含量增高，具有诊断意义。两型间无根本差异，仅代表不同的病理阶段，轻型较平稳、死亡率低，重型者经过凶险、并发症多（如休克、腹膜炎、败血症等）、死亡率高，甚至可在发病数小时死亡。

本病可累及全身各系统、器官，尤以心血管、肺、肾更为明显，各系统的主要病理变化如下：

1. 血容量改变 胰酶进入血流，激活纤维蛋白溶酶原系统，使激肽释放，血管扩张；同时胰酶使肥大细胞释放组胺，血管通透性加大。致使大量血浆外渗、血容量减少，甚至可丧失40%的血循环量，出现休克。

2. 心血管改变 胰蛋白酶进入血流，促使小动脉收缩，并直接损害心肌，抑制心肌利用氧，造成心肌梗死。胰酶还激活凝血因子Ⅶ使血小板凝集呈高血凝状态，可损害血管内膜，造成弥散性血管内凝血（DIC）、门静脉血栓形成。

3. 肺部改变 常并发急性呼吸窘迫综合征（ARDS）是本病致死的主要原因之一。急性胰腺炎时释放卵磷脂酶，可分解肺泡表面活性物质，使气体交换明显下降。组织胺、5-羟色胺等血管活性物质的释放及氧自由基对肺毛细血管内皮的毒性作用。使肺微循环障碍，致肺间质水肿、出血、肺泡塌陷融合，加之腹胀、膈肌升高、胸腔积液等均加重肺部改变，终致ARDS。

4. 肾脏改变 除因血容量不足造成肾缺血外，胰酶产生的蛋白分解产物，成为肾脏的毒性物质，加重了肾脏的功能障碍。由于急性胰腺炎时严重感染及血液高凝状态，可使肾小管受损，导致肾功能衰竭，以病后 3 ～ 4 日多见。

【临床表现】

（一）症状

1. 腹痛　是最主要的症状（约 95%），多为突发性上腹或左上腹持续性剧痛或刀割样疼痛，上腹腰部呈束带感，常在饱餐或饮酒后发生，伴有阵发加剧。可因进食而增强，可波及脐周或全腹，常向左肩或两侧腰背部放射，疼痛部位通常在中上腹部。如以胰头炎症为主，常在中上腹偏右；如以胰体、尾炎为主，常在中上腹部及左上腹。疼痛在弯腰或起坐前倾时可减轻。有时单用吗啡无效，若合并胆管结石或胆道蛔虫，则有右上腹痛及胆绞痛。

2. 恶心呕吐　2/3 的患者有此症状，发作频繁，早期为反射性，呕吐物为食物、胆汁。晚期是由于麻痹性肠梗阻引起，呕吐物为粪样；如呕吐蛔虫者，多为并发胆道蛔虫病的胰腺炎。酒精性胰腺炎者的呕吐常于腹痛时出现，胆源性胰腺炎者的呕吐常在腹痛发生之后。

3. 腹胀　在重型者中由于腹腔内渗出液的刺激和腹膜后出血引起，麻痹性肠梗阻致肠道积气积液引起腹胀。

4. 黄疸　约 20% 的患者于病后 1 ～ 2 天出现不同程度的黄疸，其原因可能为胆管结石并存，引起胆管阻塞，或肿大的胰头压迫胆总管下端或肝功受损出现黄疸，黄疸越重，提示病情越重，预后不良。

5. 发热 多为中度热：38～39℃之间，一般3～5天后逐渐下降。但重型者则可持续多日不降，提示胰腺感染或脓肿形成，并出现中毒症状，严重者可体温不升。合并胆管炎时可有寒战、高热。

6. 手足抽搐 为血钙降低所致，系进入腹腔的脂肪酶作用。大网膜、腹膜上的脂肪组织被消化，分解为甘油和脂肪酸，后者与钙结合为不溶性的脂肪酸钙，因而血清钙下降。血清钙 < 1.98mmol/L（8mg%），则提示病情严重，预后差。

7. 休克 多见于急性出血坏死性胰腺炎，由于腹腔、腹膜后大量渗液出血，肠麻痹肠腔内积液，呕吐致体液丧失引起低血容量性休克。另外，吸收大量蛋白质分解产物，导致中毒性休克的发生。主要表现为烦躁、冷汗、口渴、四肢厥冷、脉细、呼吸浅快、血压下降、尿少等，严重者出现发绀、呼吸困难、谵妄、昏迷、脉快、血压测不到、无尿、肾功衰竭等。

8. 急性呼吸衰竭 其临床特点是突然发生进行性呼吸窘迫、过度换气、紫绀、焦急、出汗等，常规氧疗法不能使之缓解。

9. 急性肾功能衰竭 重症急性胰腺炎者23%可出现急性肾功能衰竭，死亡率高达80%。其发生原因与低血容量、休克和胰激肽的作用有关。胰酶引起血凝异常，出现高凝状态，产生微循环障碍，导致肾缺血缺氧。

10. 循环功能衰竭 重症胰腺炎可引起心力衰竭与心律失常，后者可酷似心肌梗死。

11. 胰性脑病 发生率为5.9%～11.9%，表现为神经精神异常、定向力缺乏、精神错乱，伴有幻想、幻觉、躁狂状态等。常为一过性，可完全恢复正常，也可遗留精神异常。

（二）体征

1. 腹膜刺激征　腹部压痛及腹肌紧张其范围上腹或左上腹部，由于胰腺位于腹膜后，故一般较轻。轻型者仅有压痛，不一定肌紧张，部分病例左肋脊角处有深压痛。当重型者腹内渗出液多时，则压痛、反跳痛及肌紧张明显、范围亦较广泛，但不及溃疡穿孔那样呈"板状腹"。

2. 腹胀　重型者因腹膜后出血刺激内脏神经引起麻痹性肠梗阻，使腹胀明显，肠鸣音消失，呈现"安静腹"。渗出液多时可有移动性浊音，腹腔穿刺可抽出血性液体，其淀粉酶含量甚高，对诊断很有意义。

3. 腹部包块　部分重型者，由于炎症包裹粘连，渗出物积聚在小网膜腔等部位，导致脓肿形成或发生假性胰腺囊肿，在上腹可扪及界限不清的压痛性包块。

4. 皮肤瘀斑　部分患者脐周皮肤出现蓝紫色瘀斑（Cullen 征）或两侧腰出现棕黄色瘀斑（Grey-Turner 征），此类瘀斑在日光下方能见到，故易被忽视。其发生乃是胰酶穿过腹膜、肌层进入皮下引起脂肪坏死，毛细血管破裂所致，是一严重后期表现。

【腰痛的特点】

上腹部束腰带样痛，可向腰背部放射，仰卧时加重，患者常取屈髋侧卧位或弯腰前倾坐位，以缓解疼痛。

【诊断】

1. 急性胰腺炎的相关致病因素。

2. 符合本病的临床表现和体征。

3. 实验室检查：

（1）白细胞计数　一般为（10～20）×10^9/L之间，如感染严重则计数偏高，并出现明显核左移。部分患者尿糖增高，严重者尿中有蛋白、红细胞及管型。

（2）血、尿淀粉酶测定　具有重要的诊断意义。正常值：血清40～180U/dL（Somogyi法）；尿80～300U/dL。急性胰腺炎患者胰淀粉酶溢出胰腺外，迅速吸收入血，由尿排出，故血尿淀粉酶大为增加，是诊断本病的重要的实验室检查。血清淀粉酶在发病后1～2小时即开始增高，8～12小时标本最有价值，至24小时达最高峰，超过500U/dL（Somogyi法）以上，并持续24～72小时，2～5日逐渐降至正常。而尿淀粉酶在发病后12到24小时开始增高，48小时达高峰，维持5～7天，下降缓慢，淀粉酶值1～2周恢复正常；在严重坏死性者，因腺泡严重破坏，淀粉酶生成很少，故其值并无增高表现。如淀粉酶值降后复升，提示病情有反复，如持续增高可能有并发症发生。有时腹膜炎，胆道疾病，溃疡穿孔、绞窄性肠梗阻、胃大部切除术后输入袢梗阻等，淀粉酶值可有不同程度的增高，但一般多低于500U/dL。因此，当测定值＞500U/dL，对急性胰腺炎的诊断才有意义。淀粉酶升高值越大，诊断正确率越高。

（3）血清脂肪酶测定　正常值23～300U/L，其值增高有诊断价值。因其下降迟，对较晚就诊者测定其值有助诊断。

（4）血清钙测定　正常值不低于2.12mmol/L（8.5mg/dL）。在发病后两天血钙开始下降，以第4～5天后为显著，重者可降至1.75mmol/L（7mg/dL）以下，提示病情严重，预后不良。

（5）血清正铁蛋白（Methemalbumin、MHA）测定　MHA来自血性胰液内红细胞破坏释放的血红素，在脂肪酶和弹性蛋白酶作用下，转化为正铁血红素，被吸收入血液中与白蛋白结合，形成正铁血红蛋白。重症患者常于起病后12小时出现MHA，在重型急性胰腺炎患者中为阳性，水肿性胰腺炎为阴性。

4.影像学检查：

（1）X线检查　腹部可见局限或广泛性肠麻痹（无张力性小肠扩张充气、左侧横结肠扩大积气）。小网膜囊内积液积气。胰腺周围有钙化影。还可见膈肌抬高，胸腔积液，偶见盘状肺不张，出现ARDS时肺野呈"毛玻璃状"。

（2）B超检查　腹部B超是首选的影像学检查，可发现胰腺肿大和胰腺周围积液。对胆道结石、假性胰腺囊肿、脓肿也可被显示。

（3）CT扫描　可明确坏死的部位，胰腺外侵犯程度和范围。增强CT可明确诊断，在胰腺弥漫性肿大的背景上出现质地不均、液化和蜂窝状低密度影。

【治疗】

本病的治疗应根据病变的轻重加以选择，原则上轻型可用非手术疗法，以内科处理为主，对重型的胆源性胰腺炎及其继发病变，如胰腺脓肿、假性胰腺囊肿等需积极支持和手术处理，以挽救生命。

（一）非手术治疗

1. 解痉止痛 ①盐酸哌替啶、阿托品肌内注射，在腹痛剧烈时予以应用。不宜单独使用吗啡止痛，因其导致 Oddi 括约肌痉挛，合用阿托品可对抗其所引起的痉挛，效果好。②针刺治疗：体针取阳陵泉、足三里、内关、下巨虚、中脘等，耳针取胰区、胆区。③剧痛不缓解者，可用 0.25% 普鲁卡因 300 ～ 500mL，静脉滴注。

2. 控制饮食和胃肠减压 轻型者可进少量清淡流汁，忌食脂肪、刺激性食物，重症者需严格禁饮食，以减少或抑制胰液分泌。病情重或腹胀明显者，应行胃肠减压，可抽出胃液，减少胃酸刺激十二指肠产生促胰液素、胆囊收缩素等，使胰液分泌减少，并可防治麻痹性肠梗阻。禁食期间应予输液、补充热量、营养支持、维持水电解质平衡，纠正低血钙、低镁、酸中毒和高血糖等。必要时可给予全胃肠外营养（TPN）以维持水电解质和热卡供应，优点是可减少胰液分泌，使消化道休息，代偿机体分解代谢。

3. 应用抗生素 推荐阶梯式抗生素应用方案，主要针对革兰阴性菌和厌氧菌感染为主。一般常用青霉素、链霉素、庆大霉素、氨苄西林、头孢菌素等，为控制厌氧菌感染，可同时使用甲硝唑。由于胰腺出血坏死、组织蛋白分解产物常是细菌繁殖的良好培养基，故在重型病例中尤应尽早使用，可起到预防继发感染及防止并发症等作用。

4. 胰酶抑制剂 常用者有：①抑肽酶具有抗蛋白酶及膜血管舒缓素的作用。发病第一、二天开始应用，每 6 小时 20 万 U 静脉滴注；或 80 万～120 万 U/ 天静脉滴注，然后改为 20 万～50 万 U/ 天，直至病情稳定。② 5–FU，为细胞毒性药物，可抑制 DNA、RNA 合成，减少胰酶分泌，对胰蛋白酶及磷酸酯酶 a 均有抑制作用，每日 100～500mg 静脉滴注，或 250mg 加入 5% 葡萄糖液 500mL 中静脉滴注，24 小时可重复一次。

5. 给予抗胆碱药物 阿托品、654–2、东莨菪碱、溴丙胺太林，以抑制胰液分泌，宜早期反复应用。同时应给予制酸剂西咪替丁 200mg，4 次 / 日，氢氧化铝胶、碳酸氢钠口服以中和胃酸、抑制胰分泌。胰高糖素对抑制胰外分泌有一定作用，亦可选用。

6. 激素应用 一般因其可引起急性胰腺炎不主张用。但重型胰腺炎伴休克；中毒症状明显、疑有败血症，或病情突然恶化；严重呼吸困难，尤出现成人呼吸窘迫症时；或有肾上腺皮质功能不全者，应用激素可减轻炎症反应、降低毛细血管的通透性及水肿。

7. 血液净化技术 主要包括血液透析、血浆置换、血液滤过。可在短时间内降低或清除炎症介质，改善肺部通气，恢复血液内环境，促进器官再灌注，从而减轻全身炎症反应。

8. 抗休克 重型者常早期即出现休克，主要由于大量体液外渗，可使循环量丧失 40%，故出现低血容量休克，是早期死亡原因。故依据中心静脉压、血压、尿量、血细胞比容和电解质的监测，补给平衡盐液、血浆、新鲜全血、人体白蛋白、右旋糖酐等血浆增量剂及电解质溶液，以恢复有效循环量和电解质平衡。应维持酸碱平衡，在上述情况改善后，在排除心功不全引起的低血压后，可应用升压的血管活性药物多巴胺为首选。此外，还应给予广谱抗生素及激素以调动机体应激能力、提高效果。应保护肾功能，应用利尿剂，必要时行腹膜透析。呼吸衰竭时，应进行动脉血气分析，予以高流量吸氧，必要时应行气管切开和正压呼吸。若有心功能不全应及时给予强心剂。抢救时均应多学科协作会诊方能获得成功。

9. 中医药治疗　通过辨证施治治疗急性胰腺炎，可改善胰腺组织细胞内微循环，有效清除氧自由基，抑制胰酶的过度表达，降低血清炎症因子水平，保护胰腺细胞。①清胰汤Ⅰ号：适用于水肿性胰腺炎，尤适于肝郁气滞，脾胃湿热。主要药物有柴胡、黄芩、胡黄连、白芍、木香、元胡、大黄、芒硝。②清胰汤Ⅱ号：适用胆道蛔虫性胰腺炎，可疏肝理气，驱蛔安虫。主要成分有柴胡、黄芩、胡黄连、细辛、木香、苦楝皮、槟榔、芒硝。此二方适用于大多数急性胰腺炎，临床上可随症加减。

（二）手术治疗

1. 适应证

（1）重型胰腺炎伴严重休克，弥漫性腹膜炎，腹腔内渗液多，肠麻痹，胰周脓肿及消化道大出血者。

（2）胆源性胰腺炎明确者，或合并胆源性败血症者。

（3）病情严重，非手术治疗无效，高热不退及中毒症状明显者。

（4）有上腹外伤史，进行性腹痛，淀粉酶升高，疑有胰腺损伤者，应立即手术探查。

（5）多次反复发作，证实十二指肠乳头狭窄或胰管狭窄及结石者。

（6）并发脓肿或假性胰腺囊肿者。

2. 手术方法

（1）胰包膜切开及引流　适用于胰腺肿胀明显者，可减轻胰腺的张力，有助于改善胰腺血运和减轻腹痛。切开后在小网膜囊放置通畅而充分的腹腔引流或双腔管引流，以减少腹内继发性损害、渗出及坏死，防止感染。病灶清除术：将胰腺坏死组织清除，可防止严重感染及坏死病灶的发展，但勿伤及胰管，注意局部止血。以发病 7～10 天进行为宜。

（2）胰腺切除　包括部分或全胰切除。一般只切除坏死部分，以免胰腺坏死继续发展和感染，减少并发症的发生。在胰腺坏死70% 时或十二指肠受到严重破坏这种特定的情况下，可做全胰切除（GDP），有成功的报告，但死亡率高，操作亦有一定困难。

（3）持续腹腔灌洗　可消除腹腔内对全身有影响的有毒物质，如渗出的各种酶、坏死组织、蛋白分解产物、细菌、毒素及渗出液等，有利于本病的预后。可经腹壁插入多孔硅塑料管，将含有肝素、抗生素的平衡盐液注入腹腔，每次 1000～1500mL，15～20 分钟后注完，保留 20～30 分钟，然后放出灌洗液，依据渗出液的改变，每 1～2 小时重复一次，注意勿伤及肠管及注入量大时加重呼吸困难。

（4）胆道手术　对胆道结石、蛔虫等，应作适当处理，才能提高手术疗效，但勿进行侵袭性较大的手术。

（崔金鹏）

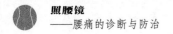

第十五节　直肠癌

直肠癌（Rectal Cancer，RC）是发生于乙状结肠直肠交界处至齿状线之间的癌，是消化道常见的恶性肿瘤。直肠癌与遗传因素、环境因素和饮食密切有关，直肠息肉等良性肿瘤可转化为浸润性癌。在我国，直肠癌的发病率居所有恶性肿瘤的第 4 位。我国直肠癌较发达国家发病率低，与西方人比较，有 3 个流行病学特点。

1. 低位直肠癌所占的比例高，占直肠癌的 60%～75%，绝大多数癌肿可在直肠指诊时发现。

2. 青年人（＜30 岁）患直肠癌比例高，占 10%～15%。

3. 肠癌比结肠癌发病率高，约 1.5∶1。直肠癌根治切除术后五年生存率在 60% 左右，早期直肠癌术后五年生存率为 80%～90%。同时由于消化道吻合器的广泛应用，使许多原来需做造口的直肠癌患者免去了人造肛门的苦恼，提高了患者的生活质量。

【病因病理】

1. 病因　尚不清楚，其可能的相关因素包括饮食及致癌物质、直肠慢性炎症，遗传易感性，癌前期疾病如家族性肠息肉病、直肠腺瘤（尤其是绒毛状腺瘤）等。

2. 大体分型　分为肿块型、浸润型和溃疡型。其中溃疡型多见，占 50% 以上早期可有溃疡，易出血。此型分化程度较低，转移较早。

3. 组织学分类

（1）腺癌　结直肠腺癌细胞主要是柱状细胞、黏液分泌细胞和未分化细胞，进一步分类主要为管状腺癌和乳头状腺癌，占75%～85%，其次为黏液腺癌，占10%～20%。①管状腺癌：可分为高分化腺癌、中分化腺癌、低分化腺癌；②乳头状腺癌；③黏液腺癌：恶性度较高；④印戒细胞癌：恶性度高，预后差；⑤未分化细胞癌：预后差。

（2）腺鳞癌　其分化多为中度至低度。腺鳞癌和鳞癌主要见于直肠下段和肛管，较少见。

4. 扩散与转移

（1）直接浸润　可穿透浆膜层侵入邻近脏器如子宫、膀胱等，下段直肠由于缺乏浆膜层的屏障作用，易向四周浸润，侵入邻近脏器，如前列腺、精囊腺、阴道及输尿管等。

（2）淋巴转移　是主要转移途径。上段直肠癌向上沿直肠上动脉、肠系膜下动脉及腹主动脉周围淋巴结转移。下段直肠癌（以腹膜返折为界）向上方和侧方转移为主。大宗病例报告（1500例），发现肿瘤下缘平面以下的淋巴结阳性者98例（6.5%）；平面以2cm仍有淋巴结阳性者仅30例（2%）。齿状线周围癌肿可向上、侧、下方转移。向下方转移可表现为腹股沟淋巴结肿大。淋巴转移途径是决定直肠癌手术方式的依据。

（3）血行转移　癌肿侵入静脉后可经门静脉转移至肝，也可由髂静脉转移至肺、骨和脑等。直肠癌致肠梗阻和手术时挤压，易造成血行转移。

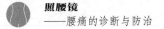

（4）种植转移　上段直肠癌偶有种植转移发生。

【临床表现】

直肠癌早期病变局限在黏膜或黏膜下层时，常不引起症状或仅有排便不尽感。常见的临床表现为大便习惯改变、便血、腹痛和贫血。最初症状为粪便表面带血及黏液，暗红色，量不多，粪血相混或血液与黏液附于粪便表面，甚至脓血便，排便习惯改变，便意频繁，排便不尽感。当肠壁广泛受侵时，症状加剧，且呈持续性；可出现排便困难，粪便变形、变细，里急后重，肛门直肠下坠感及腹痛腹胀等。癌肿侵犯前列腺、膀胱，可有尿频、尿痛、血尿。侵犯骶前神经可有骶尾部剧烈持续疼痛。侵犯腹膜后组织、神经及邻近脏器或伴腰骶椎、尾骨转移可有腰部酸胀痛。晚期肝转移时可有腹水、肝大、黄疸、贫血、消瘦、水肿及恶病质等。

【腰痛的特点】

直肠癌伴有感染、肠道不全或完全性梗阻、癌肿侵犯或转移等，可造成下腹、骶尾、臀部坠胀痛。侵犯腹膜后组织、神经、邻近脏器或伴腰骶椎、尾骨转移，可有腰部酸胀痛、有时较剧烈、常反复发作并逐渐加重。

【诊断】

根据病史、体检、影像学和内镜检查直肠癌临床诊断不难做出，确诊依据是病理活组织检查。直肠癌常用检查如下：

1. 大便潜血检查　大规模普查时或对一定年龄组高危人群作为

结、直肠癌的初筛手段。

2. 直肠指检　是诊断直肠癌最重要的方法。约 70% 直肠癌发生在直肠中下段，可于直肠指检时触及。如遇患者有便血、大便变形、大便习惯改变等，均应行直肠指检。直肠指检可查出癌肿部位距肛缘的距离癌肿的大小、固定程度、范围、与周围脏器的关系等。

3. 内镜检查　包括直肠镜、乙状结肠镜和纤维结肠镜。直肠镜、乙状结肠镜操作方便、不需肠道准备，可用于门诊常规检查。纤维结肠镜可用于直肠癌手术治疗前检查以排除多发癌存在。内镜检查不仅可以在直视下肉眼作出诊断，尚可取活组织病理检查。

4. 影像学检查

（1）钡剂灌肠检查或气钡双重对比检查　可以排除结、直肠多发癌存在。

（2）腔内 B 超检查　可以了解癌肿浸润肠壁的深度，了解有无侵犯邻近脏器。

（3）盆腔 CT 检查　可以了解腹部肿块性质及大小、腹腔淋巴结肿大及转移、直肠癌盆腔内扩散情况、有无侵犯邻近脏器、有无肝转移，是术前常用检查方法。

（4）腹部 B 超检查　可以了解有无肝转移，与 CT 检查应列为术前常规肿瘤标志物，约 60% 的大肠癌患者 CEA（癌胚抗原）值高于正常。CEA（癌胚抗原）主要用于预测直肠癌的预后和监测复发。

5. 其他检查　低位直肠癌伴有腹股沟淋巴结肿大时，应行淋巴结活检。癌肿位于直肠前壁的女性患者应行阴道检查及双合诊检查。男性患者有泌尿道症状应行膀胱镜检查。

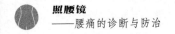

【鉴别诊断】

本病常需与痔、肛裂、肠炎、慢性菌痢、直肠良性肿瘤等疾病相鉴别。

【治疗】

采用以根治性手术为主的综合性治疗，凡能手术切除者，尽量争取根治性切除。

（一）手术治疗

1. 局部切除术 适用于早期瘤体小、局限于黏膜或黏膜下层、分化程度高的直肠癌。手术方式包括经肛局部切除术和骶后径路局部切除术。

2. 腹会阴联合直肠癌根治术（Miles 手术） 原则上适用于腹膜返折以下的直肠癌。切除范围包括乙状结肠远端、全部直肠、肠系膜下动脉及其区域淋巴结、全直肠系膜、肛提肌、坐骨直肠窝内脂肪、肛管及肛门周围 3～5cm 的皮肤、皮下组织及肛门括约肌，于左下腹行永久性乙状结肠单腔造口。

3. 经腹直肠癌切除术（直肠低位前切除术，DiXon 手术） 是目前应用最多的直肠癌根治术，适用于距齿状线 5cm 以上的直肠癌，亦有更近距离的直肠癌行 DiXon 手术的报道。但原则上是以根治性切除为前提，要求远端切缘距肿瘤下缘 3cm 以上。近年有人采用 J 形结肠袋与直肠下段或肛门吻合，近期内可以改善控便功能，减少排便次数。

4. 经腹直肠癌切除、近端造口、远端封闭手术（Hartmann 手

术） 适用于全身一般情况很差不能耐受 Miles 手术或急性梗阻不宜行 DiXon 手术的直肠癌患者。直肠癌侵犯子宫或膀胱时，可一并切除。

（二）放射治疗

术前放疗可提高手术切除率，降低术后复发率。术后放疗可用于晚期患者、手术未达到根治或术后复发的患者，采用高能量或超高压放射治疗（钴 60 或电子直线加速器）对提高直肠癌疗效有肯定价值。

（三）化疗

作为根治性手术的辅助治疗可提高五年生存率。可行术前、术中或术后化疗，给药途径有动脉灌注、门静脉给药、静脉给药、术后腹腔灌注给药及温热灌注化疗等。术后 2 ～ 3 周患者条件许可，可行术后化疗。目前最常用方案是 5–FU 左旋咪唑或亚叶酸钙，可联合铂剂。

（四）其他治疗

如中医治疗、免疫治疗、基因治疗和靶向治疗等。

（崔金鹏）

第十六节　腹主动脉瘤

腹主动脉瘤（Abdominal aortic aneurysm，AAA）是腹主动脉壁的扩张膨出，直径增大到 50% 以上。腹主动脉瘤发生后可逐渐

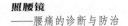
增大，最后破裂出血，导致患者死亡。

腹主动脉瘤主要发生于 60 岁以上的老年人，常伴有高血压和心脏疾病，但年轻人也偶尔可见。男性多于女性。腹主动脉瘤的发生主要与动脉硬化有关，其他少见原因有主动脉先天发育不良、梅毒、创伤、感染、大动脉炎、Marfan 综合征等。

腹主动脉瘤的患病率占主动脉瘤的 63% ～ 79%，一般位于肾动脉远端，延伸至髂总动脉，少数位于肾动脉以上部位，又称胸腹主动脉瘤。

【病因病理】

其常见的病因有动脉粥样硬化，动脉中层囊性变性、梅毒性、先天性、创伤性及感染性等因素。其中以动脉粥样硬化是最常见的病因。

主动脉发生动脉粥样硬化后，中层弹性纤维断裂，管壁薄弱，不能耐受主动脉内血流压力而发生局部膨大，形成主动脉瘤。由于动脉瘤承受的血流压力较大，使动脉瘤逐渐扩大，并可压迫邻近器官，甚至侵蚀胸骨、肋骨或向体表膨出，成为搏动性肿块。在膨大的瘤部，血流减慢，形成涡流，可产生附壁血栓。患者可因动脉瘤严重压迫重要脏器或瘤体破裂而死亡，囊性的动脉瘤较梭形的更容易破裂。

【临床表现】

50 岁以前少见，最常见于 60 ～ 80 岁之间的男性。

1.肿块　多数患者无症状，常因其他原因查体而偶然发现。典型的腹主动脉瘤是一个向侧面和前后搏动的膨胀性肿块，伴有震颤和血管杂音。

2. 疼痛 为破裂前的常见症状，多位于脐周及中上腹部。动脉瘤侵犯腰椎时，可有腰骶部疼痛，若近期出现腹部或腰部剧烈疼痛，往往预示瘤体濒临破裂。

3. 腹部包块 最重要的体征是脐周或上中腹部有膨胀性搏动的包块，除非患者肥胖，一般均可触及，有压痛及细震颤，可听到收缩期杂音。股动脉或足背动脉搏动减弱或消失。

4. 并发症 ①瘤破裂：最常见，为致命性并发症的初发症状。血液从瘤体破入腹膜后腔隙者更为常见，该部位出血较为缓慢。腹痛及失血休克可持续数小时或数天，患者多可就医。偶尔出血局限，患者可有腹痛，发热、轻至中度失血，往往再次破裂，还可能破入下腔静脉，产生主动脉静脉瘘，出现连续性杂音，高心排出量及心力衰竭。偶尔可破入十二指肠引起胃肠道出血。②瘤内形成急性血栓：腹主动脉瘤血栓或动脉粥样硬化碎片可造成下肢栓塞。③十二指肠受压：可发生肠梗阻，下腔静脉阻塞可引起周围水肿。④继发性细菌感染：罕见。

【腰痛的特点】

在出现破裂和接近破裂前部分患者可没有症状，若出现腰部或腹部剧烈疼痛，往往预示瘤体即将破裂的可能，大多发生于 60 岁以后，男女之比为 10 ∶ 3。

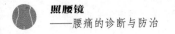

【诊断】

诊断一般并不困难，目前一些无损伤性检查如超声多普勒、CT、MRI 均可提供诊断。磁共振动脉显像（MRA）、螺旋 CT 三维成像能清晰地显示动脉瘤及其主要分支，但以动脉造影或数字减影为最佳，不仅可显示瘤腔的大小，还能显示动脉侧枝情况。动脉瘤较大或有症状时，可采用静脉注射造影剂拍照动脉相，但不如动脉注药造影显示清晰。目前检查腹主动脉瘤并估计其大小范围的方法有：

1. 腹部触诊　可扪及搏动性包块。

2. 腹部 X 线片　若有典型的卵壳形钙化阴影，诊断多可确立，但至少有 1/4 的患者无此征象。

3. 超声检查　对腹主动脉瘤的诊断很有价值，操作简便，探查动脉瘤的准确性高，可清晰地显示其外形及附壁血栓等，为目前优选的诊断方法。

4. 腹主动脉造影　准确性不高，因动脉瘤的宽度可为透光性附壁血栓所掩盖。但造影结果常可提供有价值的资料，故仍为术前必须进行的检查。

5. DSA 检查　其结果类似腹主动脉造影，而无须动脉内注射造影剂。

6. CT 扫描　与超声检查相比，更清晰地显示腹主动脉瘤及其与周围组织结构如肾动脉、腹膜后及脊柱的关系，以及腹膜后血肿等。

7. MRI 检查　其诊断价值与超声波及 CT 相仿。

【治疗】

有手术指征时应积极准备手术治疗，非手术治疗有动脉瘤体破裂、动脉瘤远端动脉栓塞或死于其他疾病三种情况。所以，一经诊断若无手术禁忌，立即采取手术治疗。对直径＞5cm的患者应手术修复，对较小的病灶可进行修补，尤其是超声图显示动脉瘤有进行性增大且患者在其他方面能耐受手术的应手术治疗。理想的治疗方法是手术将动脉瘤切除及血管重建手术，手术死亡率＜5%。血管重建可选用涤纶或真丝人造血管，效果良好。不能耐手术可考虑介入行覆膜支架植入术，创伤小、恢复快，但费用高，内瘘发生率高。

（鲁风坡）

第十七节　急性阑尾炎

阑尾炎是常见的急腹症之一。阑尾是盲肠内侧一个细长盲管，人体阑尾的长短和位置不一，一般长7～9cm，位于右下腹髂窝内，近端与盲肠相通，末尾为盲端。阑尾黏膜下层有丰富的淋巴组织，并常见滤泡增生，使阑尾腔狭窄或梗阻；阑尾腔内常有粪便、结石、寄生虫等存留；解剖上阑尾长，系膜短，使管腔屈曲不利引流，这些因素都可造成阑尾腔内容物引流不畅。由于阑尾动脉为终末动脉，一旦血液循环障碍，就易引起阑尾缺血坏死。

【病因病理】

（一）病因

1. 阑尾管腔的阻塞　阑尾的管腔狭小而细长，远端又封闭呈一盲端，管腔发生阻塞是诱发急性阑尾炎的基础。

2. 细菌感染　阑尾腔内存在大量细菌，包括革兰阴性杆菌及厌氧菌两大类，主要为大肠杆菌、肠球菌及脆弱类杆菌等。

3. 神经反射　各种原因的胃和肠道功能紊乱，均可反射性引起阑尾环形肌和阑尾动脉的痉挛性收缩。

（二）病理分型与预后

1. 分型

（1）急性单纯性阑尾炎　阑尾轻度肿胀，浆膜充血，附有少量纤维蛋白性渗出。阑尾黏膜可能有小溃疡和出血点，腹腔内少量炎性渗出。阑尾壁各层均有水肿和中性白细胞浸润，以黏膜和黏膜下层最显著。阑尾周围脏器和组织炎症尚不明显。

（2）急性化脓性（蜂窝织炎性）阑尾炎　阑尾显著肿胀、增粗，浆膜高度充血，表面覆盖有脓性渗出，阑尾黏膜面溃疡增大，腔内积脓，壁内也有小脓肿形成，腹腔内有脓性渗出物，发炎的阑尾被大网膜和邻近的肠管包裹，限制了炎症的扩散。

（3）急性穿孔性（坏疽性）阑尾炎　是一种重型阑尾炎，阑尾壁的全部或一部分全层坏死，浆膜呈暗红色或黑紫色，局部可能已坏死穿孔。穿孔的部位大多在血运较差的远端部分，也可在粪石直接压迫的局部，穿孔后或形成阑尾周围脓肿，或并发弥漫性膜炎。此时，阑尾黏膜大部已溃烂，腔内脓液呈血性。

（4）阑尾周围脓肿 急性阑尾炎化脓坏疽或穿孔，如果此过程进展较慢，大网膜可以移至右下腹部，将阑尾包裹并形成粘连，形成炎性肿块或阑尾周围脓肿。

2. 预后

（1）炎症消散 单纯性阑尾炎经非手术治疗可以使炎症消散，且完全治愈，但少数患者可遗留瘢痕，甚至可使管腔狭窄，成为再次发病的基础。化脓性阑尾炎部分患者经保守治疗后，可形成局限性脓肿，经吸收后而愈。

（2）感染局限 化脓性阑尾炎和穿孔性阑尾炎，感染可局限于阑尾周围，或以局限性炎性肿块出现，或形成阑尾周围脓肿。大多数患者经治疗后可完全吸收，但也有患者脓肿逐渐增大，甚至可破溃，引起严重后果。

（3）感染扩散 急性阑尾炎在尚未被网膜包裹之前发生穿孔时，可引起弥漫性腹膜炎，治疗不当轻者可形成腹腔内的残余脓肿，如膈下脓肿，重者可危及生命。极少患者细菌栓子可随血流进入门静脉引起炎症，更进一步可在肝内形成脓肿，患者出现严重脓毒血症，伴有高热、黄疸、肝肿大等临床现象。

【临床表现】

（一）症状

主要表现为腹部疼痛，胃肠道反应和全身反应。

1. 腹痛 迫使急性阑尾炎患者及早就医的主要原因。腹痛的突然减轻，不一定都是好转的象征，必须结合体征综合判断，不能轻易地放弃治疗。①疼痛的部位：典型的急性阑尾炎患者，腹痛开始的部位多在上腹痛、剑突下或肚脐周围，经 6～8 小时或十多小时后，腹痛部位逐渐下移，最后固定于右下腹部。这种腹痛部位的变化，临床上称为转移性右下腹痛，它是急性阑尾炎所独有的特征，大约 80% 的患者具有这一特点。而腹膜后阑尾炎腹痛轻，腰痛明显。②腹痛的特点：急性阑尾炎的患者腹痛多数以突发性和持续性开始的，少数可能以阵发性腹痛开始，而后逐渐加重。突然发生完全性梗阻的急性阑尾炎，发病初期就可为剧烈的阵发性腹痛，一阵剧痛过后，可以短暂而间歇地再次发作。腹痛的程度和特点因人而异，与阑尾炎病理类型关系密切，单纯性阑尾炎多呈持续性钝痛或胀痛，而化脓性和穿孔性阑尾炎常为阵发性剧痛或跳痛。

2. 胃肠道的反应　以恶心、呕吐最为常见。早期的呕吐多为反射性，常发生在腹痛的高峰期，呕吐物为食物残渣和胃液，晚期的呕吐则与腹膜炎有关。

3. 全身反应　主要是发热。单纯性阑尾炎的体温多在 37.5～38℃之间。化脓性和穿孔性阑尾炎时，体温较高，可达 39℃左右。极少数患者出现寒战、高烧，体温可升到 40℃以上。

（二）体征

急性阑尾炎腹部检查时，常出现的体征有腹部压痛，腹肌紧张和反跳痛等，这些直接的炎症体征是诊断阑尾炎的主要依据。另外，一部分患者还会出现一些间接的体征如腰大肌征等，对判断阑尾炎的发病部位有一定的帮助。

1. 腹膜刺激征　包括腹部压痛、肌紧张和反跳痛。尽管各患者之间腹膜刺激征在程度上有差异，但几乎所有的患者均有腹部压痛。盲肠后或腹膜后的阑尾炎，前腹壁的压痛可能较轻。

2. 右下腹压痛点 各个阑尾炎压痛点都是以阑尾根部在体表的投影为基础，局部压痛点阳性为阑尾炎的体征之一。临床实践证实，各压痛点的阳性率差异很大，仅靠某一压痛点的有无来确诊急性阑尾炎是不切实际的。

3. 间接体征 对阑尾炎的诊断有一定参考价值。①罗氏征（又称间接压痛）：患者仰卧位，检查者用手掌按压左下腹部，或沿降结肠向上腹用力推挤，如右下腹疼痛加重即为阳性；或用力的方向是朝右腹部，出现同样结果时也为阳性，迅速松去按压力量的同时疼痛反而加重，更能说明右下腹有炎症存在。②腰大肌征：让患者左侧卧位，检查者帮助患者将右下肢用力后伸，如右下腹疼痛加重即为阳性。腰大肌征阳性，提示阑尾可能位于盲肠后或腹膜后，当下肢过伸时，可使腰大肌挤压到发炎的阑尾。③闭孔肌征：患者仰卧后，当右侧髋关节屈曲时被动内旋，右下腹疼痛加重即为阳性，表示阑尾位置较低，炎症波及闭孔内肌的结果。

【腰痛的特点】

临床征象为转移性右下腹痛，有的以腰痛为首发症状，疼痛呈持续性，活动加重，伴有血象升高等全身中毒症状。

【诊断】

1. 转移性右下腹痛 是急性阑尾炎的重要特点。

2. 右下腹有固定的压痛区和不同程度的腹膜刺激征 急性阑尾炎早期，自觉腹痛尚未固定时，右下腹就有压痛存在。而阑尾穿孔合并弥漫性腹膜炎时，尽管腹部压痛范围广泛，但仍以右下腹最为明显。

3. 必要的辅助检查　白细胞总数和中性白细胞数可轻度或中度增加，大便和尿常规检查可基本正常。胸部透视可排除右侧胸腔疾病，减少对阑尾炎的误诊。立位腹部平片观察膈下有无游离气体等其他外科急腹症的存在。右下腹 B 超检查，了解有无炎性包块，对判断病程和决定手术有一定帮助。

4. 其他　青年女性和有停经史的已婚妇女，对急性阑尾炎诊断有怀疑时，应请妇科会诊以便排除宫外孕和卵巢滤泡破裂等疾病。

【鉴别诊断】

急性阑尾炎临床误诊率仍然相当高，需要与阑尾炎鉴别的疾病很多，其中最主要的有下列十几种疾病。

1. 需要与内科急腹症鉴别的疾病

（1）右下肺炎和胸膜炎　右下肺和胸腔的炎性病变，可反射性引起右下腹痛，可误诊为急性阑尾炎。但肺炎及胸膜炎常常有咳嗽、咳痰及胸痛等明显的呼吸道症状，而且胸部体征如呼吸音改变及湿啰音等也常存在。腹部体征不明显，右下腹压痛多不存在。胸部 X 线可明确诊断。

（2）急性肠系膜淋巴结炎　多见于儿童，常继发于上呼吸道感染之后。由于小肠系膜淋巴结广泛肿大，回肠末端尤为明显，临床上可表现为右下腹痛及压痛，类似急性阑尾炎。但本病伴有高烧，腹痛压痛较为广泛，有时尚可触到肿大的淋巴结。

（3）局限性回肠炎　病变主要发生在回肠末端，为一种非特异性炎症，20～30 岁的青年人较多见。本病急性期时，病变处的肠管充血，水肿并有渗出，刺激右下腹壁腹膜，出现腹痛及压痛，类似急性阑尾炎。位置局限于回肠，无转移性腹痛的特点，腹部体征也较广泛，有时可触到肿大之肠管。另外，患者可伴有腹泻，大便检查有明显的异常成分。

2. 需要与妇产科急腹症鉴别的疾病

（1）右侧输卵管妊娠　右侧宫外孕破裂后，腹腔内出血刺激右下腹壁腹膜，可出现急性阑尾炎的临床特点，但宫外孕常有停经及早孕史，而且发病前可有阴道出血。患者继腹痛后有会阴和肛门部肿胀感，同时有内出血及出血性休克现象。妇科检查可见阴道内有血液，子宫稍大伴触痛，右侧附件肿大和后穹隆穿刺有血等阳性体征。

（2）卵巢囊肿扭转　右侧卵巢囊肿蒂扭转后，囊肿循环障碍、坏死、血性渗出，引起右腹部的炎症，与阑尾炎临床相似。但本病常有盆腔包块史，且发病突然，为阵发性绞痛，可伴轻度休克症状。妇科检查时能触到囊性包块，并有触痛，腹部 B 超证实右下腹有囊性包块存在。

（3）卵巢滤泡破裂　多发生于未婚前青年，常在月经后 2 周发病，因腹腔内出血，引起右下腹痛。本病右下腹局部体征较轻，诊断性腹腔穿刺可抽出血性渗出。

（4）急性附件炎　右侧输卵管急性炎症可引起急性阑尾炎相似。

【治疗】

（一）非手术治疗

主要适应于急性单纯性阑尾炎、阑尾脓肿、妊娠早期和后期急性阑尾炎，高龄合并有主要脏器病变的阑尾炎。

1. 基础治疗 包括卧床休息，控制饮食，适当补液和对症处理等。

2. 抗菌治疗 选用广谱抗生素（如氨苄青霉素）和抗厌氧菌的药物（如甲硝唑）。

3. 针刺治疗 可取足三里、阑尾穴，强刺激，留针30分钟，每日2次，连续3天。

4. 中药治疗 可分外敷和内服两种。

（1）**外敷** 适用于阑尾脓肿。如四黄散：大黄、黄连、黄芩和黄柏各等分，冰片适量，共研呈细末后用温水调成糊状，供外敷用。

（2）**内服** 主要作用是清热解毒、行气活血及通里攻下。根据中医辨证论治的原则，将急性阑尾炎分成三期，并各选其主要方剂。①瘀滞期：用阑尾化瘀汤加减，主要成分有川楝子、延胡索、丹皮、桃仁、木香、金银花和大黄等。②蕴热期：用阑尾清化汤加减，主要成分有金银花、蒲公英、牡丹皮、大黄、川楝子、赤芍、桃仁和生甘草等。③毒热期：用阑尾解毒汤加减，主要成分有金银花、蒲公英、大黄、冬瓜仁、丹皮、木香、川楝子和生甘草等。

（二）手术治疗

主要适应于各类急性阑尾炎，反复发作的慢性阑尾炎，阑尾脓肿保守3～6个月后仍有症状者及非手术治疗无效者。

1. 急性单纯性阑尾炎，条件允许时可先行中西医相结合的非手术治疗，但必须仔细观察。化脓性、穿孔性阑尾炎，原则上应立即实施急诊手术，切除病变阑尾。

2.发病已数日且合并炎性包块的阑尾炎，暂行保守治疗，待3～6个月后如仍有症状者，再考虑切除阑尾。

3.高龄患者、小儿及妊娠期急性阑尾炎，原则上应和成年人阑尾炎一样，行急诊手术。

（鲁风坡）

第四章　腰痛相关妇科疾病

女性腰痛、腰酸可能不仅仅是天气、疲劳等所致，不少腰痛是由于妇科疾病造成的。当女性出现腰痛时，不光要检查腰椎、肾脏等部位，还应注意妇科病症。

因为月经、孕育、分娩、哺乳等生理特点，女性常会出现腰痛，同时一些疾病如月经病、带下病、妊娠病及妇科病等也会引起腰痛。如慢性附件炎、盆腔炎、盆腔结缔组织炎症的患者，可因炎症刺激而腰痛；子宫肌瘤、子宫颈癌、卵巢囊肿的患者，会由于肿瘤压迫神经或癌细胞浸润盆腔结缔组织而发生腰痛；生育过多、人工流产次数多及房事不节者，均可引起肾气损伤而导致腰痛。另外，流产后引起的腰痛，一般不排除有盆腔炎、宫颈糜烂等妇科炎症的可能性。因此，当女性出现腰部疼痛症状时，切不可只盯着腰椎。

第一节　宫颈炎

宫颈炎是指子宫颈部的炎症，是育龄期妇女常见病，分急性与慢性宫颈炎两种。多因分娩、流产或手术损伤宫颈，病原体侵入而感染。此外，不洁性生活、经期不卫生等原因也会导致宫颈的炎症，与性生活过频、物理或化学刺激、子宫内膜炎、阴道炎亦有一定关系，临床以慢性宫颈炎较常见，多由急性宫颈炎未治疗或治疗不彻底转变而来。慢性宫颈炎与宫颈癌的发病有一定关系，据研究，有宫颈糜烂的宫颈癌发生率为 0.75%，显著高于无宫颈糜烂者。因此，积极治疗宫颈炎对预防宫颈癌的发生有着重要意义。

【病因病理】

引起宫颈炎主要病因有感染、机械性刺激或损伤、化学物质刺激、性激素紊乱及子宫内膜炎阴道炎等。女性生理特征使得易受病菌入侵，而分娩、人流手术、不洁性生活、经期不卫生等致使外阴、阴道和宫颈损伤，黏膜受损，外源性病原体和内源性病原体侵入宫颈黏膜，急性宫颈炎宫颈出现充血、水肿、黏膜外翻、易脆出血、脓性分泌物增多等病理变化。慢性宫颈炎病理变化主要有宫颈糜烂、宫颈息肉、宫颈黏膜炎、宫颈肥大、宫颈腺体囊肿。

【临床表现】

1. 白带增多 急性宫颈炎白带呈脓性，伴下腹及腰骶部坠痛，或有尿频、尿急、尿痛等膀胱刺激征。慢性宫颈炎白带呈乳白色黏液状，或淡黄色脓性；重度宫颈糜烂或有宫颈息肉时，可呈血性白带或性交后出血。

2. 腰骶部疼痛、下腹坠痛 当炎症沿子宫骶骨韧带扩散到盆腔时，可有腰骶部疼痛，下腹部坠胀感及痛经等，每于排便、性交时加重。此外，黏稠脓性的白带不利于精子穿过，也可引起不孕。

3. 妇科检查 外阴正常，阴道通畅，分泌物量多，呈脓性。宫

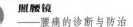

颈充血水肿，不同程度糜烂、肥大、外翻或有宫颈息肉。

【腰痛的特点】

腰骶部坠痛，每于排便、性交时加重。

【诊断】

1. 典型的临床表现和体征 宫颈管棉拭子肉眼可见的黏液脓性分泌物和宫颈管接触性出血。急性炎症期妇科检查时可见宫颈充血水肿，或糜烂，有脓性分泌物自宫颈管排出，触动宫颈时可有疼痛感。慢性宫颈炎可见宫颈有不同程度的糜烂、肥大、息肉、腺体囊肿、外翻等表现，或见宫颈口有脓性分泌物，触诊宫颈较硬。如为宫颈糜烂或息肉，可有接触性出血。

2. 实验室检查 宫颈管脓性分泌物涂片做革兰氏染色，中性粒细胞＞30 个高倍镜视野。分泌物涂片做病原体检查，查找细菌和衣原体。

3. 宫颈活检 病情较重者，可做宫颈活检以明确诊断。

4. 细胞学检查 宫颈糜烂或息肉与早期宫颈癌较难以鉴别，后者组织较硬、脆易出血，必须依靠做宫颈刮片找癌细胞，必要时做阴道镜检查及宫颈组织活检进行鉴别。

【鉴别诊断】

1. 宫颈癌 检查宫颈癌传统用宫颈涂片，临床应用已超过 60 年，漏诊率为 15% ～ 40%；其次是 TCT 技术，甚至能发现尚未发生形态学改变的早期癌变细胞，诊断率高达 90% 以上；HPV、TBS

检测技术，对于严重宫颈疾病已经能做到早期诊断、早期治疗。

2.生理性柱状上皮异位　多见于青春期、生育期妇女雌激素分泌旺盛者、口服避孕药或妊娠期。由于雌激素的作用，宫颈管内柱状上皮外移至宫颈阴道部，肉眼看似糜烂，是一种生理现象。对于难以明确的宫颈糜烂需做进一步检查以区分是否为病理性改变。

3.宫颈鳞状上皮内病变　宫颈呈糜烂样改变，可通过宫颈细胞学检查和人乳头病毒（HPV）检测鉴别，必要时活组织检查。

【治疗】

（一）西医治疗

1.物理疗法　包括电熨、冷冻、激光、红外线等，适用于糜烂面大、炎症浸润较深者，一般治疗一次即可治愈。采用"BBT"自凝治疗技术专业治疗宫颈糜烂，治疗后使宫颈光滑如初。而严重的宫颈糜烂和宫颈癌前病变及有生育要求的原位癌等，可采用高频电波 LEEP 技术，手术精准、创伤小、术后恢复快。目前，最理想的治疗方法是 LEEP 刀介入疗法，由计算机全程监控，不需要开刀和麻醉，利用的是高频电波在接触身体后所产生的瞬间高热而完成宫颈糜烂处理，可将体外发射的超声波穿过软组织而聚焦到宫颈内的病变组织。由于聚焦部位的强大能量存积，可以使蛋白变性及病变组织细胞迅速坏死，并促进组织重建，改善微循环，从而达到破坏病变的目的。这种技术能达到非常精细的手术效果，不产生组织拉扯、炭化现象，所以对周围的健康组织不会有损害。

2.药物治疗　急性宫颈炎可口服广谱抗生素，如服用或静脉滴注头孢类抗生素、阿奇霉素或多西环素等治疗。对于病原体明确者，可针对性应用敏感抗菌药物。

3. 手术治疗 宫颈息肉者可行宫颈息肉摘除术，宫颈腺体囊肿可穿刺放液；宫颈陈旧裂伤及黏膜外翻，可行子宫颈修补术。

（二）中医治疗

1. 湿热下注 带下量多，色黄或夹血丝，质稠如脓，臭秽；阴中灼痛肿胀，小便短黄，舌质红、苔黄腻，脉滑数。治法：清热利湿止带。

2. 脾肾两虚 带下量多，色白质稀，有腥味；腰膝酸软，纳呆便溏，小腹坠痛，尿频，舌质淡、苔白滑，脉沉缓。治法：健脾温肾，化湿止带。

（三）外治法

1. 宫颈敷药法 适用于急慢性宫颈炎。

2. 阴道灌洗法 适用于急性宫颈炎。

【预防】

1. 保持外阴清洁。

2. 尽量减少人工流产及其他妇科手术对宫颈的损伤。

3. 经期暂停宫颈上药，治疗期间禁房事。

（耿金凤）

第二节　盆腔炎

女性内生殖器（如子宫、输卵管、卵巢）及其周围的结缔组织、盆腔腹膜发生的炎症称为盆腔炎，是常见妇科疾病之一。

当女性自然防御功能受损，或机体免疫功能低下，致使内源性或外源性病原体侵入，引起生殖器官及其周围组织炎症反应。引起盆腔炎的病原体为葡萄球菌、大肠杆菌、链球菌、厌氧菌，以及性传播的病原体如淋菌、疱疹病毒、沙眼衣原体及支原体等。主要传染途径有经血液循环传播、经淋巴系统蔓延、沿生殖器黏膜上行蔓延及邻近脏器感染后的直接蔓延等。

【病因病理】

1. 产后或流产后感染　患者产后或小产后体质虚弱，宫颈口经过扩张尚未很好地关闭，此时阴道、宫颈中存在的细菌有可能上行感染盆腔；如果宫腔内尚有胎盘、胎膜残留，则感染的机会更大。

2. 妇科术后感染　行人工流产术、放环或取环手术、输卵管通液术、输卵管造影术、子宫内膜息肉摘除术，或黏膜下子宫肌瘤摘除术时，如果消毒不严格或原有生殖系统慢性炎症，有可能引起术后感染。也有的患者术后不注意个人卫生，或术后不遵守医嘱，有性生活，同样可以使细菌上行感染，引起盆腔炎。

3. 月经期不注意卫生　月经期间子宫内膜剥脱，宫腔内血窦开放，并有凝血块存在，这是细菌滋生的良好条件。如果在月经期

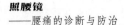

间不注意卫生，使用卫生标准不合格的卫生巾或卫生纸，或有性生活，就会给细菌提供逆行感染的机会，导致盆腔炎。

4. 邻近器官的炎症蔓延 最常见的是发生阑尾炎、腹膜炎时，由于它们与女性内生殖器官毗邻，炎症可以通过直接蔓延，引起女性盆腔炎症。患慢性宫颈炎时，炎症也能够通过淋巴循环，引起盆腔结缔组织炎。

【临床表现】

盆腔炎主要包括子宫内膜炎、输卵管炎、输卵管卵巢脓肿、盆腔腹膜炎，炎症可局限于一个部位，也可几个部位同时发病。分急性和慢性两种。

（一）急性盆腔炎

1. 临床表现 有急性感染病史，下腹隐痛、肌肉紧张、有压痛及反跳痛，伴有心率快、发热、阴道有大量脓性分泌物。病情严重可有高热、头痛、寒战、食欲不振、大量的黄色白带有味、小腹胀痛、压痛、腰部酸痛等；有腹膜炎时出现恶心、腹胀、呕吐、腹泻等；有脓肿形成时，可有下腹包块及局部压迫刺激症状，包块位于前方可有排尿困难、尿频、尿痛等；包块位于后方可致腹泻、里急后重感和排便困难。

2. 妇科检查 阴道充血、后穹窿触痛明显、子宫充血、水肿、压痛明显。宫体略增大，有压痛，活动受限。两侧附件均有压痛，可触及肿块或增厚，肿块形成时有波动感。

（二）慢性盆腔炎

1. 临床表现 全身症状为有时有低热、易感疲劳，部分患者由于病程长而出现神经衰弱症状，如失眠、精神不振、周身不适等。下腹部坠胀、疼痛及腰骶部酸痛，常在劳累、性交后、月经前后加剧。由于慢性炎症而导致盆腔瘀血、月经过多，卵巢功能损害时会出现月经失调，输卵管粘连阻塞时会导致不孕症。急性炎症有可能引起弥漫性腹膜炎、败血症以至感染性休克等严重后果；慢性炎症由于久治不愈，反复发作，而影响妇女正常工作和生活及身心健康。

2. 妇科检查 子宫常呈后位，活动受限制或粘连固定。附件可见以下几种情况：输卵管炎；输卵管积水或输卵管卵巢囊肿；盆腔结缔组织炎。辅助检查：B 超检查，宫颈分泌物的病原体检查，必要时腹腔镜检查便可明确诊断。

【腰痛的特点】

1. 急性盆腔炎 下腹隐痛、肌肉紧张、有压痛及反跳痛、腰部酸痛。

2. 慢性盆腔炎 下腹部坠胀、疼痛及腰骶部酸痛常在劳累、性交后、月经前后加剧。

【诊断】

结合急性慢性盆腔炎的临床表现和妇科检查可做出诊断。

【治疗】

盆腔炎的治疗主要有卧床休息、补充营养，主要用抗生素（包括广谱抗生素和抗厌氧菌药物），中药内服、外敷、针灸等；严重

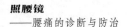

时，如盆腔脓肿，需要手术治疗。

急性盆腔炎可采用一般支持疗法、抗生素治疗、外用药及手术治疗；慢性盆腔炎可采用一般治疗、物理疗法、外用药及手术治疗。

【预防】

（一）急性盆腔炎

1.注意经期、孕期、分娩期及产褥期卫生，预防感染。

2.做好妇科手术的术前准备。注意保持外阴清洁，术前三天避免性交；术后注意外阴、阴道清洁，用温热水勤洗外阴，及时更换会阴垫及内裤，2～3周内禁止性交。

3.彻底治愈急性盆腔炎，防止转为慢性。

（二）慢性盆腔炎

注意个人卫生，增加营养，锻炼身体，增强体质，注意劳逸结合，提高机体抵抗力，及时彻底治疗急性盆腔炎。

（耿金凤）

第三节　盆腔内肿瘤

如果盆腔内患有肿瘤如子宫肌瘤、子宫颈癌、卵巢囊肿等压迫神经或癌细胞向盆腔结缔组织浸润均可发生腰痛，并且痛感会随着肿瘤的增大而加剧。

一、子宫肌瘤

子宫肌瘤主要由不成熟的子宫平滑肌细胞增生所致，故又称子宫平滑肌瘤。子宫肌瘤均自子宫肌层长出，当肌瘤为肌层包围时称肌壁间肌瘤；若向子宫浆膜面发展，突出于子宫表面，即称为浆膜下子宫肌瘤；当肌瘤向子宫腔发展，覆盖于子宫黏膜下，则称为黏膜下肌瘤。多数子宫肌瘤可无症状，仅于体检时被发现，但黏膜下肌瘤或较大的肌壁间肌瘤，可出现月经过多或淋漓不净；增大的子宫肌瘤亦可出现白带增多或邻近器官的压迫症状；肌瘤红色变性时或浆膜下肌瘤发生蒂扭转时，可发生剧烈腹痛。此外，尚有 1/3 的患者可伴发不孕。

【病因病理】

目前，子宫肌瘤病因尚未最后确定，普遍认为与以下几个方面有关：

1. 长期和过度的卵巢雌激素刺激 肌瘤多发于育龄妇女，绝经后肌瘤停止生长，甚至萎缩消失；在妊娠时或应用激素后可长大。甚至细胞出现不典型形态；肌瘤患者血中雌激素增高，肌瘤细胞对雌二醇的结合力较正常人增加 20%。以上现象说明肌瘤的发生与雌激素可能有密切关系。但是有些现象又不一定与雌激素有关。只能说明雌激素与肌瘤的生长有关，而不能说明雌激素增高是平滑肌瘤的发生原因。

2. 许多细胞基因畸变 目前，普遍赞同肌瘤的发生是单细胞突变观点。即同一子宫的肌瘤可能不是同一细胞起源。

3. 激素　促性激素释放激素，雌激素、孕激素，以及多种生长因子被认为是肌瘤生长的控制剂。

4. 性生活失调　有人认为长期性生活失调可引起盆腔慢性充血，也是诱发子宫肌瘤的一个因素，因为肌瘤多见于已婚女性及性生活不协调的妇女。

另外，最近研究认为子宫肌瘤是一种苗勒氏管来源的多中心发病的克隆性肿瘤，与雌激素相比，孕激素在其发生和发展中起更重要的作用。这些研究对于本病的治疗用药、手术治疗方式的选择和疗效均产生一定的影响。

【临床表现】

1. 阴道流血　为肌瘤患者就诊的最主要症状，2/3 病例为周期性出血，表现为经量过多、经期过长或周期缩短。1/3 病例为非周期性出血，表现为不规则阴道出血。

2. 腹部包块　下腹部扪及肿块常为患者就诊的主诉。患者往往无其他不适而仅觉腹部膨大。扪及包块，尤其在清晨膀胱充盈时，子宫位置上升，肿块更为明显，多为形态不规则的凹凸不平的硬块。

3. 白带增多　肌壁间肌瘤使宫腔面积增大，内膜腺体分泌增多，并伴有盆腔充血可使白带增多。悬吊于阴道内的黏膜下肌瘤表面易感染、坏死，可产生大量脓血性排液及腐肉样组织排出，伴有臭味。

4. 其他症状　腹痛、腰酸、下坠感，肌瘤无并发症一般不引起腹痛。带蒂肌瘤扭转、肌瘤的红色变性可引起腹痛；较大的肌瘤压迫、牵扯盆腔结缔组织、神经血管。引起盆腔瘀血，可产生下腹部坠胀及尾骶部酸痛。在经期由于盆腔充血，症状更加明显。

5. 压迫症状 子宫体下段及宫颈肌瘤多有压迫症状，由于肌瘤增大，可压迫附近器官而产生各类症状。如子宫前壁或宫颈肌瘤可压迫膀胱发生尿频，排尿困难或尿潴留。子宫后壁可挤压直肠，引起排便困难。阔韧带内肌瘤压迫输尿管引起肾盂积水，并有明显的腰痛。甚至压迫髂内、外静脉和神经，引致静脉回流不畅，发生下肢水肿或神经性疼痛。巨大的子宫肌瘤甚至可压迫膈肌及胃部引发呼吸系统、消化系统紊乱。

6. 不孕 发生率 20% ～ 30%，常因子宫角部肌瘤压迫输卵管入口，子宫角变形妨碍受精卵着床，肌瘤患者常伴有卵巢功能障碍而不孕。

7. 循环系统症状 长期月经过多，可造成继发性贫血，甚至引起贫血性心脏病。肌瘤患者常伴有高血压，因而常出现头痛等症状，切除肌瘤后血压多可降至正常，原因不清。较大的肌瘤偶可合并红细胞增多症而出现各种症状。

【腰痛的特点】

骶尾部酸痛，伴有下腹部坠胀感，经期加重。

【诊断】

根据增大的子宫和月经过多或淋漓不净等临床表现，子宫肌瘤一般不难诊断。若临床检查不能肯定时，可通过测探宫腔、诊断性刮宫、B 型超声及子宫腔碘油造影术加以确诊。但需注意与子宫恶性肿瘤、子宫内膜异位症、卵巢肿瘤等相鉴别。

【治疗】

1. 随诊观察　因肌瘤的生长与卵巢的分泌有直接关系，绝经后卵巢功能逐渐退化，肌瘤即停止生长。故近绝经年龄的患者，肌瘤不太大。一般以小于 3 个月妊娠子宫为界，且无明显症状者，可3 ～ 6 个月随访 1 次。随访期间若发现肌瘤增大或症状明显者，可考虑手术治疗。

2. 手术治疗　是目前最常用的方法之一。若肌瘤大于 3 个月妊娠子宫大小或肌瘤虽不大但症状明显，流血量多而引起继发贫血，经药物治疗无效者及肌瘤有恶性变可能者常需手术治疗。

3. 药物治疗　凡肌瘤未超过 3 个月妊娠子宫大小，症状不明显，近绝经期年龄或者绝经后，以及全身情况不能耐受手术者，均可予以药物对症治疗。

4. BBT 自凝技术治疗　该疗法整个操作过程均有 B 超监控进行，一次性治疗子宫肌瘤，具有创伤小、无痛苦、不开刀、不需住院、费用低、随治随走、不影响工作等特点，整个治疗过程只需十分钟左右即可完成。

二、卵巢肿瘤

卵巢肿瘤是女性生殖系统常见疾病。组织学类型较多，起源于卵巢上皮组织称为卵巢上皮性肿瘤，多发于 50 ～ 60 岁女性；起源于卵巢生殖细胞的为卵巢生殖细胞瘤，多发于 30 岁以下女性；起源于性索间质的称为性索间质肿瘤，其中硬化性间质瘤多发于

20 ～ 30 岁女性，纤维 – 卵泡膜细胞瘤多发于绝经期女性；成熟畸胎瘤由 2 ～ 3 个胚层组织构成，可发生于任何年龄。卵巢肿瘤分良性肿瘤和恶性肿瘤。卵巢位于盆腔深部，早期不易发现，后期肿瘤增大，压迫或侵犯盆腔内组织，可引起腰骶部疼痛。

【病因】

卵巢肿瘤发病因目前尚不清楚，可能与环境、饮食、内分泌和遗传因素有关。本病对雌激素有依赖性。

【临床表现】

1. 卵巢良性肿瘤 早期瘤体小，无症状，常在妇科检查时发现；后肿瘤逐渐增大，感觉腹胀或摸及腹部肿块，妇科检查时可在子宫一侧或两侧摸及圆滑球形肿块，活动度好，与周围组织无粘连。肿瘤继续增大充满盆腔压迫盆腔内组织，出现尿频、便秘。压迫腰骶部神经可出现腰骶部坠胀疼痛，伴有下肢疼痛。

2. 卵巢恶性肿瘤 早期无症状，肿瘤增大侵犯邻近组织和器官出现腹胀、腹部肿块和腹水。肿瘤侵犯神经组织出现腰骶部疼痛伴下肢痛。晚期出现消瘦、贫血等恶病质征象。功能性肿瘤可出现不规则阴道流血。三合诊检查在阴道后穹窿触及盆腔内硬结节，肿块多为双侧，质硬，表面不光滑，不活动。有时可于腹股沟、腋下摸到淋巴结肿大。

【腰痛的特点】

腰骶部坠胀疼痛，可伴有下肢疼，腹部扪及肿块。肿瘤较大压

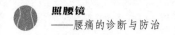

迫输尿管引起肾盂积水也会引起一侧腰部隐隐胀痛。

【诊断】

1. 首先应根据患者的临床表现，卵巢良性肿瘤多有压迫症状，在肿瘤破裂扭转时可有急腹痛症状。早期卵巢恶性肿瘤的患者很少有症状，多为盆腔检查时发现。晚期腹痛、腹胀、肠道转移引起的消化道症状等。由于某些卵巢肿瘤所分泌的雌激素、睾丸素的刺激，可发生性早熟、男性化、闭经、月经紊乱及绝经后出血等。肿瘤破裂、扭转可以导致急性腹痛。

2. 卵巢肿瘤查体时应注意的体征：肿瘤较大时腹部查体常扪及固定的实形包块，有腹水的患者可以出现移动性浊音，腹围增大。行妇科查体时子宫多正常大小，在子宫的一侧或双侧可触及实性或囊实性包块。卵巢恶性肿瘤晚期时子宫和包块不能分离。子宫直肠窝可触及结节。

3. 肿瘤标志物检查：CA125、AFP、CEA、HCG、雌激素、雄激素等在不同的肿瘤出现升高，可帮助诊断鉴别。

4. 行 B 超检查能发现卵巢包块，包块不规则，有腹水。卵巢恶性肿瘤时为确定肿瘤有无周围浸润及浸润程度，可行 CT、MRI。

5. 行腹水细胞学检查，在腹水中找癌细胞。

6. 腹腔镜和剖腹探查时活检，可行病理学检查以明确诊断。

【治疗】

1. 卵巢良性肿瘤一经确诊应手术治疗，现在常采用腹腔镜手术。根据患者年龄、生育要求及对侧卵巢情况，确定手术范围。术中除剖开肿瘤肉眼观察区分良恶性外，必要时做冰冻切片组织学检查以确定手术范围。必须完整取出肿瘤，以防囊液流出及瘤细胞种植于腹腔。巨大囊肿可穿刺放液，待体积缩小后取出。穿刺前需保护穿刺点周围组织，以防瘤细胞外溢。放液速度应缓慢，以免腹压骤降发生休克。

2. 卵巢恶性肿瘤以手术治疗为主，辅助化疗具有重要意义，并酌情给予放疗及其他治疗，施行综合治疗。

三、宫颈癌

宫颈癌是指发生于子宫颈的恶性肿瘤，是最常见的妇科恶性肿瘤。近年来因宫颈细胞学筛查技术的广泛应用，使得宫颈癌得到早发现早治疗。感染人乳头瘤病毒（human papilloma virus，HPV）是宫颈癌的主要危险因素，2017 年 4 月四价 HPV 疫苗被批准使用，接种 HPV 疫苗预防宫颈癌积极开展，宫颈癌的发病率和致死率均明显下降。宫颈癌晚期癌细胞侵犯盆腔神经组织引起腰骶部疼痛和下肢疼痛，侵犯输尿管引起肾积水，患者可感觉腰部侧方胀痛。

【病因】

宫颈癌的病因尚不清楚，根据流行病学资料和研究认为主要与以下因素有关。

1. 性行为和分娩次数　性生活紊乱、过早性生活、过早分娩、多产等均是宫颈癌的高危因素。

2. 病毒感染　感染人乳头瘤病毒（HPV）是宫颈癌的主要危险因素，此外单纯疱疹病毒Ⅱ型及人巨细胞病毒也可能有关。

3. 其他因素　如吸烟、免疫功能缺陷等。

【临床表现】

早期宫颈癌常无症状和明显体征，宫颈可光滑或与慢性宫颈炎无区别；宫颈管癌患者，宫颈外观正常亦易漏诊或误诊。病变发展后可出现以下症状和体征。

1. 症状

（1）阴道流血　早期多为接触性出血，发生在性生活后或妇科检查后；后期则为不规则阴道流血。出血量多少根据病灶大小、侵及间质内血管情况而变化；晚期因侵蚀大血管可引起大出血。年轻患者也可表现为经期延长，经量增多；老年患者则常以绝经后出现不规则阴道流血就诊。一般外生型癌出血较早，量多；内生型癌则出血较晚。

（2）阴道排液　多数有阴道排液增多，可为白色或血性，稀薄如水样或米泔状，有腥臭。晚期因癌组织坏死伴感染，可有大量泔水样或脓性恶臭白带。

（3）晚期症状　根据癌灶累及范围，可出现不同的继发症状。邻近组织器官及神经受累时，可出现尿频尿急、便秘、下肢肿胀、疼痛等症状；癌肿压迫或累及输尿管时可引起输尿管梗阻，肾积水及尿毒症；晚期患者可有贫血，恶病质等全身衰竭症状。

2. 体征　宫颈上皮内瘤样变、宫颈原位癌、镜下早期浸润癌及极早期宫颈浸润癌，局部可无明显病灶，宫颈光滑或为轻度糜烂。随宫颈浸润癌生长发展可出现不同体征：外生型者宫颈可见息肉状、菜花状赘生物，常伴感染，质脆易出血；内生型表现为宫颈肥大，质硬，颈管膨大。晚期癌组织坏死脱落形成溃疡或空洞伴恶臭。阴道壁受累时可见赘生物生长；宫旁组织受累时，三合诊检查可扪及宫颈旁组织增厚、结节状、质硬或形成冰冻盆腔。

【腰痛的特点】

癌肿压迫或累及输尿管时可引起输尿管梗阻，肾积水导致腰部胀痛和坠痛，侵犯盆腔神经组织可出现腰骶痛伴有下肢痛。

【诊断】

根据病史和临床表现，尤其有接触性阴道出血者，应想到宫颈癌可能，需做详细全身检查和妇科检查，并根据不同情况行细胞学或活组织检查以协助诊断。

1. 宫颈刮片细胞学检查 用于宫颈癌筛查的主要方法，应在宫颈移行带区取材，行染色和镜检。临床宫颈细胞学诊断的报告方式主要为巴氏五级分类法和 The Bethesda System（TBS）系统分类。巴氏五级分类法是 1943 年由 G.N.Papanicolaou 提出，并被广泛认可，作为宫颈细胞学的常规检查方法，沿用至今，是一种分级诊断的报告方式。TBS 系统是近年来提出的描述性细胞病理学诊断的报告方式。巴氏Ⅲ级及以上，TBS 分类中有上皮细胞异常时，均应重复刮片检查并行阴道镜下宫颈活组织检查。

2. 碘试验 正常宫颈阴道部鳞状上皮含丰富糖原，碘溶液涂染后呈棕色或深褐色，不能染色区说明该处上皮缺乏糖原，可为炎性或有其他病变区。在碘不染色区取材行活检，可提高诊断率。

3. 阴道镜检查 宫颈刮片细胞学检查巴氏Ⅲ级以上、TBS 法鳞

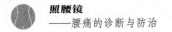

状上皮内病变，均应在阴道镜下观察宫颈表面病变状况，选择可疑癌变区行活组织检查，提高诊断准确率。

4. 宫颈和宫颈管活组织检查　为宫颈癌及其癌前病变确诊的依据。宫颈无明显癌变可疑区时，可在鳞—柱交接部的 3、6、9、12 点处取材或行碘试验、阴道镜观察可疑病变区取材做病理检查；所取组织应包括一定间质及邻近正常组织，若宫颈有明显病灶，可直接在癌变区取材。宫颈刮片阳性、宫颈光滑或活检阴性，应用小刮匙搔刮宫颈管，刮出物送病理检查。

5. 宫颈锥切术　宫颈刮片检查多次阳性，而宫颈活检阴性；或活检为原位癌需确诊者，均应做宫颈锥切送病理组织学检查。宫颈锥切可采用冷刀切除、环状电凝切除（LEEP）或冷凝电刀切除术；宫颈组织应作连续病理切片（24～36 张）检查。

病理检查确诊为宫颈癌后，根据具体情况做胸部 X 线检查，静脉肾盂造影，膀胱镜及直肠镜检查等，依据以上检查结果确定临床分期。

【鉴别诊断】

应与有临床类似症状或体征的各种宫颈病变鉴别，主要依据是活组织病理检查。主要包括以下几方面：

1. 宫颈良性病变　宫颈糜烂、息肉、宫颈内膜异位、宫颈腺上皮外翻和宫颈结核性溃疡等。

2. 宫颈良性肿瘤　宫颈黏膜下肌瘤、宫颈管肌瘤、宫颈乳头瘤。

3. 宫颈恶性肿瘤　原发性宫颈恶性黑色素瘤、肉瘤及淋巴瘤、转移性癌（以子宫内膜癌、阴道癌多见），应注意原发性宫颈癌可与子宫内膜癌并存。

【治疗】

手术及放疗都是宫颈癌的有效治疗措施，化疗是有效的辅助治疗方法。可根据病情早晚，患者全身情况及本人的意愿，选择恰当而满意的治疗方法。

（耿金凤）

第四节　子宫脱垂

子宫脱垂是指子宫从正常位置沿阴道下降子宫颈外口达坐骨棘水平以下，甚至子宫全部脱出于阴道口外，并常伴发阴道前、后壁膨出。子宫脱垂多见于产妇和老年女性，与生育多有密切关系。临床上根据其脱垂的程度分为三度：Ⅰ度为子宫颈下垂到坐骨棘水平以下，不超越阴道口，距处女膜缘少于 4 厘米；Ⅱ度为子宫颈及部分子宫体脱出于阴道口外；Ⅲ度为子宫颈及子宫体全部脱出于阴道口外。由于盆腔支持组织薄弱和张力减低，腹腔压力增大，子宫沿阴道向下移位产生下坠感并因牵拉而出现腰骶部酸痛，还会引起泌尿系统的疾病，严重影响女性生活质量。

【病因病理】

本病病因是由于支持子宫正常位置的韧带及盆底组织受到损伤，或过度松弛，尤其后位子宫，如在腹压增加的影响下，子宫即沿阴道方向向下脱出，而形成不同程度的子宫脱垂。子宫脱垂发生的主要原因之一是分娩损伤，年轻的产妇在产后长期哺乳，卵巢功能暂时下降，也可以使子宫支持结构的弹性、紧张力减弱而松弛造成子宫脱垂。未生产的女性出现子宫脱垂系因生殖器官支持组织发育不良所致。在以上基础上出现腹压增加如久咳、长期便秘、负重等因素诱发本病。

【临床表现】

1. 腰骶部酸痛　临床表现为站立或劳动时会有阴部下坠感，走路与劳累时腰酸加重。症状越明显，脱垂程度越重，尤其在经期盆腔瘀血，症状更加严重，还常伴月经过多。

2. 阴道脱出肿物　肿物自阴道脱出，初起当腹压增加时脱出，经休息或卧床后能自动回缩。病情发展则脱出的肿物越来越大，甚则终日脱于阴道外，非经手术回纳不能自行复位。严重时脱出的肿物充血、水肿、肥大，甚至无法回纳，长期暴露在阴道口外，局部上皮增厚，黏膜角化，又因长期与内裤摩擦而发生糜烂，溃疡感染，渗出脓性分泌物，步履行动不便，非常痛苦。

3. 泌尿系症状　子宫脱垂伴有阴道前壁膨出（膀胱膨出）及阴道后壁膨出（直肠膨出），引起尿潴留，排尿困难，尿路感染，甚至导致张力性尿失禁。子宫脱垂严重时输尿管常发生移位、弯曲，易引起输尿管积水、肾盂积水。直肠膨出时，有排便困难。

【腰痛的特点】

腰骶部酸痛伴下坠感，劳动后加重，卧床休息后减轻。月经量多，经期腰痛加重。

【诊断】

根据临床表现及体征，可诊断。

【治疗】

对本病可采用非手术方法与手术疗法两种。前者采用子宫托并配合一般支持方法，加强营养，增强体质，注意适当休息，保持大便通畅，避免增加腹压和重体力劳动。如经过保守治疗无效者，或Ⅱ度、Ⅲ度子宫脱垂，应根据患者年龄、生育要求及全身健康情况，选择手术方式，或阴道前后壁修补术加缩短主韧带及子宫颈部分切除术，或阴道子宫全切除和阴道前后壁修补术，或阴道纵隔形成术。

（耿金凤）

第五节　痛经

痛经是指月经前后或经期出现下腹部坠痛、腰部酸胀痛等不适

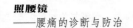

感。疼痛为持续性牵扯痛，并向腰骶部放射。疼痛严重时可出现面色苍白、恶心、呕吐、出冷汗等症状。痛经是常见的妇科疾病。

【病因病理】

1. 子宫因素　子宫颈管狭窄，痛经主要发生在月经来潮前，故子宫位置过度屈曲、子宫颈管狭窄等造成经血流通不畅引起痛经。

2. 遗传因素　痛经患者的发病可能与遗传有关。患者一般家属的发病风险是无家族史者的 7 倍，说明本病具有一定的家族聚集性。

3. 内分泌因素　痛经常常发生在有排卵的月经期，特别是子宫内膜成管型整片脱落前，子宫强烈收缩，腹痛更加剧烈，但是经内膜管型排除后，疼痛立即消失。无排卵月经一般无痛经，故认为痛经与黄体期黄体酮升高有关。

4. 精神因素　精神紧张、忧郁、恐惧等精神因素可使痛阈降低，即疼痛感增强。

【临床表现】

约有 50%的女性有症状。痛经为在经期前后或行经期间，出现以下腹部疼痛为主，并伴有腰痛、头痛、恶心等其他不适症状，影响生活或工作。痛经可以分为原发性痛经和继发性痛经。

1. 原发性痛经　即月经时腹痛不伴有盆腔病理情况，严格说是与行经有关的痉挛性下腹痛症。

（1）膜样痛经　是由于子宫排出膜内管型时所诱发的痉挛性疼痛。

（2）充血性痛经　疼痛症状出现在月经前的 1～2 天，月经期因为盆腔严重充血而致下腹部明显疼痛。

2. 继发性痛经　常常伴发一些妇科疾病如子宫内膜异位症、子宫肌腺症、盆腔感染、盆器炎症、盆腔肿瘤、子宫颈解剖异常如先天性子宫峡部狭小或子宫颈内口狭小，盆腔结构松弛或子宫及盆膈下移，使盆腔器官的血液回流受阻而充血，产生痛经。

【腰痛的特点】

在经期前后或行经期间，出现周期性下腹部疼痛，引起腰骶部放射痛。

【治疗】

对于原发性痛经可行以下治疗：

1. 一般治疗　在经期的女性要注意消除恐惧和焦虑，保持充足的睡眠，避免剧烈运动、过度疲劳，避免生冷寒湿，腹部使用温热刺激如放置热水袋、热磁疗等。

2. 药物治疗

（1）前列腺素合成酶抑制剂　氟芬那酸 200mg，每日 3 次；甲芬那酸 500mg，每日 3 次，于行经第一天服药，直到月经干净，效果很好。常见的药物还有布洛芬、双氯芬酸钠、萘普生等。

（2）麻醉性镇痛药或其他镇痛药　严重的疼痛可以选用曲马朵、可待因、吗啡等。

（3）解痉药　阿托品 0.5mg 肌内注射或口服钙离子拮抗剂：尼福地平 20～40mg/qd，可抑制子宫收缩而镇痛。

（4）性激素 ①雌激素：适用于子宫发育欠佳者，戊酸雌二醇片 1mg/qd，21 天为一个周期，连续使用三个周期；②孕激素：适用于膜样痛经，于月经周期第 21 天开始。

3. 中医药疗法 中医辨证分型为气滞血瘀、寒湿瘀阻、气血亏虚和肝肾不足，给予活血化瘀、温经散寒、通络止痛和补益肝肾的药物治疗；配合针灸、推拿治疗。对于比较重的疼痛，多种治疗方法联合能够取得较好的疗效。

4. 神经阻滞疗法 使用骶管阻滞治疗痛经，已经有很好的经验。用 0.5% 利多卡因和 0.125% 丁哌卡因 10～20mL，于经期前预防或者经期治疗痛经，效果很好。患者可以到有疼痛门诊的医院去就诊进行治疗。

5. 手术疗法 宫颈口狭窄经上述治疗无效者可以行宫颈扩张术；顽固性疼痛经保守治疗无效的行骶前神经节切断术、子宫神经部分切断术；子宫内膜异位症、子宫腺肌病引起的继发性痛经的年轻女性且有生育要求的可行病灶切除术。

（耿金凤）

第六节 流产

凡妊娠不到 28 周，胎儿体重小于 1kg，身长短于 35 厘米而中止者称为流产，其中妊娠 12 周以前发生的称早期流产；12～27 周末中止者称晚期流产。流产分自然流产及人工流产两种，本节仅讨论自然流产，其发病率占妊娠总数的 10% ～ 18%。但准确数字的统计较困难，因为一部分极早期流产者，常被误认为月经而未被发现。

【病因】

流产的原因很多，母体方面有因内分泌失调如孕激素不足、甲状腺功能减退或亢进、糖尿病等因素引起；有因胎盘异常如孕早期蜕膜、绒毛变性等引起；有因生殖器官畸形或肿瘤等引起；有因精神因素、母儿血型不合、母体急性传染病或慢性疾病（如心脏病、重度贫血等）引起。胚胎方面因素包括孕卵或胚胎发育异常。在妊娠早期流产者 20% ～ 70% 为染色体数目或结构异常所致。

根据流产的经过、特点及其转归，可将流产分为先兆流产、难免流产、不全流产及完全流产等。此外，还有某些特殊性流产如习惯性流产、稽留流产及感染性流产等。

凡妊娠早期，胚胎刚开始从子宫壁分离时，称为先兆流产。先兆流产的转归可分两方面，若胚胎正常，引起出血的原因被消除，阴道出血停止，子宫收缩消失者，妊娠可继续进行；反之，则进入难免流产阶段。

【临床表现】

1. 症状　有停经史并可出现妊娠反应。同时，出现少量阴道出血，有时伴轻微的下腹痛、腰痛及下坠感。

2. 体征　妇科检查示子宫颈口未开，胎膜未破，子宫大小与停经月份相符合。塔氏征为阴性。塔氏征即妊娠的子宫外形，如果子宫体与子宫颈之间形成正常的角度，为塔氏征阴性；如果孕卵从正

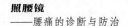

常子宫底部或附着处剥落，随着子宫纵向肌肉的收缩，使剥落之孕卵下降至子宫内口处或进入子宫内口，此时子宫体与子宫颈之正常角度消失，称塔氏征阳性，表示流产不可避免。

3. 实验室检查　尿妊娠试验阳性。

4. B 型超声检查　除有妊娠图像外，子宫壁与胎膜间可存在无回声区，这种无回声区被认为是血肿区。如果无回声区不继续增大或逐渐消失，提示妊娠可能继续下去；若无回声区继续增大或不消失，则妊娠往往不能继续。

【腰痛的特点】

妊娠后出现少量阴道出血，伴有轻微下腹痛、腰痛及下坠感。

【诊断】

1. 有停经史，可伴有恶心、呕吐反应。

2. 下腹部隐痛或轻度阵痛。

3. 少量阴道出血。阴道内可见少量血液，子宫大小符合妊娠周数。

4. 尿妊娠试验阳性。

【鉴别诊断】

本病当与月经异常、葡萄胎、宫外孕相鉴别。临床上以 β-HCG，尿 HCG 及放射免疫法测定以诊断早孕，B 型超声波测定孕囊位置大小及心管搏动，以排除难免流产或宫外孕、葡萄胎。

【治疗】

1.对情绪紧张，过度焦虑者给予安慰和精神支持或无致畸的镇静剂。

2.避免劳累，禁止性生活，多卧床休息。

3.孕酮黄体功能不足者，可给黄体酮 20 ～ 40mg，每日 1 次肌内注射。

4.人绒毛膜促性腺激素，每次 2000IU，隔日 1 次，肌内注射。

（耿金凤）

第七节　产后腰痛

产后腰痛是指多种因素导致产后妇女出现腰部及骶髂关节处疼痛不适的疾病，可伴有下肢酸胀感，影响日常生活。在妊娠后期即开始发病，持续时间长短不一，最长病程可达 2 年。产后腰痛属于中医"痹证"范畴，女性在产褥期（月子里）因机体血脉空虚，气血运行不畅，稍为劳累或感受风寒外邪即易发病。中医治疗以补益中气配合舒筋活络。由于分娩后体力的下降和激素水平的改变出现腰痛，一般经过一个月的休息就可以恢复了。少数产妇产后腰痛难愈，影响情绪稳定，出现产后抑郁。

【病因病理】

引起产后腰痛的病因较复杂，可能与激素水平变化、循环系统瘀血、神经系统、腰椎与骨盆关节不稳、子宫脱垂等因素有关。

1. 激素水平变化 松弛素在女性孕期各阶段和产后分泌水平不同，分娩临近，水平最高，使骨盆的韧带变得松弛，以利于胎儿娩出。而产后松弛的韧带组织难以迅速复原，影响骨盆及腰椎的稳定性，女性生产时连接骨盆的韧带也变得松弛，影响腰骶椎和骶髂关节的稳定性，后期负重时出现疼痛。

2. 循环系统瘀血 产后劳累或恶露排出不畅引起盆腔血液淤积，导致静脉瘀血，椎体及骨盆骨内压力增高，刺激椎体神经诱发腰部疼痛。

3. 腰及骨盆力学平衡被打破 女性怀孕后期，腰椎生理性前凸增加，身体重心后移，腰骶部承受更大的应力，使得脊柱及周围韧带载荷过重出现疼痛。

4. 腰部肌肉劳损 产妇活动少，体重增加，久坐久站，喂奶姿势不良等，增大了腰部肌肉的负荷，造成腰肌劳损而发生腰痛。

5. 神经系统因素 产后妇女大脑中灰质含量增多，对疼痛敏感度增加，加之腰骶部损伤，更易感受到疼痛。

6. 肾气虚而外感寒湿 产后避孕方法不恰当，导致人工流产次数多，或房事不节，导致肾气虚弱，复感寒湿，导致经络不畅，血脉不通，引发腰痛。

7. 子宫脱垂 就会沿阴道向下移位，引起腰痛。

【临床表现与诊断】

1. 孕期到产后 2 年内出现腰部酸痛，休息时减轻，站立及活动后加重；可有下腰部及大腿处放射痛，但下肢感觉无异常。

2. 腰部棘突和双侧腰部肌肉压痛，腰部疼痛遇寒湿加重，喜按揉，喜温热。

3. 直腿抬高试验阴性。

4. 影像学检查无异常。

【腰痛的特点】

产后腰部或腰骶部酸痛，喜按揉，劳累或感受风寒后加重。

【预防】

1. 从孕期即开始预防腰痛，均衡合理地进食，避免体重过于增重而增大腰部的负担，造成腰肌和韧带的损伤；注意充分休息，坐位时可将枕头、坐垫一类的柔软物经常垫在腘窝下，以减轻腰部的负荷；睡眠时最好取左侧卧位、双腿屈曲，减少腰部的负担；穿轻便柔软的鞋子，不要穿高跟鞋，避免弯腰等腰部活动过大的举动。

2. 产后避免劳累，不要经常弯腰或久站久蹲。清理房间地板时选用长柄扫帚、拖把和扫箕，以腰不会很快产生酸痛感为宜。并每次清理时间不要过长，尤其是产后 3 个月内。

3. 喂奶姿势要舒适，给宝贝喂奶时注意采取正确姿势坐着或躺着喂奶的姿势，姿势是轻松和舒适的。

4. 锻炼腰腹部核心肌肉，稳定骨关节，改善腰椎骨盆稳定失衡

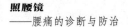

的状态。从产后 2 周开始，在保健医生的指导下做加强腰肌和腹肌的运动，增强腰椎的稳定性，如做仰卧起坐动作。

5. 按摩、热敷、理疗腰部肌肉。

6. 营养饮食，多食用牛奶、米糠、麸皮、胡萝卜等富含维生素 C、D 和 B 族维生素的食物，增加素食在饮食中的比例，避免骨质疏松而引起腰痛。

【自疗注意事项】

1. 产妇毛孔松弛汗出较多，切勿捂汗，宜勤擦或及时更衣。

2. 产房空气要清新流通，但要避免直接吹风，以免风寒入侵。

3. 虽然提倡产后早起床，但也宜量力而行，勉强过早起床活动，久坐久立，甚至操持家务，容易损伤筋骨导致肌体酸痛。

4. 提倡洗澡，但应该选用擦浴，慢慢再淋浴。水温宜稍高于皮肤，浴室气温接近体温，谨防着凉受寒。

5. 夏季仍宜穿长衣裤（薄型布、绸质）。空调控温不宜过低，以皮肤略有汗出为妥。空调房也宜有通风口，电扇只能吹转弯风。

6. 忌进生冷食品，包括水果、饮料、雪糕等，产后 2 周内更宜注意。

【自治疗法】

产后腰痛患者一般正值哺乳期，用药受限，本章主要介绍中药成药内服和散药、膏药外敷的治疗方法，配合核心肌功能锻炼及按摩推拿等方法，效果良好。

（一）成药自疗法

1.青娥丸，每次 6～9g，每日 3 次，温水吞服。本方适用于腰内空痛、酸痛、脚膝酸软的肾亏者。

2.补肾强身片，每次 4 片，每日 2 次，温水吞服。本方适用于腰内空痛、酸胀、脚膝酸软的肾亏者。

3.产灵丹，每次 1～2 粒，每日 2 次，温水吞服。

4.祛风天麻丸，每次 1～2 粒，每日 2 次，温水吞服。

（二）验方自疗法

1.杜仲 30g，红枣 12g，煎汤服，每日 1 剂。

2.五加皮 9g，续断 12g，木瓜 12g，怀牛膝 12g，当归 10g，红花 6g，分 2 次煎服，每日 1 剂。

3.桑寄生 10g，白芍 10g，杜仲 12g，怀牛膝 10g，川芎 6g，当归 10g，人参 5g，分 2 次煎服，每日 1 剂。

（三）饮食自疗法

1.生薏米 60～100g，鸡血藤 30g，先煎药取汁，再烧薏米至酥加糖食用。

2.母鸡 1 只，桑枝 30g，共煮，吃鸡喝汤。

3.芝麻 50g，胡桃肉 50g，猪肚 1 只，共煮食。

4.猪腰子 2 只（或羊腰子 2 只），杜仲 10g，共煮，食腰子喝汤。用于产后腰痛。

（四）外治自疗法

1.桑枝 30g，独活 15g，桂枝 10g，生姜 3 片，当归尾 10g，赤芍 15g，川芎 10g，煎汁浸多层外敷于痛处，保湿半小时，每日 2 次。

2.生川乌、草乌各 15g，樟脑 10g，桂枝 10g，浸入白酒，1 周后可用。敷于疼痛处 15～30 分钟。每日 1 次。

3. 香桂活血膏或麝香虎骨膏贴于疼痛处。

4. 皂角 60g，头发 15g，水煎熏洗脚痛处，每日多次。用于产后足底、足跟痛者。

（五）腰腹部核心肌肉锻炼

可进行腰背部肌肉锻炼、平板支撑运动、臀桥运动、仰卧交叉触膝运动和侧位动态平板运动。

【诊治中的注意事项】

由于舒筋活络止痛药大多有燥热之性，忌随便取用或过量服用，以免产生口干、口气秽臭、大便干结、汗增多、口臭呼气觉热等阴津受损、内热旺盛的副作用，不利产后调养。

另外，子宫位置异常、妊娠女性、生育过多也可引起腰痛，一般无须特殊治疗。如果是生育过多引起的腰痛，可用中药滋肾补肾辨证治疗。

子宫位置异常，子宫的正常位置大部分为前位，如果子宫出现后屈，位置发生异常改变时，因体内支持子宫的韧带受到过度的牵引，同时也使部分神经受到压迫，可引起腰痛。

妊娠女性怀孕后，随着胎儿逐月增大，腰部支撑力不断增加，长时间的机械作用会导致韧带逐渐松弛，膨大的宫腔压迫盆腔神经、血管，也会导致腰痛的发生。

女性如果生育胎次过多、人工流产次数多或者性生活不加节制过于频繁等均可引起肾气亏虚，进而诱发腰痛。

（耿金凤）

第五章　腰痛相关内科疾病

第一节　主动脉夹层

主动脉夹层（aortic dissection，AD）过去曾称为主动脉夹层动脉瘤（dissecting aortic aneurysm），是血液渗入主动脉壁中层，形成的夹层血肿并沿着主动脉壁延伸剥离的严重心血管急症。

主动脉夹层是比较少见而严重的心血管疾病，发病率有逐年增加趋势，男性多于女性，年龄多发于 50 ～ 70 岁。国内过去对这一疾病认识不够，诊治水平较低。近年来随着各项影像学诊断技术的发展，误诊率和死亡率均下降。在未治疗的急性主动脉夹层患者中，48 小时内死亡率可达 50%。

1965 年 DeBakey 根据破口位置及主动脉受累的范围分类（DeBakey 分类法）：Ⅰ型，破口位于升主动脉，夹层起始升主动脉，并越过升主动脉弓而至降主动脉；Ⅱ型，破口位于升主动脉，夹层起始并局限于升主动脉；Ⅲ型，破口位于降主动脉，夹层起始于降主动脉左锁骨下动脉开口远端并可延伸至下腹主动脉，比较罕见的情况是逆向朝远端延伸累及主动脉弓和升主动脉。1970 年

Daily 和 Millet 根据手术需要和主动脉夹层累及范围分类（Stanford 分型）：A 型，夹层仅累及升主动脉，不论破口位置；B 型，夹层仅累及降主动脉。

【病因病理】

1. 主动脉中层囊性变性　主动脉中层退行性改变，即胶原和弹力组织退化变质，常伴囊性改变，被认为是主动脉夹层的先决条件。囊性中层退行性变是结缔组织遗传缺损的内在特征，尤其多见于 Marfan 综合征和 Ehlers-Danlos 综合征。在妊娠和主动脉夹层之间有一种未能解释的关系。40 岁以下女性主动脉夹层约半数发生在妊娠期间，且多发生在妊娠后 3 个月内或产褥期的早期。

2. 高血压　是导致夹层的重要因素，约半数近端和几乎全部的远端主动脉夹层者有高血压，急性发作时都有血压升高，有时伴有主动脉粥样斑块溃疡面。因为长期高血压可引起平滑肌细胞肥大、变性及中层坏死。

3. 外伤　直接外伤可引起主动脉夹层，钝挫伤可致主动脉局部撕裂、血肿而形成主动脉夹层。主动脉内插管或主动脉内球囊反搏插管均可引起主动脉夹层。心脏外科手术，如主动脉 – 冠状动脉旁路移植术，偶也可引起主动脉夹层。

上述原因使主动脉内膜撕裂形成夹层血肿，在动脉管壁呈螺旋状走行，可累及它所发出的分支而影响邻近器官的血供；或者中层先有出血，形成血肿，并纵向发展将主动脉腔分成了一个真腔和一个假腔，假腔破裂可使血液返回动脉腔形成"自然治愈"，但更多的是破入心包或破入胸膜腔、纵隔、腹膜后等，导致严重并发症。

实验证明，促使夹层血肿扩展的是脉搏陡度（dp/dt）及血压，这正是急性主动脉夹层药物治疗的理论基础。

【临床表现】

1. 突发剧烈疼痛 90% 以上的患者发病开始最常见的症状。其疼痛特点如下：

（1）强度比其部位更具有特征性。一开始即极为剧烈，难以忍受；呈搏动样、撕裂样、刀割样，常伴有大汗淋漓、恶心呕吐和晕厥等血管迷走神经兴奋表现。

（2）疼痛部位有助于提示分离起始部位。前胸部剧烈疼痛，多发生于近端夹层，而肩胛间区最剧烈的疼痛更多见于起始远端的夹层，颈部、咽部、颌或牙齿疼痛常提示夹层累及升主动脉或主动脉弓部。

（3）疼痛部位呈游走性，提示主动脉夹层的范围在扩大。疼痛可由起始处沿着分离的路径和方向走行，引起头颈、腹部、腰部或下肢疼痛。

（4）疼痛常为持续性，止痛剂如吗啡等难以缓解。

2. 高血压 患者因剧痛而有休克外貌，焦虑不安、大汗淋漓、面色苍白、心率加速，但血压常不低或反而升高。低血压，常是夹层分离导致心包填塞、胸膜腔或腹膜腔破裂的结果，而当夹层累及头臂血管使肢体动脉损害或闭塞时，则不能准确测定血压而出现假性低血压。

3. 夹层破裂或压迫症状 由于夹层血肿压迫周围软组织，波及主动脉大分支，或破入邻近器官引起相应器官系统损害，出现多系统受损的临床表现：近端主动脉夹层可出现主动脉瓣反流，主动脉瓣区舒张期杂音、脉压增宽或水冲脉、出现心力衰竭等。脉搏减弱或消失，或两侧强弱不等，或两臂血压出现明显差别。夹层累及冠状动脉时，可出现心绞痛或心肌梗死；血肿压迫上腔静脉，可出现上腔静脉综合征；夹层血肿破裂到心包腔时，可迅速引起心包积血，导致急性心包填塞而死亡。夹层血肿沿着无名动脉或颈总动脉向上扩展或累及肋间动脉、椎动脉，可出现头昏、神志模糊、肢体麻木、偏瘫、截瘫及昏迷；压迫喉返神经，可出现声嘶；压迫颈交感神经节，可出现霍纳（Horner）综合征等。夹层累及腹主动脉及其分支，患者可出现剧烈腹痛、恶心、呕吐等类似急腹症的表现；夹层血肿压迫食管，则出现吞咽障碍，破入食管可引起大呕血；血肿压迫肠系膜上动脉，可致小肠缺血性坏死而发生便血。夹层累及肾动脉，可引起腰痛及血尿；肾脏急性缺血，可引起急性肾功能衰竭或肾性高血压等。夹层血肿破入胸腔，可引起胸腔积血，出现胸痛、呼吸困难或咯血等，有时可伴有出血性休克。

【腰痛的特点】

突发的持续剧烈疼痛，呈刀割或者撕裂样，向前胸和背部放射，亦可以延伸至腹部、腰部、下肢和颈部。有夹层累及主动脉及主要分支的临床表现和体征，如四肢特别是双上肢血压不对称。

【诊断】

1.突发持续剧烈前胸或肩胛处疼痛，并向后背放射。

2.休克外貌、焦虑不安、大汗淋漓、面色苍白、心率加速，但早期血压升高。

3. 夹层破裂或压迫症状。

4. 辅助检查：

（1）实验室检查 常规的实验室检查对主动脉夹层的诊断无特殊意义，只能用于排除其他诊断的可能性。

（2）心电图 主动脉夹层本身无特异性心电图改变。既往有高血压者，可有左室肥大及劳损；冠状动脉受累时，可出现心肌缺血或心肌梗死心电图改变；心包积血时，可出现急性心包炎的心电图改变。

（3）胸部 X 线平片 可观察到上纵隔影增宽、主动脉增宽延长、主动脉外形不规则，有局部隆起，在主动脉内膜可见钙化影，特别是发病前已有摄片条件相似的胸片与发病后情况相比较，或则更具有意义。但往往胸部平片不具有确诊价值。

（4）超声心动图及多普勒二维超声 对诊断升主动脉夹层具有重要临床价值，对观察主动脉内分离的内膜片摆动征及主动脉夹层形成的主动脉真假双腔征非常可靠。并可见主动脉根部扩张、主动脉壁增厚和主动脉瓣关闭不全，且易识别并发症，如心包积血、胸腔积血等。

（5）CT 扫描 可显示病变的主动脉扩张，发现主动脉内膜钙化优于 X 线平片，比动脉造影更易检测撕裂的内膜垂直片。后者呈一极薄的低密度线，将主动脉夹层分为真、假两腔，假腔内的新鲜血栓在平扫时表现为密度增高影。CT 对降主动脉夹层准确性高，但对主动脉升弓段夹层，由于动脉扭曲，可产生假阳性或假阴性；另外，它不能诊断主动脉瓣关闭不全，也不能了解主动脉夹层的破口位置及主动脉分支血管情况。

（6）MRI检查　与CT扫描效果类似，但它可横轴位、矢状位、冠状位及左前斜位等多方位、多参数成像，且不需使用造影剂即可全面观察病变类型和范围及解剖形态变化。尤其是当主动脉夹层呈螺旋状撕裂达腹主动脉时，仍能直接显示主动脉夹层真假腔，更清楚地显示内膜撕裂的位置，以及病变与主动脉分支的关系。

（7）主动脉造影　优点是能证实内膜撕裂的入口和出口，明确主动脉分支受累情况、估测主动脉瓣关闭不全的严重程度等，在确立诊断、制定手术计划时主动脉造影是必不可少的。缺点是有创性，特别是对极危重的急性患者术中有一定危险性。

【治疗】

（一）内科治疗

主动脉夹层的治疗，主要是防止主动脉夹层的扩展，内科药物治疗主要侧重两个方面：一是降低收缩压；二是降低左室射血速度（dp/dt）。据认为后者是作用于主动脉壁形成主动脉夹层并使其扩展的重要因素。

急症内科治疗可明显降低主动脉夹层患者的早期病死率，所有高度怀疑主动脉夹层的患者均应立即收入急症监护病房，监测血压、心率、中心静脉压、尿量，必要时还需监测肺小动脉楔嵌压和心输出量。早期药物治疗的目的是控制疼痛、降低血压、减轻血流搏动波对主动脉壁的冲击和降低左室射血速度（dp/dt），及时把收缩压降至 $100 \sim 110mmHg$（$1mmHg=0.133kPa$）或降至能足够维持诸如心、脑、肾等重要器官灌注量的低水平。同时，无论是否有收缩期高血

压或疼痛均应给予 β－阻滞剂，使心率控制在 60 ～ 75 次 / 分，以减低动脉 dp/dt，如此就能有效地稳定或中止主动脉夹层的继续扩展。

疼痛剧烈者可给予静脉注射吗啡 5mg，甚至给予冬眠疗法。国外普遍认为普萘洛尔静脉间歇给药与硝普钠静脉联合使用是控制血压和降低左室射血速度（dp/dt）较理想的方案，前者降低 dp/dt，后者降低血压。硝普钠可 50 ～ 100mg 加入 5% 葡萄糖 500mL，开始以 20μg/min 速度滴注，根据血压反应调整剂量，最大剂量可达 800μg/min，一般使用时间不超过 48 小时，普萘洛尔首次最大剂量不应超过 0.15mg/kg，每 4 ～ 6 小时应静脉再次给予普萘洛尔，以维持适当的 β－阻滞剂效果。

柳氨苄心定是有阻滞作用的 β－阻滞剂，也可以降低 dp/dt 和血压。在药物治疗中，若对 β－阻滞剂有禁忌者，钙通道阻滞剂如维拉帕米、硝苯地平、非络地平和肾素血管紧张素转换酶抑制剂等均可选用。

（二）手术治疗

1.Stanford A 型主动脉夹层　是临床上最危险的主动脉急性疾病，一旦确诊，应果断急症手术。手术方式主要有 Bentall 手术、wheat 手术、cabral 手术、升主动脉移植术、主动脉弓移植术。

2.Stanford B 型主动脉夹层　主要手术方式有人造血管置换术、胸主动脉夹闭术、象鼻技术、夹层开窗术、主动脉分支重建术。

（三）介入治疗

随着介入技术的发展，对于 Stanford B 型的非复杂性主动脉夹层的治疗采用胸主动脉腔内修复术（thoracic endovascular aortic

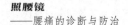
repair，TEVAR），具有创伤小、风险低、技术成功率高等优点。非复杂性主动脉夹层指无顽固性高血压、难以控制的持续胸背痛、无主动脉壁外出血，以及不存在肢体或内脏灌注不良的表现的 B 型患者，有其中任何一项表现者则为复杂性主动脉夹层。复杂性主动脉夹层建议手术治疗。

（肖辉）

第二节　十二指肠球后溃疡

十二指肠球后溃疡也可称为球后十二指肠溃疡。十二指肠球构成十二指肠第一部的 2/3，其黏膜纤细呈颗粒状，黏膜皱襞与长轴平行。球部以后黏膜皱襞变成环形。任何发生在环形皱襞或其以后部位的溃疡均称为球后十二指肠溃疡。这部分的溃疡多在后内侧壁，容易穿透进入胰腺。球后十二指肠溃疡多见于青壮年，约占整个十二指肠溃疡的 5%。它的病理与十二指肠相似，特点是出血发生率是球溃疡的 3 倍，常向胰腺方向穿透，能导致胆总管周围的瘢痕形成和阻塞性黄疸，有时因形成环状狭窄而导致十二指肠梗阻。

【病因病理】

十二指肠溃疡的病因学研究表明，它是一个多种病因的综合征，包括病理生理因素、生物因素、环境因素、遗传因素、药物因素、精神因素、饮食营养因素、吸烟等。

引起十二指肠溃疡的病因主要是幽门螺杆菌（Hp）感染、胆汁反流、胃酸及非甾体类药物。幽门螺杆菌感染是人类中最常见的慢性细菌感染之一，它本身不能侵入胃肠道组织，但它通过产生毒素、酶和炎性物质等而诱发消化性溃疡。

20世纪60年代，有学者提出胆汁反流可能在胃溃疡发病中占重要位置。溃疡愈合后，胆汁反流减少或停止。引起胆汁反流的原因是胃或十二指肠的动力学障碍。

酸能引起溃疡，十二指肠溃疡患者中约有40%的患者酸分泌超过正常。黏膜抵抗力减弱、胃肠运动功能失调、胃泌素分泌增高、吸烟、饮食与营养食物中必需脂肪酸缺乏、食物中纤维素水平偏低、高浓度的乙醇、精神应激或焦虑、遗传因素等都可能是引起十二指肠溃疡的原因。

【临床表现】

疼痛是十二指肠溃疡最突出的症状，90%以上的病例有疼痛的表现。只有少数患者完全无症状。这种疼痛有多个特性：部位固定、节律性、周期性等。

（一）疼痛的部位

十二指肠溃疡的疼痛常位剑突下，上腹部靠近中线的左侧，有时在右侧。疼痛的范围比较局限，患者可以明确指出疼痛区域。当临床上发现原来有十二指肠溃疡的患者表现出疼痛部位有变异时，要考虑溃疡的位置可能在十二指肠球后或已经累及肝脏、胰腺、胆囊、胃肠网膜等相邻脏器，并有可能发生穿孔粘连。

十二指肠溃疡的疼痛可以自上腹中线向其他部位放射，如背部、肋缘、胸背、腰部等。疼痛能否放射与3种因素有关：①刺激的强度：增强刺激强度能引起疼痛放射，常见的原因是溃疡向纵深发展和溃疡周围有明显的炎症反应。②患者的敏感性增加时可出现广泛的放射痛。③溃疡和其他器官出现粘连时疼痛出现放射，如溃疡穿透到浆膜并和胰腺粘连，疼痛自上腹部向腰背部放射。

（二）疼痛的性质

十二指肠溃疡患者的疼痛性质和强度在不同的个体或同一个体的不同病变阶段是不一样的。有的患者无典型疼痛，只有"压迫感""堵胀感""烧灼感"等，有时患者感觉似饥饿。在无并发症时，患者的疼痛不剧烈，而是"隐痛"。

（三）疼痛的节律性

十二指肠溃疡的疼痛出现与进食有固定的关系，这是该病的一个特征。疼痛发生在胃处于空虚时，进餐后酸被食物缓冲而疼痛消失。疼痛很少发生在清晨，许多患者在夜间因疼痛致醒。

（四）疼痛的周期性

所谓周期性是指十二指肠溃疡的症状逐日出现，持续数日、数月而后缓解，在缓解一段时间后又行复发。周期性与季节有关，十二指肠溃疡常在春季、晚秋和冬季复发，而夏天很少复发。其他复发因素还有疲劳、情绪紧张、焦虑、呼吸道感染、饮食不当、纵酒、致溃疡药物等。

（五）疼痛的长期性

十二指肠溃疡的反复发作和自然缓解造成其病程时间长。有一些患者还可能伴有反酸、泛口水、胃灼热等与胃溃疡相似的症状。

体征：对于无并发症的患者，即使在溃疡活动期体格检查也可无阳性发现。最常见的体征是上腹部靠中线右侧的局限性轻压痛。当发现有局部肌紧张或有包块时要考虑溃疡可能穿孔，活动性溃疡的患者可在臀部出现压痛，称为小野寺压痛点。

【腰痛的特点】

十二指肠球后溃疡所致腰痛是由于溃疡和其他器官出现粘连或溃疡穿透到浆膜并和胰腺粘连时疼痛放射至腰背部造成的，其腰痛同样具有十二指肠溃疡的周期性、节律性、长期性特点，并伴有压迫感、堵胀感、烧灼感、反酸、泛口水、胃灼热等消化道症状。

【诊断】

1. 病史特点　是诊断十二指肠溃疡的主要依据，因为病史中有"疼痛—进食—缓解""夜间疼痛，清晨消失""秋、冬、春三季复发，夏季缓解"等特征性证候。

2. 疼痛特点　疼痛部位固定，疼痛具有节律性、周期性和长期性。

3. X 线钡餐造影　钡餐造影时发现壁龛或龛影就能诊断十二指肠溃疡。从正面看，溃疡壁龛呈圆形、椭圆形或线形，边缘光滑，周围可见水肿组织形成的透光圈。从切面看，龛影可突出肠腔外，呈乳头状、半圆形或漏斗形。

在对十二指肠进行 X 线透视或加作钡剂造影时，还可能存在一些别的征象。作为十二指肠溃疡的参考依据：①十二指肠球部激惹，即在透视下钡剂不能在球部停留，很容易排空；②幽门痉挛，钡剂通过困难；③幽门痉挛、狭窄等；④胃液分泌增多。

4.胃镜检查 胃镜下见十二指肠溃疡呈圆形、椭圆形、不规则形、线形等。前二者最常见，不规则形最少见。还有一型溃疡浅表、散在，在充血水肿的黏膜上覆盖着类似白霜样的物质，被称为"霜斑溃疡"。

5.胃液检查 包括一般性状检查和胃酸分泌测定两项。如果基础酸排量和最大酸排量均高，提示存在十二指肠溃疡，其中基础酸排量大于 5mmol/L 就有诊断意义。

6.其他检查 十二指肠溃疡时，幽门螺杆菌等检查也是需要做的。大便潜血的检查也比较重要，它有助于判断是否为活动性溃疡。

【治疗】

以抑酸、除菌、保护胃肠黏膜等为主要治疗手段，尽可能消除病因、促进溃疡愈合、解除临床症状、防治有关并发症及预防溃疡复发。对于难治性的治疗，应首先明确是否有 Hp 感染、长期服用非甾体抗炎药物和有胃泌素瘤的可能性，还需排除恶性溃疡，原因明确后做相应处理。如根除幽门螺杆菌、停服非甾体抗炎药物和治疗胃泌素瘤。

（一）一般治疗

注意饮食卫生。注意保持生活、工作、饮食的规律性，避免过度劳累和精神紧张，按时进餐。避免辛辣、过甜、过酸的食物。浓茶、烟酒、咖啡、牛乳、豆浆可刺激胃酸分泌，不宜一次大量饮用。尽量避免身体和心理应激。消除病因，根除 Hp，禁用或慎用对胃黏膜有损伤作用的药物。

（二）药物治疗

1. 对症治疗 如腹胀可用促动力药如吗丁啉；腹痛可以用抗胆碱能药如颠茄、山莨菪碱等药物。

2. 降低胃内酸度的药物 按作用途径主要有两大类：中和胃酸的药物，如氢氧化铝、氧化镁、复方胃舒平、乐得胃等；抑制胃酸分泌的药物，主要指 H_2 受体阻滞剂及质子泵抑制剂。① H_2 受体阻滞剂：西咪替丁 800mg 每晚 1 次；雷尼替丁 150mg 每日 2 次；法莫替丁 20mg 每日 2 次。②质子泵抑制剂：奥美拉唑 20mg 每日 1 次；兰索拉唑 30mg 每日 1 次；泮托拉唑 40mg 每日 1 次。通常十二指肠溃疡治疗 2～4 周，胃溃疡治疗 4～6 周。

3. 胃黏膜保护药 ①硫糖铝 1g 每日 3 或 4 次（餐前 1h 及睡前）。②胶体次枸橼酸铋钾 120mg 每日 4 次，三餐前半小时及睡前。

4. 根除 Hp 的药物 根除 Hp 可以减少或预防消化性溃疡的复发。常用药物有阿莫西林、甲硝唑、替硝唑、克拉霉素、四环素及呋喃唑酮等。胶体铋剂既是胃黏膜保护药，也是有效的杀灭 Hp 药物。质子泵抑制剂（PPIs）和 H_2 受体阻滞剂（H2RAs）虽然是抑制胃酸分泌的药物，但与抗生素合用能提高 Hp 根除率。

5. 关于维持治疗问题 对于 Hp 阴性的消化性溃疡，如非甾体抗炎药治相关性溃疡，在溃疡愈合后仍应适当维持治疗。一般用 H_2 受体阻滞剂（H2RAs）按每日剂量的半量维持，其维持时间视病情而定。

（三）外科治疗

严重并发症和内科治疗无效者，如十二指肠穿孔、大出血内科治疗无效、瘢痕性溃疡伴幽门梗阻和可疑恶性变者，可行手术治疗。

（肖辉）

第三节　多发性骨髓瘤

多发性骨髓瘤（multiple myeloma，MM）是一种克隆浆细胞异常增殖的恶性疾病，在很多国家是血液系统第 2 位常见恶性肿瘤。多发于老年，目前仍无法治愈。随着新药不断问世及检测手段的提高，MM 的诊断和治疗得以不断改进和完善。中国多发骨髓瘤诊治指南（2022 年修订）中增加了达雷妥尤单抗联合治疗部分及相关注意事项，在难治复发性 MM 部分增加了嵌合抗原受体 T 细胞（chimeric antigen receptor T cell，CAR-T）免疫疗法，强调自体造血干细胞移植（autologous hematopoietic stem cell transplantation，ASCT）对于适合移植患者仍然具有不可替代的地位。每 2 到 3 年 1 次的中国多发骨髓瘤诊治指南的更新对于提高我国 MM 的诊治水平具有重要意义。

多发性骨髓瘤常导致广泛溶骨性骨破坏、骨质疏松和病理性骨折，因最常发生于脊柱，可导致脊柱不稳引起机械性疼痛和压迫神经引起感觉运动障碍。MM 也可累及多个器官系统，引起多个器官系统病理变化，包括高钙血症、肾脏病变、贫血、出血、感染和继发淀粉样变性等。

【病因病理】

本病的病因与发病机制至今不明。其病因可能与遗传、病毒感染、高剂量电离辐射、化学物质长期刺激等有关。目前认为，CD34+ 细胞、Pre-B 细胞、记忆 B 细胞等是骨髓瘤细胞的前体细胞，而主要由骨髓基质细胞分泌产生的过多的白细胞介素 6（IL-6）是引起人类骨髓瘤细胞生长的关键因子，IL-6 与瘤细胞膜 IL-6 受体结合，活化传导链 gp130，从而诱导 Bcl-2 表达，阻止浆细胞凋亡，使骨髓瘤发病。

【临床表现】

1. 骨骼损害　溶骨性损害及骨质脱钙可能是由于骨髓瘤细胞刺激破骨细胞间接释放破骨细胞活化因子所致。

（1）骨痛　是本病的主要症状，其发生率可达 70%。以腰骶部最多见，其次为胸背部和肋骨，再次为四肢骨骼。早期为轻微疼痛，晚期可变成剧烈而持久性疼痛。

（2）病理性骨折　由于骨质疏松而易发生骨折，多见于腰椎、胸椎及肋骨。骨折可以是一个部位，亦可多个部位同时发生。

（3）局部肿瘤　为骨髓瘤细胞浸润骨质、骨膜及邻近组织所致的局部隆起。常见于肩骨、胸骨、肋骨、锁骨、颅骨、下颌骨及四肢长骨近心端，肿块局部可有压痛，骨皮质薄处可有波动感，甚至有响声。

2. 贫血　是本病常见的临床表现，贫血的程度与病程有关，主要系骨髓受浆细胞浸润所致。此外，还与溶血、失血、肾功能不全、放化疗、并发感染及营养不良等有关。

3. 出血　以鼻出血、牙龈出血和皮肤紫癜为多见，晚期可出现内脏和颅内出血。出血原因除血小板减少外，异常免疫球蛋白覆盖于血小板表面影响其功能，并可聚集纤维蛋白原、凝血因子 V、Ⅶ、Ⅷ及凝血酶原，造成凝血障碍。高球蛋白血症和淀粉样变对血管壁的损害是引起出血的另一原因。

4. 感染　由于异常单克隆球蛋白抗体效能范围极小，抗体活性很低，加之正常免疫球蛋白合成及分泌受抑，化疗药物和肾上腺糖皮质激素的应用，使免疫功能进一步降低，致微生物感染。细菌感染以肺炎最常见，其次为泌尿道感染和败血症。病毒感染以带状疱疹、周身性水痘较常见。感染是本病主要致死原因之一。

5. 肾脏病变　肾功能衰竭常可成为本病的主要临床表现，以慢性肾功能衰竭为多见。其原因为骨髓瘤细胞合成的异常免疫球蛋白的重链及轻链比例失调，过多的轻链从肾小球滤过，轻链被肾小管细胞吸收，造成肾小管损害此外，高钙血症、高尿酸血症、高黏滞综合征、淀粉样变性、骨髓瘤细胞的浸润，以及使用对肾脏有毒性的抗生素、反复并发肾盂肾炎等都与慢性肾功能衰竭有关。在化疗过程中，因骨髓瘤细胞大量破坏，可使大量尿酸结晶阻塞远端肾小管，使原有的慢性肾功能衰竭易转变成急性肾功能衰竭，肾功能衰竭是本病另一主要死亡原因。

6. 高黏滞度综合征　血中异常免疫球蛋白大量增多使血液黏滞度增加。临床上呈现头晕、眼花、视力障碍、手足麻木、肾稀释及浓缩功能不全等，严重者则可影响大脑功能而出现昏迷。此外，血浆量的扩张可导致心功能不全。当单克隆免疫球蛋白为冷球蛋白时可出现雷诺氏现象。

7. 高钙血症　因钙可与异常免疫球蛋白结合，有 10%～50% 的患者有血清离子钙增高。高钙血症易发生在广泛性骨骼损害及肾功能不全的患者。可出现头痛、嗜睡、恶心、呕吐、食欲不振，甚至心律失常及昏迷。高钙血症是本病预后不良指标之一。

8. 淀粉样变性　蛋白质与糖类物质所形成的复合物沉淀于组织中引起的病变，约 15% 的患者并发此病变。侵犯部位很广，主要为舌、腮腺、心脏、胃肠道、皮肤、外周神经，其次为肝、脾及肾上腺等。其引起的症状与侵犯的部位相一致，如腮腺肿大、心脏扩大、腹泻与便秘、皮肤苔藓样病变或肿块形成、外周神经病、肝脾肿大及肾功能不全等。

【腰痛的特点】

呈持续性腰骶部疼痛，与负重有关。伴有多发性骨髓瘤的其他临床表现，腰椎 X 线可有压缩性骨折，骨质疏松。

【诊断】

1. 临床表现　复杂多样，经典四联症：骨痛、血钙升高、肾功不全、贫血。

2. 实验室检查

（1）血常规检查　多为正色素性贫血（血红蛋白 ≤ 12g/dl），白细胞正常，偶见幼粒、幼红细胞或瘤样浆细胞，血小板正常或减少，晚期血小板常减少。

（2）骨髓检查　骨髓穿刺和骨髓活检很重要，具有特异性诊断意义。骨髓象：增生明显活跃，骨髓瘤细胞占 6% ～ 95%，瘤细胞的特点是个体较大，圆形或卵圆形核仁 1 ～ 2 个，核染色质较细致，核淡染区消失，胞质内可见嗜苯胺蓝颗粒，鲁塞尔小体，空泡和蛋白质晶体，胞质较丰富，嗜碱性强。瘤细胞电镜特点：瘤细胞的粗面内质网显著增多，扩大呈球形，高尔基体增多，线粒体增多，胞质甚至核内有包涵体。粒系和红系不同程度受抑，数量减少。

（3）血生化及尿检查　血清蛋白电泳，在 β-γ 区域之间出现特有的 M 蛋白，是单克隆球蛋白，或轻链蛋白（B-J 蛋白）。正常 γ 球蛋白减少。血清总蛋白超过正常，白蛋白正常或轻度减少，球蛋白增多。近 60% ～ 70% 患者出现尿本周氏蛋白。高钙血症，血钙明显增高。肾功能不全患者，尿素氮、肌酐升高，血磷增高，高尿酸血症。尿液检查见蛋白尿、管形尿、血尿，血沉增快。

（4）免疫球蛋白检查　血清中出现大量单克隆免疫球蛋白增高，或尿中出现单克隆免疫球蛋白轻链。

3. 辅助检查

（1）X 线检查　可见以下三种改变：①弥漫性骨质疏松。②溶骨性破坏，即颅骨、骨盆骨、脊椎骨、肋骨出现大小不等的圆形、卵圆形穿凿样改变。③病理性骨折。

（2）CT 扫描　可以检测 MM 中小的溶骨性病变（< 5mm），较 X 线检查更具敏感性，是放射检查的首选检查。CT 检查中骨质病变呈多样性，可表现为溶骨、硬化、二者混合。其中多发溶骨性病变最多见，呈穿凿样或囊性骨破坏。

（3）MRI 检查　是诊断 MM 侵犯脊柱最有价值的影像学检查

方法。MM 患者在常规 T1WI 序列上骨髓信号为弥漫性低信号，在 T1WI 序列表现为高信号。MRI 可清楚显示髓内病变和软组织、神经脊髓受压情况，患者合并肢体神经功能障碍时，可首选 MRI 检查。

（4）PET/CT 检查　能更早检测到 MM 病灶、判断病灶范围及肿瘤形态大小和良恶性、发现髓外病灶，并可以评价治疗效果，具有较高的敏感性和特异性。

4. 诊断要点

多发性骨髓瘤的诊断主要依靠单克隆浆细胞浸润骨髓及其他部位，血清和尿中存在大量 M 蛋白。

（1）诊断标准　①骨髓中浆细胞＞30%，并有异常浆细胞（骨髓瘤细胞）或骨髓活检为浆细胞瘤为最主要诊断依据。②血清中出现大量单克隆免疫球蛋白，IgG ＞ 35g/L；IgA ＞ 20g/L；IGD ＞ 2g/L；IgE ＞ 2g/L；IgM ＞ 15g/L 或尿中出现单克隆免疫球蛋白轻链，轻链排出＞ 1g/24 小时。③无其他原因的溶骨病变或广泛性骨质疏松。

（2）诊断提示　出现下列情况之一者，应怀疑是多发性骨髓瘤，可及早进行骨髓检查与影像学检查，并测定血、尿免疫球蛋白。①中年以上明显乏力伴低热者；②骨痛原因不明，局部无红肿而又有压痛者；③中年以上胸部疼痛原因不明者；④皮肤紫癜而血小板数正常者；⑤中年以上贫血原因不明或难治性贫血者；⑥中年以上男性反复呼吸道感染不易治愈者；⑦血沉增高超过 60mm/ 小时者；⑧尿蛋白阳性原因不明者；⑨血清球蛋白增高者；⑩自发性非负重骨折者。

【治疗】

多发性骨髓瘤的治疗目前无根治的方法，多采用化疗，可减少瘤细胞增殖，减轻疼痛，纠正贫血，但 MM 的患者年龄大，存在体液免疫缺陷，必须加强支持治疗。

1. 化疗 可酌情选用马法兰＋泼尼松，M2（卡氮芥＋马法兰＋泼尼松＋长春新碱＋环磷酰胺），VAD（长春新碱＋阿霉素＋地塞米松）等方案。中药辨证施治加化疗可显著提高多发性骨髓瘤完全缓解率，提高患者生存质量及生存期。

2. 支持疗法 血红蛋白低于 80g/L，或因贫血而活动后明显心悸、气促者，可酌情输入浓缩红细胞或全血。血白蛋白低于 30g/L，有明显下肢水肿者，可酌情输入血浆或人体白蛋白。

3. 放射治疗 一般照射剂量可达总剂量 1500 ～ 2000cGy 分次照射。用于不适宜手术切除的孤立性骨髓瘤和骨髓外浆细胞瘤，能使肿块消失，解除局部疼痛，照射 200 ～ 300cGy 骨痛可减轻，是减轻局部剧烈骨痛的有效方法。

4. 干扰素 大剂量干扰素能抑制骨髓瘤细胞的增殖，干扰素对肿瘤坏死因子（TNF）有促进生成作用。干扰素直接激活靶细胞的 TNF 受体 mRNA 的合成，使靶细胞表面的 TNF 受体数目增加，提高靶细胞的敏感性；干扰素与 TNF 以巨噬细胞有协同激活效应，干扰素既能直接抗肿瘤，又能借助免疫机制发挥间接作用的功能。临床应用干扰素联合化疗的方法治疗本病，能提高化疗的完全缓解率。用法：（3 ～ 5）×10^6 单位皮下注射，每周 3 次，用 4 ～ 6 周。可作为单独应用或与化疗并用，也可作为维持治疗药物。

5. 骨髓外周血造血干细胞移植　大剂量化疗与全身放疗后进行异基因骨髓移植，适应于 45 岁以下，有供体的患者。

6. 单克隆抗体靶向治疗　CD38 单抗（如达雷妥尤单抗、伊沙妥昔单抗、MOR202）、SLAMF7 单抗（如埃罗妥珠单抗）等。CD38 单抗在治疗复发 / 难治性 MM 效果显著，但存在一定安全性风险。埃罗妥珠单抗可作为治疗复发 / 难治性 MM 有效药物，多联合用药。

7. 外科手术治疗　经皮椎体成形术（PVP）和经皮椎体后凸成形术（PKP）用来治疗侵犯到脊柱造成椎体的稳定性破坏和神经功能障碍的 MM 患者，能达到理想的止痛效果，恢复脊柱的稳定和强度。

8. 中医治疗　主要采取益气养血、补益肝肾，根据患者情况辨证施治。

（肖辉）

第四节　蛛网膜下腔出血

蛛网膜下腔出血（SAH）是指脑底或脑浅表部位的血管破裂，血液直接进入蛛网膜下腔所致的急性出血性脑血管病。可分为自发性和外伤性，这里主要介绍自发性蛛网膜下腔出血。凡能引起脑出血的病因均能引起本病，主要有颅内动脉瘤、动静脉畸形、高血压动脉硬化症、脑底异常血管网（moyamoya 病）和血液病等。本病

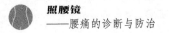

是临床上具有高致死率、高致残率的危重急症。

【病因病理】

本病的主要原因是颅内动脉瘤破裂，动静脉畸形和脑底异常血管网少见。其他原因包括高血压动脉硬化症、血液病等极少见。多在情绪激动或过度用力时发病，当血管破裂血流入脑蛛网膜下腔后，颅腔内容物增加，压力增高，并继发脑血管痉挛。后者系因出血后血凝块和围绕血管壁的纤维素之牵引（机械因素），血管壁平滑肌细胞间形成的神经肌肉接头产生广泛缺血性损害和水肿。另外大量积血或凝血块沉积于颅底，部分凝集的红细胞还可堵塞蛛网膜绒毛间的小沟，使脑脊液的回吸收受阻，因而可发生急性交通性脑积水，使颅内压急骤升高，进一步减少了脑血流量，加重了脑水肿，甚至导致脑疝形成。上述各种因素均可使患者在病情稳定好转后，再次出现意识障碍或出现局限性神经症状。蛛网膜下腔出血引起腰部疼痛较少见，疼痛原因可能与椎管内压力增高刺激神经有关。

【临床表现】

蛛网膜下腔出血（SAH）患者的最突出的临床症状是头痛，无论在重体力活动时或情绪激动状态下还是正常活动期间均可发病，发病时还可伴有恶心、呕吐、意识障碍、局灶性神经功能缺损、癫痫发作和脑膜刺激征。老年性 SAH 患者临床表现不典型，而且程度较轻，易误诊漏诊。其中最常见的误诊研究表明，12% 的症状不典型 SAH 患者（神经功能缺损不明显，Hunt-Hess Ⅰ～Ⅱ级）首次就诊时易被临床医生误诊，其病后 12 个月病死率增加近 4 倍。

误诊原因是未能及时接受头颅 CT 平扫、腰椎穿刺检查。因此，若临床上怀疑 SAH 时，应及时完善头颅 CT 平扫检查，必要时结合腰椎穿刺进行诊断分析，避免误诊或漏诊。

【腰痛的特点】

突然发作的剧烈头痛，同时出现腰背部疼痛，伴有恶心、呕吐、颈项强直等脑膜刺激征。

【诊断】

本病诊断较易，通过临床表现如突发剧烈头痛及呕吐、面色苍白、冷汗、脑膜刺激征阳性，以及头颅 CT 见颅底各池、大脑纵裂及脑沟中积血等可明确诊断。头颅 CT 是 SAH 诊断主要手段，可显示蛛网膜下腔、脑池、脑沟内高密度影，以及继发颅内血肿、脑室出血、脑积水、脑水肿等。血性脑脊液是蛛网膜下腔出血的特征表现，对于少量出血，头颅 CT 不能明确诊断者，可借助腰穿检查。但随着影像技术的进步，如脑血管造影和 CT 血管造影技术（CTA）出现，目前腰穿已不是常用的诊断方法。脑血管造影包括数字减影动脉造影（DSA）和磁共振血管造影（MRI），可确定出血的原因、部位、性质，也已在临床广泛应用。

【鉴别诊断】

通过病史、神经系统检查、脑血管造影及头颅 CT 检查，可协助病因诊断与鉴别诊断。除和其他脑血管病鉴别外，还应与下列疾病鉴别：

1.脑膜炎 有全身中毒症状，发病有一定过程，脑脊液呈炎性改变。

2.脑静脉血栓形成 多在产后发病或病前有感染史，面部及头皮可见静脉扩张，脑膜刺激征阴性，脑脊液一般无血性改变。

脑蛛网膜下腔出血后的病程及预后取决于其病因、病情、血压情况、年龄及神经系统体征。动脉瘤破裂引起的蛛网膜下腔出血预后较差，脑血管畸形所致的蛛网膜下腔出血常较易于恢复。原因不明者预后较好，复发机会较少。年老体弱者，意识障碍进行性加重，血压增高和颅内压明显增高或偏瘫、失语、抽搐者预后均较差。

【治疗】

（一）一般治疗

1.注意液体出入量平衡，纠正水、电解质紊乱。

2.绝对卧床休息4～6周，减少探视，最好能保持环境安静和避光，避免用力和情绪波动。及时应用镇静、镇痛、镇吐、镇咳等药物。

（二）药物治疗

1.患者烦躁时可给予地西泮类药物，镇静、镇痛、镇咳药物可用于有相应症状者。

2.癫痫发作时可以短期应用抗癫痫药物，如地西泮、卡马西平或丙戊酸钠。

3.对有颅内压增高者，适当限制液体入量，防治钠血等有助于降低颅内压。临床常用脱水剂降颅内压，可用甘露醇、呋塞米、甘油果糖，也可以酌情选用白蛋白。

4.轻度的急慢性脑积水可给予乙酰唑胺，还可选用甘露醇、呋塞米等药物。

5.早期使用钙通道阻滞剂治疗 SAH 后脑血管痉挛，常用尼莫地平口服，必要时可静脉使用。尼莫地平可以通过血脑屏障引起脑血管平滑肌舒张，降低脑梗死的发生率，改善预后。

6.为防止动脉瘤周围的血块溶解引起再出血，可酌情选用抗纤维蛋白溶解剂，如氨基己酸或氨甲苯酸。

7.扩充血容量、升高血压防治脑血管痉挛，可选用胶体溶液，必要时使用升压药，如多巴胺。

（三）手术治疗

对于大多数 SAH 患者，均应尽早对破裂动脉瘤行开颅夹闭手术治疗或血管内介入治疗，以降低再出血发生率。而对于同时适合行血管内介入治疗和手术夹闭治疗的患者，应考虑行血管内介入治疗。

如果没有禁忌证，接受血管内介入治疗或手术夹闭的患者应行血管成像复查（时机和方法应个体化）。如发现临床明显的动脉瘤残留，则强烈建议再次通过血管内介入治疗或外科手术夹闭治疗。

对于合并大的脑实质内血肿（＞50mL）、MCA 动脉瘤的患者，更倾向于进行手术夹闭；而年龄较大（＞70 岁）、临床分级不良（WFNS 分级为Ⅳ/Ⅴ级）及基底动脉尖的动脉瘤，则倾向于仅行血管内治疗。

支架置入术治疗破裂动脉瘤致残率和病死率会更高，只有风险较小的情况下方可考虑。

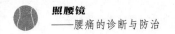

选用脑室穿刺脑脊液外引流术及脑脊液分流术来防治脑积水。

（肖辉）

第五节　脊髓灰质炎

脊髓灰质炎（poliomyelitis）是由脊髓灰质炎病毒引起的消化道急性传染病，通过粪便和咽部分泌物传播。感染后绝大多数为隐性感染。部分患者可出现发热、上呼吸道感染、肢体疼痛、头痛或无菌性脑膜炎，少数出现肢体瘫痪，严重者可因呼吸麻痹而死亡。本病多发生于 5 岁以下小儿，故又称为"小儿麻痹症"。自采用疫苗预防本病以来，特别是 1988 年 WHO 全球消灭脊髓灰质炎倡议行动采取一系列常规免疫、补充免疫活动和加强监测等措施后，全球脊髓灰质炎病例减少了 99% 以上。

【病因病理】

引起脊髓灰质炎的病原体为脊髓灰质炎病毒，美国脊灰分型国家基金委员会 1951 年将此病毒分为Ⅰ、Ⅱ、Ⅲ三种类型，其中Ⅰ型多见，Ⅲ型次之，Ⅱ型少见。此病毒生存能力较强，室温下可生存数天，粪便中可维持 3 到 6 周或更久。紫外线照射、加热 56° 以上、2% 碘酊或各种氧化剂如双氧水、漂白粉、高锰酸钾等均可迅速杀灭病毒。

患者及病毒携带者为脊髓灰质炎的传染源，病毒主要从粪便及鼻咽部分分泌物排出，经消化道接触传播和经呼吸道空气飞沫传播发生感染，大部分为隐性感染，仅有极少数的感染者有临床症状。病毒侵犯脊髓灰质前角，在运动神经元内复制，破坏神经细胞，引起肢体弛缓性瘫痪。脑干细胞支配的呼吸肌也可受累，引起呼吸困难。本病发病季节多在 6 ～ 9 月夏秋季。

【临床表现】

本病潜伏期平均 7 ～ 14 天，临床上可分为无症状型（隐性感染）、顿挫型、无瘫痪型、瘫痪型 4 种类型，其中无症状型最多见。

（一）症状与体征

1. 前驱期　主要表现为发热、乏力、多汗、咽痛、咳嗽及流涕等上呼吸道感染症状，也可有恶心、呕吐、腹痛及腹泻等消化道症状。持续 1 ～ 4 天，多数患者体温下降，症状消失，称顿挫型。

2. 瘫痪前期　患儿感觉过敏、肌肉酸痛，主要为肢体及颈背部疼痛。小婴儿拒抱，较大患儿体检可有以下体征。

（1）三脚架征　患儿在床上坐起时因项背僵直不能屈曲，需要双臂向后伸直支撑身体，如三脚架。为脊髓灰质炎瘫痪前期的重要临床体征。

（2）吻膝试验阳性　患儿坐起、弯颈时不能以下颌抵膝。

（3）头下垂征　将手置于患儿腋下抬起躯干时，表现为头与躯干不能平行。若 3 ～ 5 天体温下降症状消失则为无瘫痪型。病情继续发展，出现浅反射、深反射减弱甚至消失，可能发生瘫痪。

3. 瘫痪期　一般在第 2 次发热体温开始下降或高热与肌痛高峰期发生瘫痪，短期内瘫痪加重，热退后瘫痪不再进展。依据病变部位分为脊髓型、延髓型、脑型、混合型。

（1）脊髓型　为最常见，主要引起四肢及躯干肌肉麻痹，其中以下肢肌肉多见。瘫痪特点两侧不对称的迟缓性瘫痪，多见单侧下肢。如累及颈背部、膈肌及肋间肌时，可出现梳头及坐起困难、呼吸运动障碍和矛盾呼吸等表现。腹肌或肠肌麻痹可发生顽固性便秘，膀胱肌麻可出现尿潴留或尿失禁。

（2）延髓型　病毒侵犯延髓呼吸中枢、循环中枢及脑神经核，可出现脑神经麻痹及呼吸、循环受损的表现。此型病死率较高。

（3）脑型　较少见，表现为高热、嗜睡、昏迷、惊厥和肢体强直性瘫痪。

（4）混合型　同时具有以上几型的表现。

4.恢复期　急性期后 1～2 周瘫痪肢体逐渐恢复，肌力也逐步加强。恢复从肢体远端开始，如下肢常以足趾为起点，继达胫部和股部。腱反射随自主运动的恢复而渐趋正常。病肢在头 3～6 个月内恢复较快，此后则逐渐减慢。轻症者经 1～3 个月即明显恢复，重症者常需 6～18 个月甚或更久的时间才能恢复，2 年以上再恢复的可能性越来越小。

5.后遗症期　凡病程在 2 年以上者称为后遗症期。某些肌群由于神经损伤过甚而致功能难以恢复，出现持久性瘫痪和肌肉挛缩，并可导致肢体或躯干畸形，如脊柱前凸或侧凸、马蹄足内翻或外翻等。骨骼发育也受阻碍，小儿的生长和发育可受严重影响。

（二）辅助检查

1.脑脊液糖正常，蛋白轻度升高，细胞计数增多（淋巴细胞占优势），外周血白细胞计数正常或轻度升高。

2.血常规检查正常，急性期血沉可增快。

3.病毒分离，起病 1 周内可从咽部和粪便中分离出脊髓灰质炎病毒。

【腰痛的特点】

腰背部深部肌肉僵硬酸痛，伴有发热和四肢皮肤感觉异常。急性期出现肢体不对称无力或瘫痪。

【诊断】

本病流行季节，儿童具有以上典型症状及体征，辅助检查阳性者，可明确诊断。

【鉴别诊断】

1. 吉兰－巴雷综合征　又称急性炎性脱髓鞘性多发性神经根神经炎。本病发病年龄多为青壮年，以四肢弛缓性瘫痪为主要表现，双侧对称，查体见肢体肌腱反射减弱或消失，脑脊液检查蛋白细胞分离为特征。

2. 周期性瘫痪　本病以钾代谢障碍为主要原因，四肢瘫痪，补钾后症状缓解，可反复发作。

【治疗】

1.顿挫型或轻型非瘫痪型脊髓灰质炎需卧床数日，用解热镇痛药对症处理。

2.当急性脊髓灰质炎发病时，应常规按传染病管理进行隔离，卧床休息，加强护理，增强机体抵抗力。

3.如果发生感染应给予适当抗生素治疗，并大量饮水以防在泌尿道内形成磷酸钙结石。

4.在瘫痪型脊髓灰质炎恢复期，理疗是最重要的治疗手段，可采用水疗、电疗、蜡疗、光疗等促使病肌松弛增进局部血流和炎症吸收。另外，及时进行针灸、按摩及功能锻炼对减轻后遗症也极为重要。

5.脊髓病变引起呼吸肌麻痹，或者病毒直接损害延髓的呼吸中枢引起脑神经所支配的肌肉麻痹时，都可能导致呼吸衰竭，此时需要进行人工呼吸。对咽部肌肉无力，吞咽困难，不能咳嗽，气管支气管分泌物积聚的患者，应进行体位引流和吸引。常需要气管切开或插管，以保证气道通畅，在呼吸衰竭时常发生肺不张，故常需作支气管镜检查及吸引。

6.中医治疗可给予瘫痪丸、淫羊藿汤、加味补阳还五汤等药物治疗，取得满意效果。

7.恢复期与后遗症期可用针灸按摩理疗，以促进麻痹肌肉恢复，防止或减轻畸形发生，改善肢体功能，增强激励为主。

8.手术治疗是指对脊髓灰质炎后遗症的畸形矫正，帮助患者恢复部分功能。常用手术包括肌腱、筋膜切断及延长手术；关节固定手术；截骨术；骨阻挡（阻滞）手术；肌腱肌肉移植手术等。

（肖辉）

第六节 急性非特异性脊髓炎

急性脊髓炎（acute nonspecific myelitis，ANM）是指脊髓的一种非特异性炎性病变，多发生在感染之后，炎症常累及几个髓节段的灰白质及其周围的脊膜、并以胸髓最易受侵而产生横贯性脊髓损害症状。部分患者起病后，瘫痪和感觉障碍的水平均不断上升，最终甚至波及上颈髓而引起四肢瘫痪和呼吸肌麻痹，并可伴高热，危及患者生命安全，称为上升性脊髓炎。病因未明，可能由于某些病毒感染所致，或感染后的一种机体自身免疫反应，有的发生于疫苗接种之后。

【病因病理】

病因与发病机制尚不明确，目前认为是各种感染或预防接种后所诱发的一种自身免疫性疾病。常有病毒感染作为前驱症状，受凉、疲劳、外伤等为诱因。病变可累及脊髓任何节段，最常侵犯胸髓，其次为颈髓和腰髓。病损可为横贯性、局灶性、散在性及多灶融合。受累脊髓肿胀，质地变软，软脊膜充血。

【临床表现】

本病以青壮年多见。脊髓症状出现前数天或1～2周可有发热、全身不适等上呼吸道感染或消化道感染或疫苗接种史。起病急，常先有背痛或胸腰部束带感，随后出现麻木、无力等症状，多于数小时至数天内症状发展至高峰，出现脊髓横贯性损害症状。受损平面以下感觉消失，运动障碍与感觉障碍同时出现，完全横贯损害者肌力可为 0 级。括约肌功能障碍晚于运动障碍，因膀胱逼尿肌松弛，出现尿潴留；过度充盈时又出现充盈性尿失禁。血常规检查、脑脊液检查可见感染表现。脊髓磁共振显示病变脊髓节段水肿变粗，受累脊髓内斑片状异常信号。

【腰痛的特点】

发病早期出现与病变脊髓节段相一致的腰背部疼痛，疼痛程度多不剧烈，常伴有胸腹部束带感。

【诊断】

根据急性起病，病前有感染史或疫苗接种史，病程迅速进展为脊髓完全横贯或播散性损害，常累及胸髓。病变水平以下运动、感觉和自主神经功能障碍，结合脑脊液和 MRI 检查可以确诊。

【鉴别诊断】

本病需与以下引起急性肢体瘫痪的疾病鉴别。

1. 急性硬脊膜外脓肿　可出现急性脊髓横贯性损害，病前常有身体其他部位化脓性感染，病原菌经血行或邻近组织蔓延至硬膜外形成脓肿。在原发感染数日或数周后突然起病，出现头痛、发热、周身无力等感染中毒症状，常伴根痛、脊柱叩痛。外周血白细胞数增高；椎管梗阻，CSF 细胞数和蛋白含量明显增高；CT、MRI 有助于诊断。

2. 脊柱结核或转移性肿瘤 均可引起椎体骨质破坏和塌陷，压迫脊髓出现急性横贯性损害。脊柱结核常有低热、纳差、消瘦、萎靡、乏力等全身中毒症状和其他结核病灶，病变脊柱棘明显突起或后凸成角畸形，脊柱X线可见椎体破坏、椎间隙变窄和椎旁寒性脓肿阴影等典型改变。转移性肿瘤在老年人多见，X线可见椎体破坏，如找到原发病灶可确诊。

3. 脊髓出血 由脊髓损伤或血管畸形引起。起病急骤，迅速出现剧烈背痛、截瘫和括约肌功能障碍。腰穿CSF为血性，脊髓CT可见出血部位高密度影，脊髓DSA可发现脊髓血管畸形。

4. 急性脊髓灰质炎 由脊髓灰质炎病毒引起的多发于儿童的急性传染病。表现为非对称性肢体弛缓性瘫痪。起病1周内可从咽部和粪便中分离出脊髓灰质炎病毒。

【治疗】

（一）西医治疗

本病无特效治疗，治疗原则主要包括减轻脊髓损害、防治并发症及促进功能恢复。

1. 类固醇皮质激素 可选用甲泼尼龙500～1000mg（15～30mg/kg·d）稀释后静脉滴注，1次/d，连用3～5天；再用泼尼松1～1.5mg/（kg·d）口服，每日1次。用药2周后每周减量1次，每次减0.25mg/kg，减完停用，总疗程1～2个月。或用地塞米松0.2～0.5mg/（kg·d）静脉滴注，1次/d，1～2周改为泼尼松口服，1个月后逐渐减量，总疗程6～8周。

2. 免疫球蛋白治疗 静脉用丙种球蛋白，0.4g/（kg·d），静脉滴注，连用 3 ～ 5 日为 1 个疗程。主要用于急性上升性脊髓炎或横贯性脊髓炎急性期。

3. 抗生素 可以预防和治疗呼吸道及泌尿道感染。

4. 其他药物 维生素 B 族有助于神经功能恢复，烟酸、尼莫地平、丹参等血管扩张剂，ATP、细胞色素 C、胞二磷胆碱等亦可选用，有助于病情恢复。

5. 高压氧治疗 可提高血氧含量，改善脊髓的缺氧性损害，有利于受损神经组织的修复。每日 1 次，20 ～ 30 日为 1 个疗程。

6. 护理 因昏迷或长期卧床患者，由于局部长期受压，营养不良，血液循环障碍，易发生褥疮。要经常保持床铺平整、清洁，按摩受压部位，定时翻身，如已发生褥疮或有褥疮早期现象者，要立即进行"褥疮护理"。

（二）中医治疗

本病初期以邪实为主，治疗宜以祛邪为要，治当解表清热，疏风利湿。后期邪毒渐去，但正气已伤，治疗则以扶正补虚为主，宜益气健脾，滋补肝肾，佐以活血通络。

1. 辨证选方

（1）邪郁肺卫

治法：疏风解表，清肺润燥。

方药：葛根、黄芩、桑叶各 12g，麦冬、沙参、玉竹各 10g，生地黄、黄连各 6g。身热明显加知母、青黛；肢体无力加牛膝、丝瓜络；呛咳、吞咽困难加远志、菖蒲、桑白皮。

（2）湿热内盛

治法：清热利湿，通经活络。

方药：牛膝、羌活、独活各12g，黄柏、防己、萆薢各10g，苍术、木瓜各6g。发热身重加生石膏、薏苡仁；肌肤瘙痒加苦参、白鲜皮；小便癃闭不通加竹叶、木通。

（3）气虚血滞

治法：益气养血，活血通络。

方药：黄芪、赤白芍各15g，当归、生地黄、鸡血藤各12g，桃仁、红花、牛膝各6g。上肢瘫痪加桑枝、五加皮；下肢无力加木瓜、杜仲；肌肉萎缩加党参、山药。

（4）肝肾阴虚

治法：补益肝肾，强筋壮骨。

方药：知母、龟甲、白芍各12g，熟地黄、牛膝、当归各10g，枸杞子、黄柏各6g。肢体屈曲拘挛加伸筋草、丝瓜络；遗尿加桑螵蛸、益智仁；肌肤麻木不仁加鸡血藤、红花。

2. 针灸 上肢瘫痪取大椎、肩俞、曲池、外关、颈5～7夹脊穴；下肢瘫痪取命门、环跳、秩边、足三里、阴陵泉、委中、腰1～5夹脊穴；小便不通取关元、气海、阴陵泉、三阴交。病初行泻法，不留针或少留针，每日1次。病久体弱者行平补平泻法，留针15～20分钟，隔日1次，14～20次为1个疗程。

3. 推拿、按摩 病初起者开天门，运太阳，清天河水，退六腑，清板门，清补脾经，运内八卦。每日1次，7次为1疗程；病程迁延者补脾经，补肾经，揉大椎，拿肩井，按揉肩俞、曲池、肝俞、肾俞、拿委中、承山，摇解溪。每日或隔日1次，10次为1个疗程。

4. 贴剂 利用药物分子的渗透性，使药物分子通过皮肤进入已

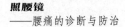
知病灶。要求药物具有分子小、能直达病灶、高活性等特点，是最安全的治疗，而一般的口服药物很难到达患处。

（肖辉）

第六章 腰痛相关其他疾病

第一节 椎管内麻醉后腰痛

麻醉术后腰痛是人体受到麻醉手术刺激后的疼痛反应，属于麻醉后的并发症。全麻和局麻后都可以遗留腰痛症状，以椎管内麻醉后腰痛为多见。偶有伴有下肢感觉和运动的异常。

【病因病理】

各种麻醉都可能会发生腰背痛，如全麻下女性盆腔手术时，麻醉后肌肉松弛，而患者长时间处于平卧，有可能导致腰背部肌肉韧带劳损；盆腔手术时常用牵开器暴露手术野，牵开器放置不当是腰背痛发生较高的常见原因；椎管内麻醉中，尤以实施硬膜外麻醉时损伤腰椎后部韧带（如椎管内穿刺时动作粗暴、新手穿刺、重复穿刺，或穿刺困难时的盲目穿刺），损伤的韧带组织局部发生无菌性炎症反应，刺激韧带内的神经纤维，引起术后患者腰背部疼痛。椎管内麻醉后导致腰痛的原因比较多，但通常有以下几种原因。

（一）患者因素

多次接受硬膜外阻滞，由于反复创伤、出血或药物的化学刺激，硬膜外间隙粘连而变窄，甚至闭锁，穿刺针穿刺黄韧带后往往也可穿破硬膜，伤及脊髓引发腰痛。

脊柱畸形或病变，腹腔内巨大肿物或腹水等，易使脊柱变形而造成穿刺困难，反复穿刺会导致腰痛的发生。

老年人韧带钙化，椎间隙变窄或融合，造成穿刺困难，反复穿刺易伤及骨质及韧带。穿刺用力过大，可使穿刺针穿破韧带后滑入蛛网膜下腔。老年人穿破率比年轻人高两倍。

部分人因先天性硬膜薄，致有反复穿破的可能。

小儿由于其硬膜外间隙较成人狭窄，操作相对困难，增加了损伤机会。

（二）操作因素

硬膜外阻滞是一种盲探性穿刺，初学者取得经验，须有一个学习过程。由于对脊椎后柱不同层次韧带的针刺感体会不深，难免发生穿破、刺伤硬膜、刺伤韧带、背部软组织，甚至刺伤神经根情况的发生，导致腰背部疼痛。

1. 硬膜外血肿　硬膜外间隙有丰富的静脉丛，穿刺出血率为 2% ～ 6%。其形成血肿出现并发症的概率为 0.013‰ ～ 0.06‰。形成血肿的直接原因是穿刺针及置入导管的损伤；促使出血的因素，常见于患者凝血机制障碍及抗凝治疗的影响。硬膜外血肿虽然罕见，但在硬膜外麻醉并发截瘫性腰背痛的原因中占首位。

2. 空气滞留　行硬膜外穿刺利用注气实验判断穿刺针是否进入硬膜外间隙，是常用的鉴别手段，但有时实验次数多，注气量大，使得气体滞留硬膜外腔，使神经根感觉发生变化，引起腰背部疼痛。

3. 导管折断遗留硬膜外腔 导管尖端越过穿刺针斜面后不能继续进入时，正确的方法是将穿刺针连同导管拔出，然后再穿刺。若只将导管拔出，已进入硬膜外间隙的部分可被穿刺针锐利的斜面切断，遗留于硬膜外腔。遗留物一般不会对人体造成危害。

4. 感染 特异性体质的人，可以引起硬膜外感染及腰部疼痛。硬膜外间隙感染中，以葡萄球菌最多见，应及早发现并控制症状。细菌侵入的途径有：①污染的麻醉用具或局麻药；②穿刺针经过感染组织；③身体其他部位的急性或亚急性感染灶，经血行播散感染硬膜外间隙。

一般说硬膜外脓肿的治疗效果较差，应强调以预防为主，麻醉用具及药品应严格灭菌，遵守无菌操作规程，穿刺针经过的组织有感染者禁行硬膜外阻滞。

5. 与麻醉无关的偶合疾病引起的腰背痛

（1）肿瘤 椎管内的良性肿瘤，硬膜外阻滞后，肿瘤逐渐长大，偶合出现相应的神经症状。

（2）椎管狭窄 多发部位为腰 3/4，也是硬膜外阻滞常用的部位，穿刺出血或局部麻药引起的神经根周围水肿是诱发神经根受压而腰痛的主要原因。

（3）椎间盘突出 硬膜外穿刺时，脊柱过度弯曲，穿刺损伤出血及椎管内组织水肿是麻醉后神经症状加重的原因。

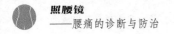

【临床表现】

表现为腰背部酸胀痛，伴随有下肢的麻木、疼痛及活动受限，感染引起者可伴有发热症状。

【腰痛的特点】

腰部穿刺部位及周围钝痛、酸痛、胀痛及不适感。有的可伴有单侧或双侧下肢的麻木、不适及疼痛，病程可持续 3 个月或更长时间。大部分可自愈，少部分须经治疗才能好转。

【诊断】

1. 有麻醉手术史，特别是椎管内麻醉史。

2. 腰部穿刺处及其周围处疼痛，可伴有下肢麻木症状。

3. CT 或 MRI 扫描可显示血肿、气体滞留、感染后形成的脓肿。

【治疗】

针对不同的病因有不同的治疗方法：

1. 韧带及软组织损伤，一般无须治疗，给患者解释后几周内可自行缓解。疼痛严重者可卧床休息，局部热敷，物理治疗，口服非甾体类消炎止痛药物和活血化瘀、理气通络中药治疗，下地活动时可佩戴腰围，保护腰部。

2. 硬膜外血肿压迫者、硬膜外导管遗留者，需紧急手术，清除血肿、取出遗留导管。

3. 空气滞留者，在 CT 定位下再行穿刺抽出气体。

4. 感染患者治疗较为麻烦，要尽快明确诊断，如已形成脓肿，需切开冲洗引流，大剂量抗菌药物抑制感染。

（韩军）

第二节　带状疱疹

带状疱疹是由水痘－带状疱疹病毒（Varicella-Zoster Virus，VZV）感染所致，病变以沿周围神经分布的群集疱疹和神经痛为特征，其传播途径仍为"皮肤—空气—呼吸道"。由于病毒具有亲神经性，感染后可长期潜伏于脊髓神经后根神经节的神经元内。当抵抗力低下或劳累、感染、感冒时，病毒被再次激活，并沿神经纤维移至皮肤，使受侵犯的神经和皮肤产生强烈的炎症，受累神经元出血、坏死产生异位放电、外周和中枢神经敏化，导致神经痛。

【病因病理】

带状疱疹的病原体是 VZV，人是 VZV 的唯一宿主。病毒经上呼吸道或睑结膜感染进入人体血液后，由于机体免疫力不同，可出现多种病理变化。

1. 无疹性带状疱疹　仅仅是感染疱疹病毒，但是患者免疫功能较强，可不出现皮疹，仅出现神经痛。

2. "顿挫型"或"不全型"带状疱疹　患者免疫力下降，容易

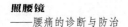

感染病毒，仅出现红斑、丘疹而不发生水疱。

3. 大疱性带状疱疹 一般发生在免疫功能低下如年老、恶性肿瘤或长期使用免疫抑制剂者。当抵抗力低下或劳累、感染、感冒时，病毒可生长繁殖，并沿神经纤维移至皮肤，使受侵犯的神经和皮肤产生强烈的炎症。

4. 出血性带状疱疹 本病病毒通过呼吸道黏膜进入人体，经过血行传播，受累神经元炎症、出血，进而疱液内容呈血性或形成血痂。

5. 坏疽性带状疱疹 本病由水痘–带状疱疹病毒引起，此种病毒为嗜神经性，在侵入皮肤感觉神经末梢后可沿着神经移动到脊髓后根的神经节中，并潜伏在该处。当宿主的细胞免疫功能低下时，如患感冒、发热、系统性红斑狼疮及恶性肿瘤时，病毒又被激发，致使神经节发炎、坏死，同时再次激活的病毒可以沿着周围神经纤维再移动到皮肤，引发该神经区的带状疱疹，进而产生坏疽性带状疱疹。

6. 双侧性带状疱疹 长期应用免疫抑制剂、放疗、大手术、重金属中毒等诱因的刺激可使机体抵抗力下降到最低水平。带状疱疹病毒不能被控制，即在神经节内增殖扩散，导致神经坏死和炎症加重。临床上出现严重神经痛，带状疱疹病毒逆向传至敏感的神经，引起严重的神经炎，并向皮肤敏感的神经末梢扩延，在该处形成簇状疱疹。

【临床表现】

带状疱疹的典型症状是发热、乏力、局部淋巴结肿痛、患处皮肤灼热、感觉过敏、神经痛，以及沿神经走行分布的红斑上出现成簇不融合的粟粒至黄豆大丘疹。

（一）典型症状

1. 疱疹情况 在出现前驱症状的1～5天后，在一定的神经分布区域出现皮疹。皮疹初起为一个小红斑点，继而红斑点形成小红丘疹，迅速变成水疱，疱液清亮，周围有红晕。数群疱疹呈带状沿某一支神经走行分布，一般不超过正中线。3天左右，水疱内水液可混浊化脓或呈血性，水疱壁较薄，破溃或不破溃。5～10天后，疱疹干燥结痂，痂皮脱落后，遗留暂时性淡红色斑迹或色素沉着。若无继发感染，色素沉着或斑迹逐渐消失，愈后不留瘢痕。若继发感染，严重者可出现血疱、糜烂，形成溃疡，愈后则可能留下瘢痕。

2. 疱疹部位 带状疱疹多发于身体一侧的腋下、胁肋、胸、背、腰及头面部，沿某一周围神经分布区排列，一般不超过中线。以胸段最多见，其次为腰段、颈段及三叉神经分布区，四肢等其他部位亦可发生，但相对少见。

3. 疼痛症状 带状疱疹多以疼痛为主要症状，部分患者未见疱疹，而先见腋下、胁肋、胸背腰部的疼痛，疼痛剧烈难忍，多伴有烦躁不安等症状。这种剧烈的疼痛多见于老年患者。随着疱疹消退、病情的好转，其疼痛大多数可以逐渐缓解。但仍有一部分带状疱疹患者在疱疹全部消退后，仍留有皮肤的疼痛，久久不消失。若疱疹消退4周后，仍遗留顽固的剧烈疼痛，则称之为"带状疱疹后遗神经痛"。

4. 伴随症状 可伴有发热、乏力、烦躁易怒、局部淋巴结肿痛

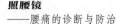

等全身症状。

（二）早期症状

带状疱疹的疱疹出现前 1～5 天，常出现局部疼痛或灼热感，亦可伴低热、全身乏力不适、食欲不振等前驱症状。少数患者可无任何自觉症状，这种以儿童患者多见。

（三）其他症状

由于机体免疫状态的不同，本病在临床上常有不典型的表现。

1. 无疹性带状疱疹　免疫功能较强的患者，仅有典型的节段性神经痛，而不出现皮疹。

2. 顿挫性带状疱疹　又称不全性带状疱疹，指仅出现红斑、丘疹而不发生典型水疱即消退。

3. 大疱性带状疱疹　免疫功能低下，如年老、患恶性肿瘤或长期使用抗癌药物者可发生大疱。

4. 出血性带状疱疹　疱液内容呈出血性或形成血痂。

5. 坏疽性带状疱疹　老年人或营养不良的患者皮疹中心可坏死，结成黑褐色痂皮不易剥离，愈后可留有瘢痕。

6. 双侧性带状疱疹　病毒可同时累及两个以上不相邻神经节，产生对称性或一侧同时有数个神经节分布区的损害。双侧性带状疱疹较少见，常见部位为胸段脊神经分布区，其次为颈神经。

7. 泛发性或全身性带状疱疹　免疫功能低下者，病毒可以通过血行播散遍及身体各处，在局部发疹后数日内产生广泛性水痘样皮疹，常伴有高热，甚至可引起带状疱疹性腮腺炎、肺炎和脑脊髓炎，病情严重，可致死亡。

【腰痛的特点】

带状疱疹侵犯腰背部神经就会出现腰背痛，侵犯腰骶神经则会出现腰骶部疼痛。疼痛为自发性，在皮疹分布区及附近区域出现；疼痛性质多样，呈烧灼样、刀割样、电击样、针刺样或撕裂样。疼痛部位感觉异常，如紧束感、麻木、蚁行感等。

【诊断与鉴别诊断】

（一）西医诊断

带状疱疹的诊断要根据患者自觉症状及皮疹的特点来决定，往往呈单侧分布，表现为鲜红色斑片基础上有簇集性分布丘疱疹、水疱，往往不超过具体的中线，伴明显的神经疼痛。常发部位为腰部、颈部、头部等。

无疹性带状疱疹病例的诊断较难，需做 VZV 活化反应实验室诊断性检测。伴发严重神经痛或发生在特殊部位的带状疱疹，如眼、耳等部位，建议同时请相应专业科室会诊。对于分布广泛甚至播散性、出血性或坏疽性等严重皮损、病程较长且愈合较差、反复发作的患者，需要进行抗 HIV 抗体或肿瘤等相关筛查，以明确可能合并的基础疾病。

（二）中医诊断

情志不畅，肝气不疏，气郁化火，外感毒邪，循经而发，故见皮肤起疱疹，多沿肝经循行路线分布，皮色鲜红，浸润明显。饮食不节，脾经湿盛，外感时邪，湿热毒邪，蕴阻肌肤，亦见皮肤起丘疱疹，皮色红，疱壁松弛；若水疱消失后患处仍疼痛明显，皮损色暗红，或年老体弱，血虚肝旺，气血凝滞，以致疼痛剧烈，日久不减。总之，本病初起多属肝胆湿热或脾经湿热，日久或年老体弱多属气血凝滞。

1. 肝胆湿热　证候：皮疹色红，疱壁紧胀，灼热刺疼，伴口苦咽干，口渴，烦躁易怒，食欲不振，大便干，小便黄，舌质红，苔薄黄或黄厚，脉弦滑微数。

辨析：①辨证：本病以皮疹色红、疱壁紧胀、灼热刺痛、舌红、苔黄、脉弦数为辨证要点。②病机：肝胆湿热，熏蒸肌肤而见水疱色红；湿热郁阻则灼热刺痛；热伤津液则口苦咽干、口渴大便干、小便黄；肝为刚脏，肝胆湿热则烦躁易怒。舌红、苔黄、脉弦滑数为肝胆湿热之象。

2. 脾经湿盛　证候：丘疱疹颜色较淡，疱壁松弛，疼痛略轻，口不渴或渴而不欲饮，不思饮食，食后腹胀，大便时溏，女性患者白带多，舌淡胖，苔白厚或白腻，脉沉缓或滑。

辨析：①辨证：本证以疱疹皮色淡、口不渴、不思饮食、食后腹胀、苔白厚或腻、脉沉缓或滑为辨证要点。②病机：饮食不节，脾运失司，湿热内生，湿阻气机，蕴滞肌肤而见皮肤起丘疱疹。因湿盛于热则皮色较淡，疱壁松弛；湿邪阻滞中焦则口不渴，食少腹胀，便溏。舌体胖大，苔白厚或腻，脉沉缓或滑为湿盛之象。

3. 气滞血瘀　证候：水疱消退，局部疼痛不止，皮色暗红，灰褐色或色素沉着，疼痛以夜晚或阴雨天加重，舌暗苔白，脉弦细。

辨析：①辨证：本证以丘疱疹消退之后疼痛不止为辨证要点，老年人多见。②病机：年老体弱，气血不足，循行不畅；肝经湿热，脾经湿盛，均可阻滞气机；气血循行不畅，凝滞肌肤，不通则痛。湿热之邪虽退但气血凝滞未解，所以皮疹消退，疼痛不止。舌暗苔白、脉弦细为气滞血瘀之象。

（三）鉴别诊断

患者皮损不典型时需要和单纯疱疹、接触性皮炎等进行鉴别。

1. 单纯疱疹容易发生在口周围的小水泡，可以经常反复发作，没有明显的疼痛，一般五到七天可自行消退。

2. 接触性皮炎有明显的接触史，边界清楚，表面可有大泡有灼热感，去除致敏物皮疹可较快消退，没有明显的疼痛的感觉。

【治疗】

（一）西医治疗

1. 治疗神经痛类药物

（1）钙通道调节剂　加巴喷丁起始剂量为 300mg/ 日，有效剂量 900 ～ 3600mg/ 日；普瑞巴林 150 ～ 600mg/ 日，滴定期 5 ～ 7 天。主要不良反应为嗜睡和头晕，患有肾功能不全的应减量。

（2）三环类抗抑郁药　最常用的药物是阿米替林，首剂应睡前服用，12.5 ～ 25mg/ 次，可逐渐加量，最大剂量 150mg/ 日。不良反应为心脏毒性，有缺血性心脏病或心源性猝死风险者避免使用。

（3）抗惊厥药　常用有卡马西平、丙戊酸钠等。

（4）阿片类镇痛药　常用有吗啡、羟考酮、芬太尼等。

（5）非阿片类镇痛药　常用有曲马多、非甾体类消炎止痛药等。

2. 抗病毒类药物

（1）阿昔洛韦　皮肤局部患处用含有二甲基亚砜的 3% 阿昔洛韦霜剂涂敷，每日 5 次，效果显著。对带状疱疹可用静脉滴注治

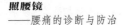

疗，能迅速控制病情发展。对严重的急性期带状疱疹及有一定免疫力的患者，可用较大剂量，能明显减轻疼痛。

（2）缬昔洛韦　患者对缬昔洛韦能较好耐受，缬昔洛韦对加速带状疱疹的皮疹愈合与更昔洛韦疗效相同，且服药更方便。此外，在缩短病程方面，缬昔洛韦较阿昔洛韦稍强，服药期间宜多饮水。

（3）泛昔洛韦、喷昔洛韦　口服泛昔洛韦，治疗带状疱疹能明显加速皮疹愈合。

3. 外用药　碘苷、酞丁安等用 50% ～ 60% 二甲基亚砜溶液配制，涂于患处，炎性红肿可减轻，疱疹变干，疼痛减轻。

4. 免疫制剂　麻疹减毒活疫苗肌内注射有效，其他制剂包括胎盘球蛋白、丙种球蛋白肌内注射，静脉输入新鲜血浆，皮下注射转移因子可提高细胞免疫功能，缩短病程。

5. 肾上腺皮质激素　可用于体健的患者预防后遗神经痛，以及严重患者如出血型、坏疽型、泛发性带状疱疹的治疗，可及早用药，早用早起效。

6. 疫苗　通过接种重组带状疱疹疫苗，可达到 90% 以上的保护效率。该疫苗需接种 2 剂，接种间隔 2 个月。

7. 微创介入治疗神经痛　主要包括神经介入技术和神经调控技术。

（二）中医治疗

1. 早期　给予抗病毒、营养神经治疗的同时，结合针灸扬刺手法、放血、拔罐等治疗，对神经进行截断和刺激，以减缓病毒传变的过程。

2. 后期　以后遗疼痛为主，给予中药局部贴敷，将中药止痛剂通过离子导入皮肤，以修复损伤神经，减轻疼痛。

此外，带状疱疹症状虽表现在皮肤表面，但与五脏六腑联系十分紧密。其中与肝脏联系尤为密切，治疗上可结合健脾疏肝、疏通经络类中药进行辅助治疗。

（李明明）

参考文献

[1] 胥少汀，葛宝丰，徐印坎 . 实用骨科学 [M]. 北京：人民军医出版社，2005.

[2] 邱贵兴，戴尅戎 . 骨科手术学 [M]. 北京：人民卫生出版社，2016.

[3] 江浩 . 骨与关节 MRI[M]. 上海：上海科学技术出版社，2011.

[4] 吴在德，吴肇汉 . 外科学 [M]. 北京：人民卫生出版社，2013.

[5] 戴力扬，胸腰椎骨折的治疗原则 [J]. 中华创伤杂志，2007，23（9）：643-645.

[6] 李立钧，张键，陈统一 . 脊髓损伤与修复 [J]. 脊柱外科杂志，2003，1（6）：350-353.

[7] 王坤，梅伟 . 腰椎管狭窄症的治疗进展 [J]. 骨科杂志，2019，10（3）：248-256.

[8] 王锋 . 胰腺炎诊断及鉴别 [J]. 影像研究与医学应用，2019，3（2）：212-213.

[9] 刘蓉安，黄晓波 . 急性胰腺炎的早期病理生理改变与液体复苏的意义 [J]. 实用医院临床杂志，2018，15（3）：257-260.

[10] 王树英 . 微创手术与开腹手术治疗重症急性胰腺炎的疗效 [J]. 江苏医药，2018.

[11]Gu J, Chen N.Current status of rectal cancer treatment in China. Colorectal Dis, 2013, 15:1345–1350.DOI:10.1111/codi, 12269.

[12] 杨雪菲，胡浩，朱畅，等.直肠癌手术相关创新技术与专利转化 [J].中华胃肠外科杂志，2020，23（6）：550–556.

[13] 张江锋，覃晓.腹主动脉瘤发病机制的研究 [J].广西医科大学学报，2020，37（2）：157–162.

[14] 刘杰.腹主动脉瘤的诊断与处理 [J].医学新知杂志，2019，29（2）：130–133.

[15] 张小明，张韬，姬家祥.胸腹主动脉瘤的外科治疗——病例报告 [J].中华血管外科杂志，2020，5（1）：6–9.

[16] 宋学军，樊碧发，万有，等.国际疼痛学会新版疼痛定义修订简析 [J].中国疼痛医学杂志，2020，26（9）：641–644.

[17]Marudanayagam R, Williams G.T.and Rees, B.I.Review of the Patho–logical Results of 2660 Appendicectomy Specimens[J]. Journal of Gastroenterology, 2006, 357, 745–749.

[18] 石颖方，国麟祺，马海军，等.急性阑尾炎辅助检查的研究进展 [J].亚洲急诊医学研究，2020，8（3）：6.

[19] 腰椎间盘突出症诊疗指南 [J].中华骨科杂志，2020（8）：477–487.

[20] 王禹增.论腰椎小关节紊乱症诊疗 [C].山东中医药大学海外校友会.山东中医药大学海外校友会第二届学术研讨会论文集.山东中医药大学海外校友会：山东针灸学会，2018：66–67，70.

[21]24 个专业 105 个病种中医诊疗方案.国家中医药管理局医政司，

2012：146-151.

[22] 蔡卓言，向华 .Stanford B 型主动脉夹层治疗进展 [J]. 介入放射
学杂志，2022，2（2）：197-199.

[23] 周存凉，丁勇生，沈月红 .PET/CT 和 MRI 在多发骨髓瘤诊
断中的应用价值及影像表现分析 [J]. 中国 CT 和 MRI 杂志，
2019，12（12）：143-145.

[24] 于生元，万有，万琪，等 . 带状疱疹后神经痛诊疗中国专家共
识 [J]. 中国疼痛医学杂志，2016，22（3）：161-167.

[25] 赵定麟 . 现代脊柱外科学 [M]. 上海：世界图书出版公司，2006.

[26] 龚磊，方亮，叶晓凌，等 . 青少年特发性脊柱侧凸的治疗进展
[J]. 中国骨伤杂志，2020，2（2）：184-188.

[27] 丰有吉，沈铿 . 妇产科学 [M]. 北京：人民卫生出版社，2008.

[28] 郭树农，刘玉珂，赵金风 . 骶髂关节致密性骨炎影像表现对照
分析 [J]. 颈腰痛杂志，2012，33（2）：148-149.

[29] 孙树椿，孙之镐 . 临床骨科学 [M]. 北京：人民卫生出版社，
2014.

[30] 王亦璁 . 骨与关节损伤 [M]. 北京：人民卫生出版社，2004.

[31] 吴孟超，吴在德，吴肇汉 . 外科学 [M]. 北京：人民卫生出版
社，2018.